- 儿科专家数十年临床经验总结
- 健康育儿贴心指导，帮助宝宝远离疾病困扰

主　编　刘志峰　方如平　杨　苏
副主编　柯莉萍　李春秀　陈志钧
　　　　王　浩　武开宏

宝宝常见疾病家庭应对指南

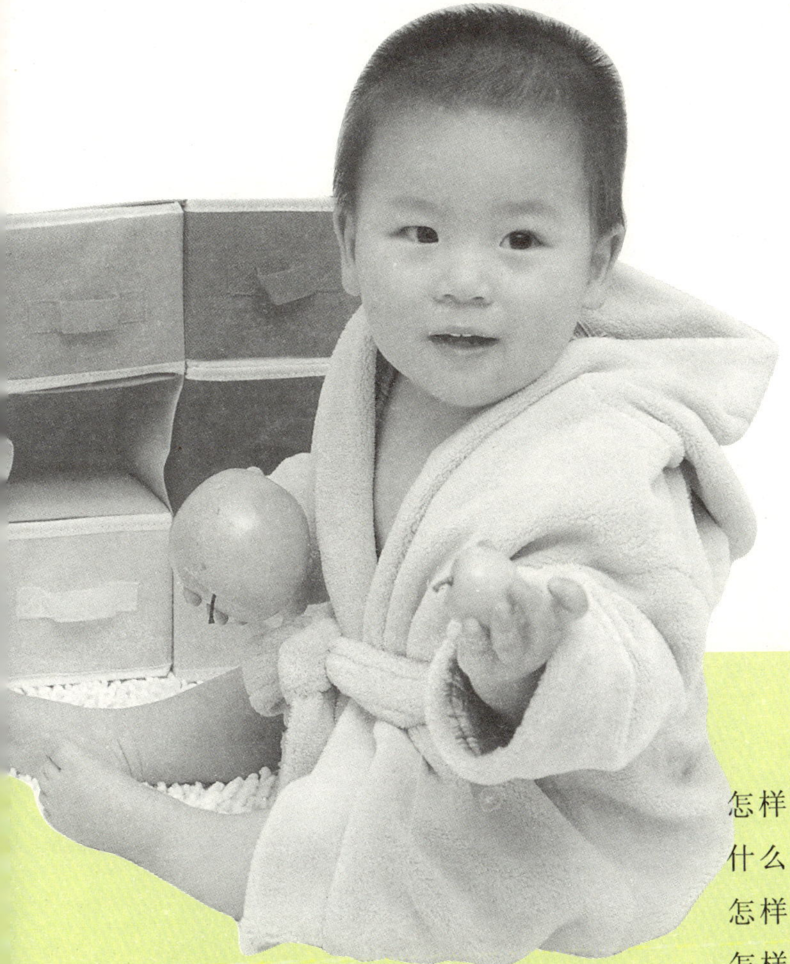

怎样知道宝宝生病了
什么情况下必须送宝宝去医院
怎样把有效的信息传递给医生
怎样照顾生病的宝宝
宝宝生病家庭急救措施有哪些

苏州大学出版社
SUZHOU UNIVERSITY PRESS

图书在版编目(CIP)数据

宝宝常见疾病家庭应对指南/刘志峰，方如平，杨苏
主编.—苏州：苏州大学出版社，2010.1
ISBN 978-7-81137-410-0

Ⅰ.宝… Ⅱ.①刘…②方…③杨… Ⅲ.小儿疾病：常见
病—防治—指南 Ⅳ.R72-62

中国版本图书馆 CIP 数据核字(2009)第 240505 号

书　　名	宝宝常见疾病家庭应对指南
主　　编	刘志峰　方如平　杨　苏
责任编辑	肖丽娟
出版发行	苏州大学出版社
	(苏州市干将东路 200 号　215021)
经　　销	江苏省新华书店
印　　刷	扬中市印刷有限公司
开　　本	700 mm×1 000 mm　1/16
字　　数	242 千
印　　张	16
版　　次	2010 年 1 月第 1 版
	2010 年 1 月第 1 次印刷
书　　号	ISBN 978-7-81137-410-0
定　　价	29.00 元

苏州大学出版社网址　http://www.sudapress.com

序

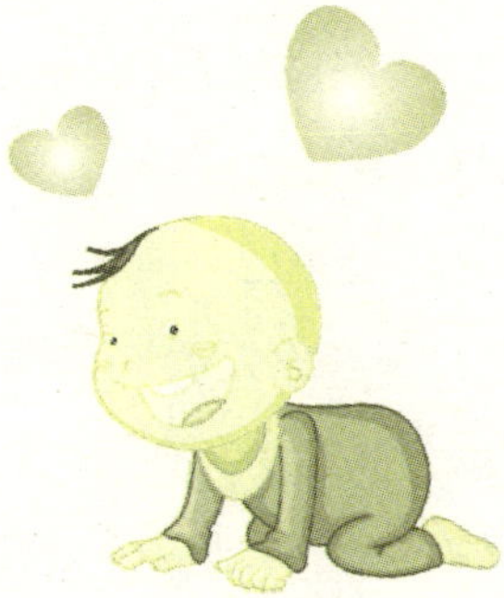

宝宝是民族发展的未来，是每一个家庭的希望，是国家最宝贵的财富。养育一个健康聪明的宝宝，不仅关系到家庭的幸福，还关系到国家、民族的前途和命运。人类的发展过程就是不断同疾病作斗争的过程，且这一过程从宝宝一出生就开始了。由于宝宝不能准确叙述自己的病情，特别是年纪较小的宝宝属于“哑科”范围，作为妈妈、爸爸们，应该了解更多的现代基本儿科医学知识，尽量从宝宝不适的症状中及时发现宝宝可能所患的疾病及处理的方法，以减少对宝宝所患疾病的恐惧，同时也可以减少因认识盲区而造成延误或失去最佳就医时机的遗憾。

家长经常抱怨“一人生病，全家忙乱”，“孩子看病，大人遭罪”。社会发展已经对儿科的医疗服务提出了更高的要求，儿科医生必须自觉接受医学模式转换的理念，从单纯的生物医学模式向生物一心理一社会医学模式转换。儿科医生应逐步从纯粹治疗躯体疾病转向“以患儿为中心”，最终达到“以家庭为中心”的医疗护理体系。因此，儿科医生有义务、有责任走出医院面向社区和社会，运用其专业知识和技能，指导父母对儿童进行正确的家庭医疗护理。

一个优秀的儿科医生不但应该是儿科医学专家，还应该是心理学家、社会活动家和科普宣传家。

本书从宝宝疾病的症状出发把宝宝传统医疗保健与现代预防治疗有机地结合起来，并有“宝宝常见症状速查”，家长可以按图索骥，快速找到针对宝宝常见症状的处理措施。本书为每个症状、疾病配有家庭护理重点，帮助宝宝尽快康复，介绍了各种疾病相关小知识，是增加家长护理宝宝经验的良师益友。同时，本书还列出了发生意外时的紧急处理措施，为手足无措的家长提供最便捷的帮助。

作者在编写本书时，结合实际情况，精选了一些预防接种的基本知识和宝宝健康检查的基本知识，注重实用性与通俗性的统一，力求文字简明、道理清楚、方法简便，适合广大年轻父母阅读。本书既是日常医疗保健的普及读物，又是疾病治疗的参考资料；深入浅出，通俗易懂，力求使“儿科医生”真正走向社会、进入家庭。

目录

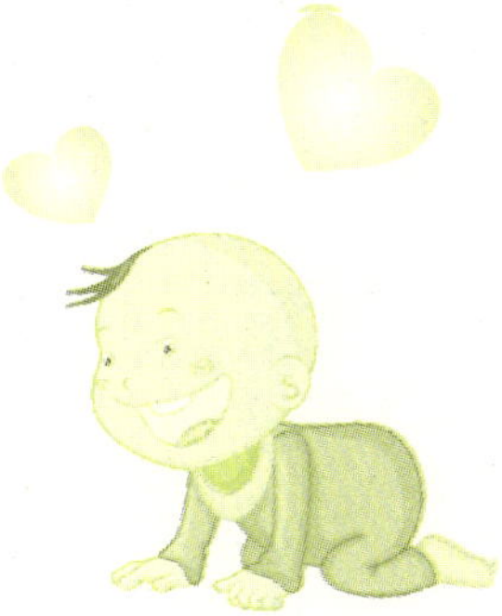

宝宝各科疾病的护理

意外事故时的紧急处理

宝宝常见不适症状速查

发　热

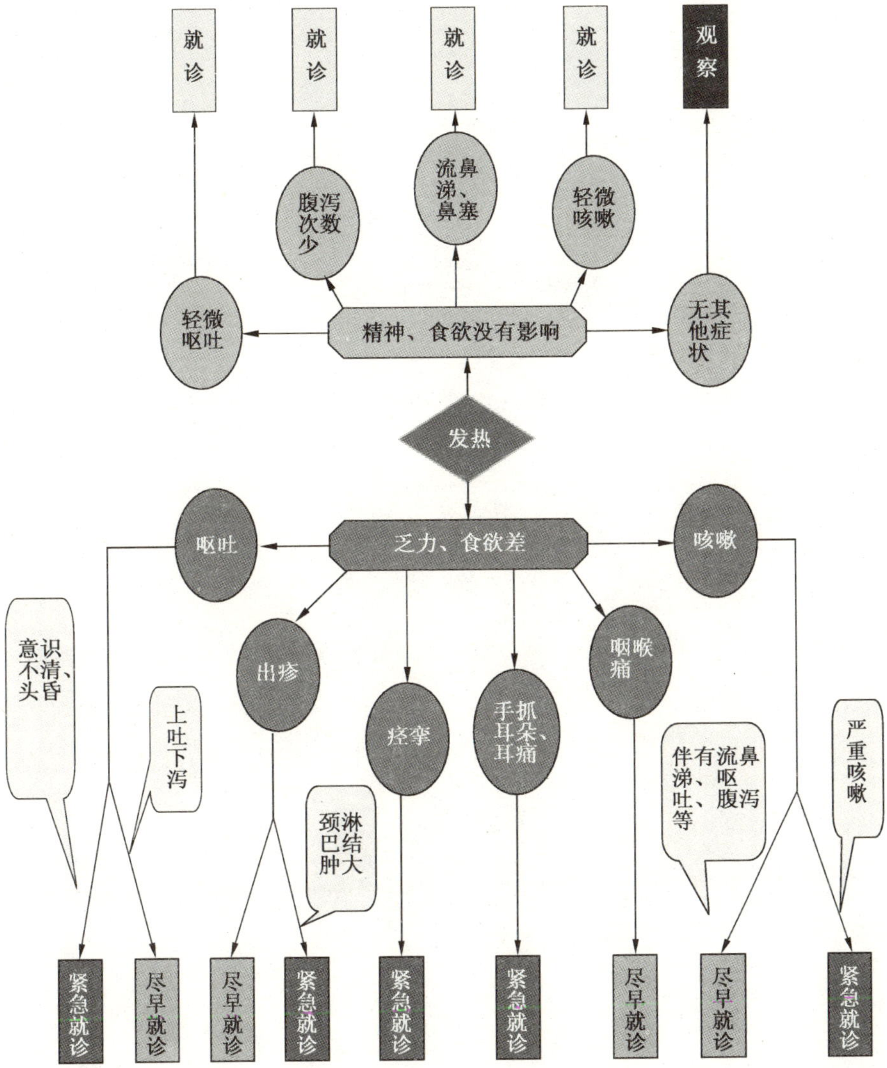

咳　嗽

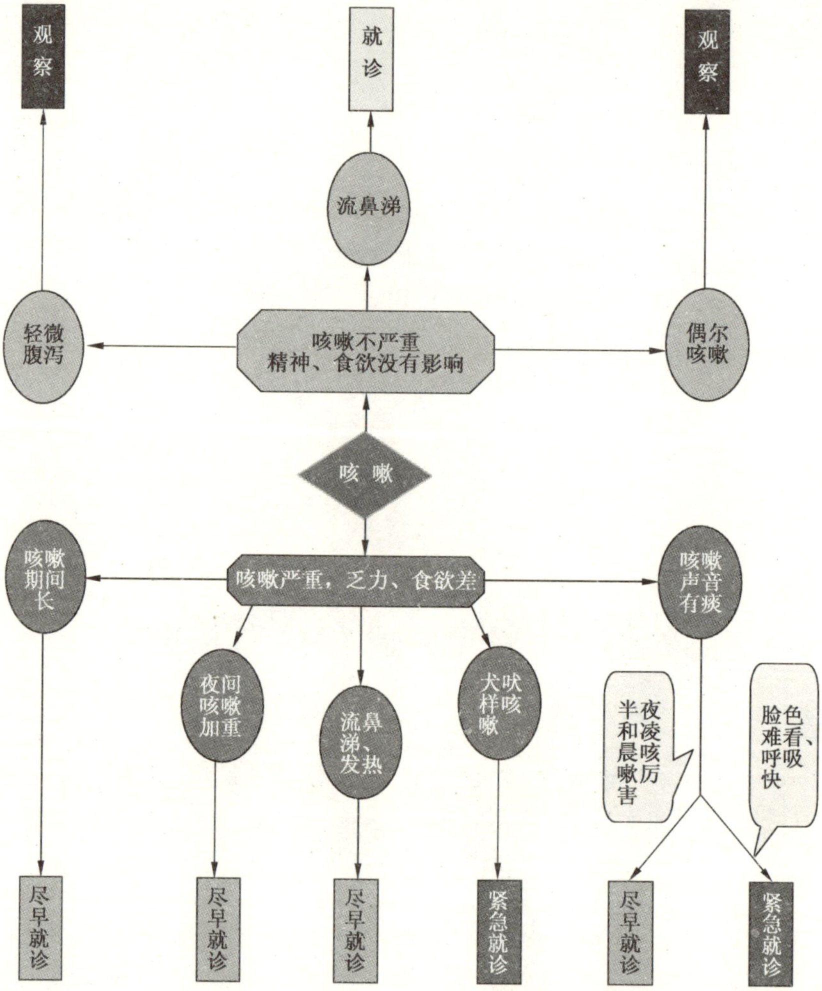
观察
就诊
观察
流鼻涕
轻微腹泻
咳嗽不严重
精神、食欲没有影响
偶尔咳嗽
咳嗽
咳嗽期间长
咳嗽严重，乏力、食欲差
咳嗽声音有痰
夜间咳嗽加重
流鼻涕、发热
犬吠样咳嗽
夜半和凌晨咳嗽厉害
脸色难看、呼吸快
尽早就诊
尽早就诊
尽早就诊
紧急就诊
尽早就诊
紧急就诊

呕 吐

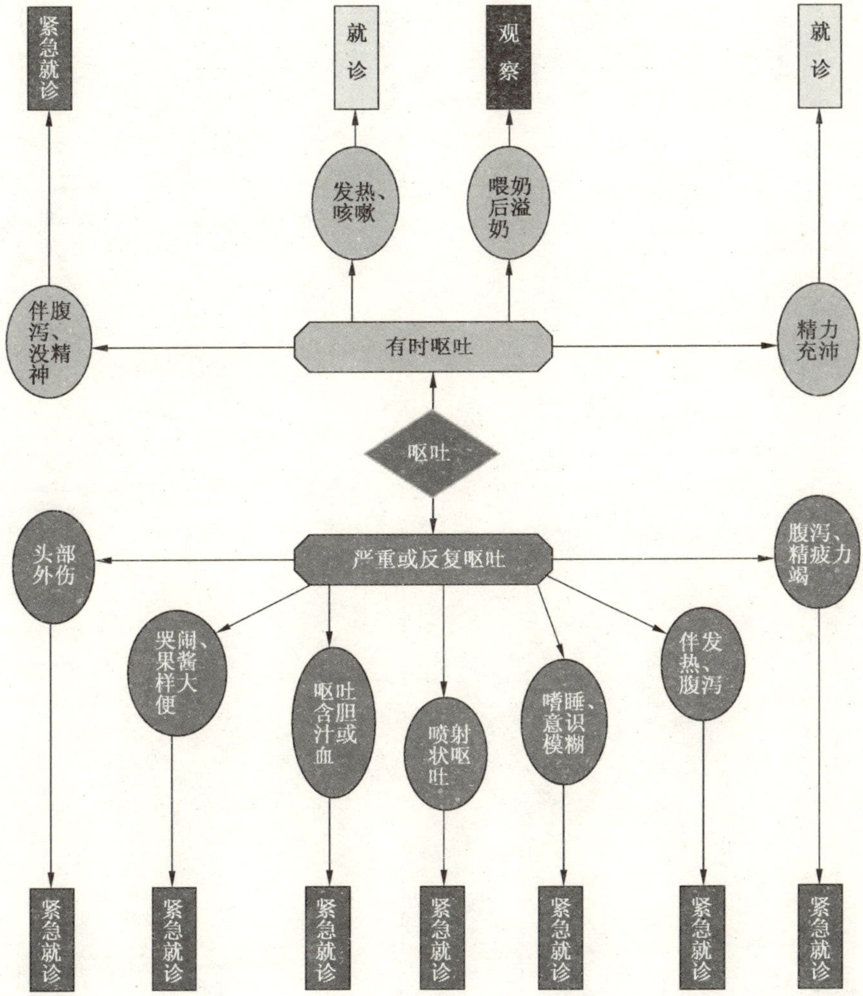
紧急就诊
就诊
观察
就诊
发热、咳嗽
喂奶后溢奶
伴腹泻、没精神
有时呕吐
精力充沛
呕吐
头部外伤
严重或反复呕吐
腹泻、精疲力竭
哭闹、果酱样大便
呕吐胆汁或含血
喷射状呕吐
嗜睡、意识模糊
伴发热、腹泻
紧急就诊
紧急就诊
紧急就诊
紧急就诊
紧急就诊
紧急就诊
紧急就诊

腹　泻

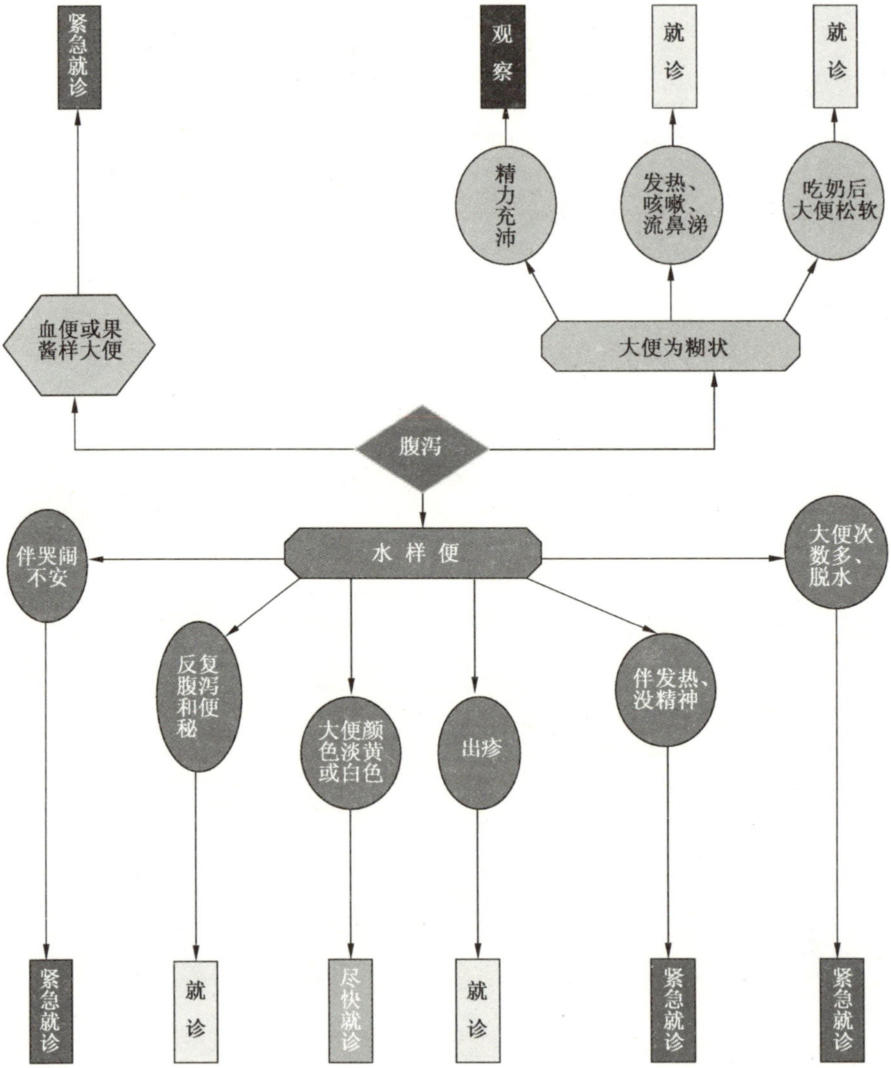
紧急就诊
观察
就诊
就诊
精力充沛
发热、咳嗽、流鼻涕
吃奶后大便松软
血便或果酱样大便
大便为糊状
腹泻
水样便
伴哭闹不安
大便次数多、脱水
反复腹泻和便秘
大便颜色淡黄或白色
出疹
伴发热、没精神
紧急就诊
就诊
尽快就诊
就诊
紧急就诊
紧急就诊

小便异常

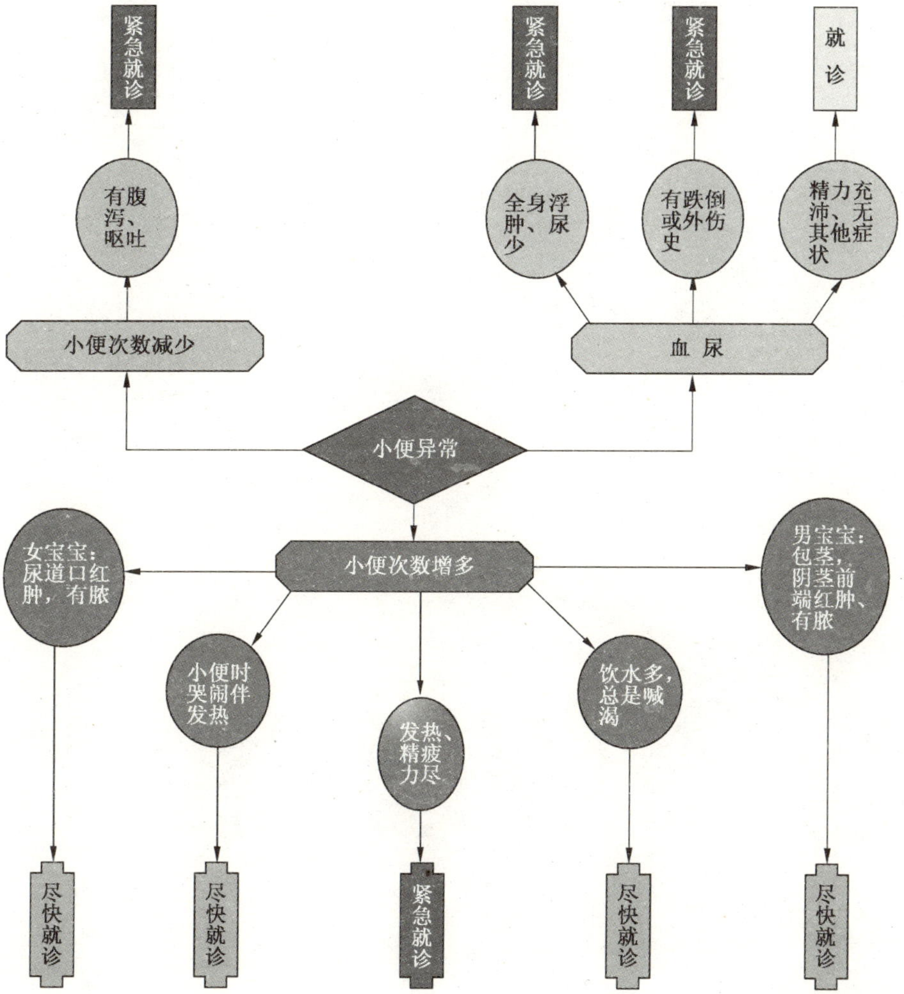

小便异常
小便次数减少
有腹泻、呕吐
紧急就诊
血尿
全身浮肿、尿少
紧急就诊
有跌倒或外伤史
紧急就诊
精力充沛、无其他症状
就诊
小便次数增多
女宝宝：尿道口红肿，有脓
尽快就诊
小便时哭闹伴发热
尽快就诊
发热、精疲力尽
紧急就诊
饮水多，总是喊渴
尽快就诊
男宝宝：包茎，阴茎前端红肿、有脓
尽快就诊

出疹

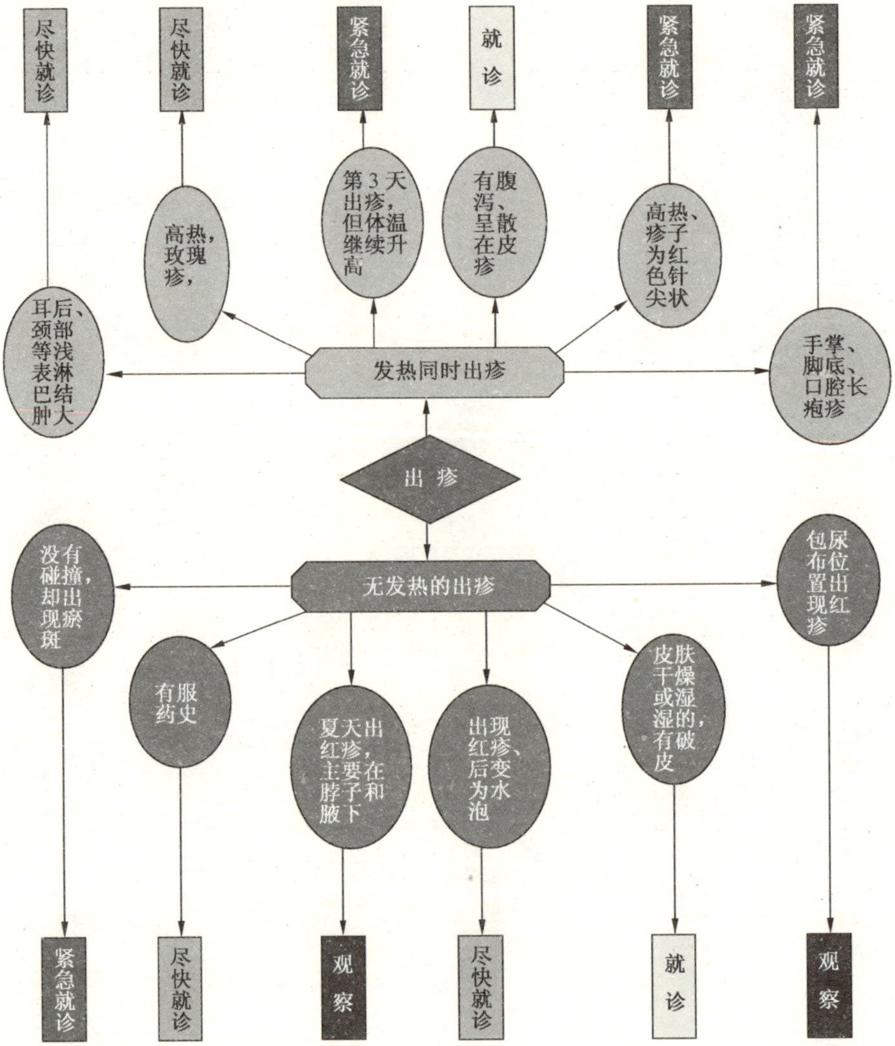

出疹
发热同时出疹
耳后、颈部等浅表淋巴结肿大
尽快就诊
高热，玫瑰疹，
尽快就诊
第3天出疹，但体温继续升高
紧急就诊
有腹泻、呈散在皮疹
就诊
高热、疹子为红色针尖状
紧急就诊
手掌、脚底、口腔长疱疹
紧急就诊
无发热的出疹
没有碰撞，却出现瘀斑
紧急就诊
有服药史
尽快就诊
夏天出红疹，主要在脖子和腋下
观察
出现红疹、后变为水泡
尽快就诊
皮肤干燥或湿湿的，有破皮
就诊
包尿布位置出现红疹
观察

惊厥（抽搐）

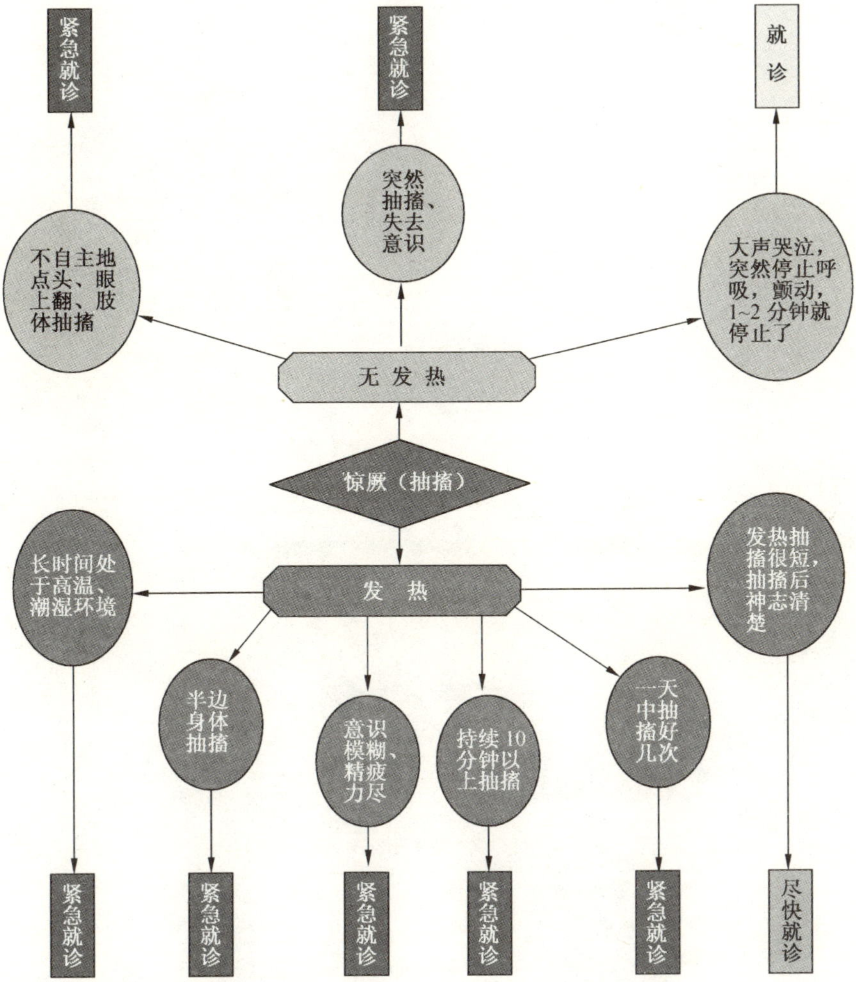
紧急就诊
紧急就诊
就诊
突然抽搐、失去意识
不自主地点头、眼上翻、肢体抽搐
大声哭泣，突然停止呼吸，颤动，1~2 分钟就停止了
无发热
惊厥（抽搐）
发热
长时间处于高温、潮湿环境
发热抽搐很短，抽搐后神志清楚
半边身体抽搐
意识模糊、精疲力尽
持续 10 分钟以上抽搐
一天中抽搐好几次
紧急就诊
紧急就诊
紧急就诊
紧急就诊
紧急就诊
尽快就诊

眼分泌物多

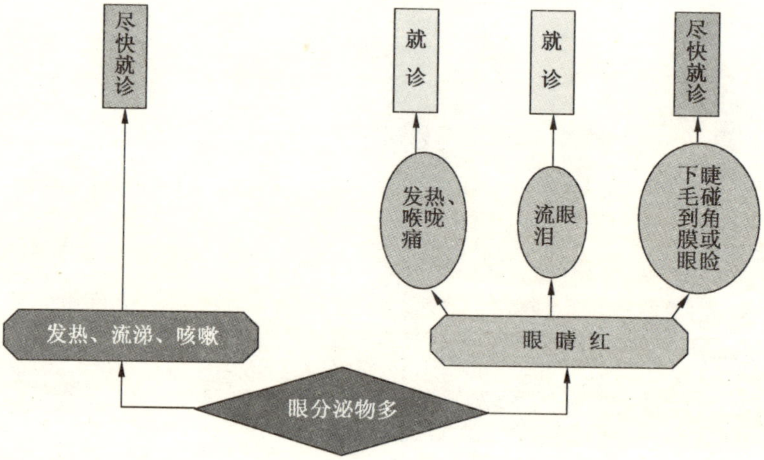
眼分泌物多
发热、流涕、咳嗽
尽快就诊
眼睛红
发热、喉咙痛
就诊
流眼泪
就诊
下睫毛碰到角膜或眼睑
尽快就诊

耳漏

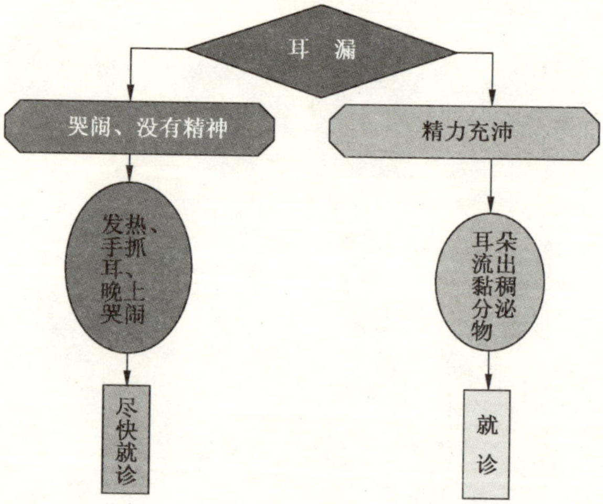
耳漏
哭闹、没有精神
发热、手抓耳、晚上哭闹
尽快就诊
精力充沛
耳朵流出黏稠分泌物
就诊

流鼻涕、鼻塞

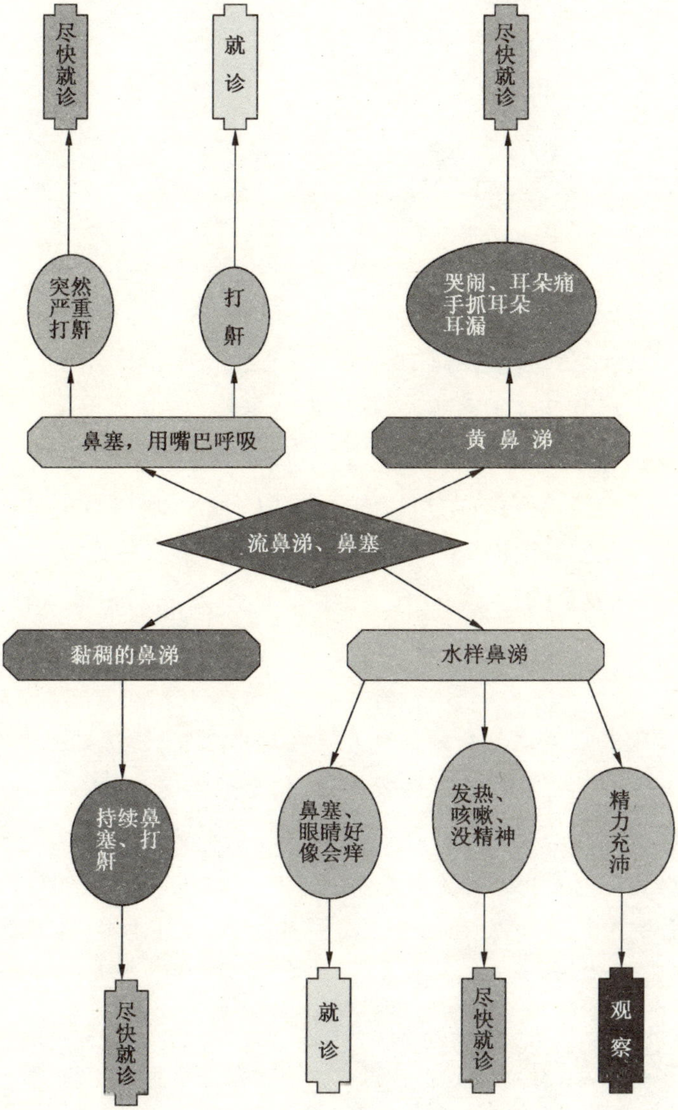
流鼻涕、鼻塞
鼻塞，用嘴巴呼吸
突然严重打鼾
尽快就诊
打鼾
就诊
黄鼻涕
哭闹、耳朵痛
手抓耳朵
耳漏
尽快就诊
黏稠的鼻涕
持续鼻塞、打鼾
尽快就诊
水样鼻涕
鼻塞、眼睛好像会痒
就诊
发热、咳嗽、没精神
尽快就诊
精力充沛
观察

宝宝常见不适症状

发　热

发热为身体自我保护的一种机制。正常宝宝的肛温波动于36.9℃～37.5℃之间，舌下体温比肛温低0.3℃～0.5℃，腋下温度为36℃～37℃，这种差别随着体温升高变得不明显，高热时三者基本一致。

宝宝从出生到4～5个月，有从母体获得的免疫力，妈妈通过胎盘向宝宝体内输送了一些具有免疫力的免疫球蛋白，而且母乳(特别是初乳中)含有大量的免疫物质，即使病原体或化学物质侵入宝宝体内，也不会产生疾病，甚至不会有发热的情况。但是，出生6个月以后，从母体获得的免疫力逐渐减少，而宝宝自身的免疫系统还没有发育成熟，这期间就容易经常发热。

一般宝宝的正常体温个体略有差异，但当体温超过基础体温1℃时，即为发热。一般发热以夜间体温较容易升高，普通感冒发热3天左右就会结束。宝宝除了全身发热之外，没有其他症状，且不哭闹又活动如常，食欲也正常的情况下，可以在家观察。但如果发热持续不退，一度退热后又再度发热；除发热之外，还有咳嗽、呕吐、腹泻及全身无力、脸色难看等症状时，则应该及时到医院就诊。

家庭处理

退热　因物理降温无任何副作用，且使用较为方便，可在家庭中应用。可以选用冰枕、头部冷敷等方法来退热，可冷敷腋下或腹股沟部位，但一定注意不能太冰。还可选用温水浴15～20分钟，水温37℃～38℃（手放入水中感觉不冷也不热），或根据体温情况延长时间，做完后擦干全身。但有些人认为冷敷及温水浴违反了生理机制，不主张使用。

发热时，要适当保暖 在发热初期，宝宝会畏寒、打寒战，可以适当保暖。但是切忌过度保暖，特别是小宝宝，要防止保暖过度导致“捂热综合征”。

退热时，要让热气跑掉 当体温上升后，要及时降温防止发生高热惊厥，应减少衣服或棉被，让热气跑掉。退热时会出汗，要及时擦汗，及时更换汗湿的衣服，不要让宝宝对着风口或电扇吹，以免着凉。

补充水分 发热时，体内水分容易流失，必须要多补充水分。可让宝宝喝温开水或温的牛奶、米汤等，也可给宝宝喝鲜果汁等，并以少量多次的方式喂食。

发热时宝宝的饮食 如果宝宝能喝下母乳或牛奶的话，则不用太担心。宝宝宜进食清淡且富含维生素、易消化的食物，以减少胃肠道的负担。鼓励宝宝多吃水果、蔬菜，少食多餐。最好给予汤粉、汤面、粥类等水分较多的饮食，不要强迫他们吃不想吃的食物，也不要让他们吃得太饱，以免引起呕吐或腹部不适。

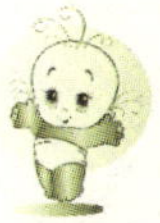

高热时，可使用退热药 当宝宝持续高热时，会睡不着，吃不下，一味不用退热药对身体不好。若体温在38.5℃以上、宝宝感觉难受时，可使用退热药。使用完退热药，经过半小时后，体温若下降约0.5℃，则表示有效果。但要了解退热药并不是治病的药物，也无法让体温降至正常。

感染流行性感冒病毒和水痘带状疱疹病毒时，如果使用阿司匹林类的退热药，有可能会引起“瑞氏综合征”，出现严重症状，并造成生命危险。

当夜间发病时，无法立刻前往医院，而必须使用一般市售退热药时，要先确认退热药的药物成分。不可自行使用阿司匹林类药物，而必须使用对乙酰氨基酚（也叫扑热息痛）或布洛芬系列的退热药。

一旦发生高热，家人不要惊慌，要好好地观察，将宝宝的详细状况告诉医生，以便医生作出快速、正确的判断。

另外，发热时的体温变化也是很重要的判断工具，一般测量体温是每隔4～6小时一次，若父母感到担心或宝宝体温变化时也可以随即测量。就诊时可将记录拿给医生参考。

室内要保持适当的温度 室温保持在20℃～25℃，并保持空气流通，让户外的新鲜空气进来。

小知识

1. 持续发热会烧坏肺吗？

人体在患病时发热是机体对疾病的一种反应，它能促进血液循环，增强白细胞的活动能力，提高机体的抵抗力，有利于疾病的恢复。当然，如果持续高热则对人体健康不利，它会加重心脏、血管的负担，使大脑皮层功能失调，影响胃肠道功能，造成营养不良，进而使机体抵抗力下降。

有些宝宝开始是感冒发热，家长并不在意，到发热持续不退，病情加重才去医院，经检查很可能已是肺炎。那么肺炎是高热"烧出来"的吗？其实，发热对肺并没有直接的损害。这些宝宝开始是鼻、咽喉部的上呼吸道感染，因未及时有效地治疗，入侵的细菌或病毒便侵犯到下呼吸道——肺部，造成肺炎。发热是感染未得到控制的表现，肺炎是感染的结果。所以，当宝宝感冒发热持续不退时，家长不能只满足于吃几片退热药，把体温"压"下去就算了，还应及时使用去除病因的其他药物，这样才能防止病菌的进一步入侵，真正防止肺炎的发生。

2. 发热一定有害吗？

发热是人体抵抗疾病的一种正常反应，对宝宝疾病痊愈是有益的，只有发热过高才会对宝宝产生不利影响。呼吸道感染的宝宝，发热常为病毒或细菌感染引起。当病毒或细菌入侵后，机体通过血液中的单核细胞、淋巴细胞和组织中的巨噬细胞释放一些被称做"细胞因子"的化学物质，如白细胞介素-1、白细胞介素-6、肿瘤坏死因子及干扰素等，它们具有"内源性致热原"的作用，刺激下丘脑前区产生前列腺素，使体温调控点升高，打破了正常的产热和散热平衡，使产热增加，在高的体温控制点上达到产热和散热的平衡，导致发热。有研究表明，发热时人体的免疫功能强于正常体温时，发热还有一些免疫促进作用，还能抑制某些微生物的生长。

咳 嗽

咳嗽是人体的一种保护性生理反射，呼吸道内的病菌和痰液均可通过咳嗽而排出体外，起着清洁呼吸道并使其保持通畅的作用。正常情况下，咽喉和支气管内总有机体分泌的液体来保持湿度。当病原体或灰尘等异物附着在咽喉或支气管内时，分泌的液体就会增加，发出冲动传入大脑咳嗽中枢，引起生理反射——咳嗽。另外，气温等变化因素刺激到咽喉和支气管也可引起咳嗽。

有的宝宝白天还好端端的，晚上睡觉时却在咳嗽。这是由于鼻子和鼻窦的分泌物会在宝宝躺平的时候流到咽喉内，引起咽喉的瘙痒，引发新一轮的咳嗽；另一原因为支配肺部的迷走神经和交感神经的活动，白天交感神经兴奋，将咳嗽抑制住，而夜间迷走神经兴奋，支气管平滑肌收缩，腺体分泌增多，促使气道阻力增加，就发生呼吸困难、喘气以及频繁地咳嗽。这是在咳嗽症状中比较常见的情况。如果炎症加剧则引起气道痉挛，咳嗽更加厉害，甚至患儿不能平卧。

家庭处理

多补充水分>>>多喝开水可使痰较易咳出，不妨让宝宝喝温开水或温的牛奶、米汤等。也可给宝宝喝鲜果汁，果汁应选用刺激性较小的苹果汁和梨汁等，不宜喝橙汁、柚子汁等柑橘类的果汁，以少量多次的方式喂食。

注意体位>>>如果宝宝入睡时咳个不停，可将其头部抬高、拍背，咳嗽症状会有所缓解。头部抬高对大部分由感染而引起的咳嗽是有帮助的，因为这样会使呼吸道分泌物易于排出，促进炎症消散；如果分泌物多，影响呼吸时，要用吸引器及时清除痰液，保持呼吸道通畅。有咳喘症状者可给予氧气吸入。还要经常调换睡的位置，最好是左右侧轮换睡，这样有利于呼吸道分泌物的排出。

到浴室吸蒸汽>>>如果宝宝咳嗽严重，可打开热水器放些热水，使湿的水气散布在空气中，抱着宝宝在充满蒸汽的浴室里坐几分钟，潮湿的空气有助于帮助宝宝清除肺部的黏液，平息咳嗽。也可采用超声雾化吸入。

咳嗽严重要止咳 咳嗽，是为了让痰排出体外而进行的活动，因此不要随意止咳。但是，如果宝宝咳得很厉害，造成无法入睡、母乳或牛奶也无法喝下去时，就可使用医生所开出的止咳或化痰的药物。宝宝止咳不是简单地服用止咳药，要针对病因治疗。宝宝咳嗽适合选用兼有祛痰、化痰作用的止咳药，糖浆优于片剂，糖浆服用后附着在咽部黏膜上，减弱了对黏膜的刺激作用，本身就可以达到镇咳目的，服用时不要用水稀释，也不可用水送服。成人用的咳嗽药最好不要随便给宝宝用。

室温、湿度的调节 保持室温在20℃～25℃。家长应保持居室内空气新鲜，厨房油烟要排出，家长避免在家吸烟，应定时开窗换气，保持适当湿度。及时给宝宝增减衣被，设法让宝宝多卧床休息，保证宝宝充足的睡眠，以利于机体康复。

小知识

1. 咳嗽不一定是病。

现代医学认为咳嗽不是病，而是许多疾病都可能出现的一种症状。宝宝咳嗽是为了排出呼吸道分泌物或异物而做出的一种机体防御反射。也就是说，咳嗽是宝宝的一种保护性生理现象。但是如果咳得过于剧烈，影响了饮食、睡眠和休息，那它就失去了保护的意义。因此对于咳嗽，一定要鉴别是何种原因引起的，再对症处理。绝不可一听咳嗽，马上就认为是感冒或是肺炎，而盲目治疗。

2. 甲醛超标，孩子咳嗽。

家中空气甲醛超标，首先受到伤害的通常都是宝宝，而表现出来的主要症状就是咳嗽。随着居住条件的改善，搬新家后往往会碰到这种“幸福的烦恼”。

甲醛是一种无色、易溶的刺激性气体，可经呼吸道吸收，其水溶液（福尔马林）可经消化道吸收。现代科学研究表明，甲醛对人体健康有负面影响。长期接触低剂量甲醛可以引起慢性呼吸系统疾病、女性月经紊乱、不孕不育，引起新生儿体质降低、染色体异常，甚至引起鼻咽癌。高浓度的甲醛对人体神经系统、免疫系统、肝脏等都有毒害。

3. 如何鉴别宝宝过敏性咳嗽呢?

过敏性咳嗽可发生于任何年龄的宝宝,咳嗽反复或持续发作一个月以上。发病并不限于冬、春两季,以夜间和早晨发作较多见,运动或哭闹时咳嗽加重。大部分宝宝的咳嗽为刺激性咳嗽,可有痰液。往往有家族或个人过敏史。大多数宝宝在婴儿期有婴儿湿疹和过敏性鼻炎病史。用抗生素和止咳药物治疗无效。

腹泻、呕吐

腹　泻

腹泻除了感染细菌、病毒外,也有可能因喂养不当、气候变化过快、牛奶过敏、心理因素等引起。

腹泻是身体为了不吸收病原体的毒素等而以腹泻的方式将其排出体外。但是,身体内所需的水分,也将随着毒素被排出去,因此必需多补充水分。

宝宝粪便一般水分较多较软,如果比平常的大便多很多,大便变得很稀,或呈黏脓状甚至含有血丝,则有可能是腹泻。此时如果并不影响食欲,小便没有减少,且又有精神,没有脱水症状的话,可先观察一段时间。

当腹泻的次数多、小便的次数减少时,就需要前往医院就治。当有血便、浑身乏力、发热及呕吐的情况,就必须紧急前往医院诊治。

呕　吐

宝宝在开始行走之前,胃是呈水平位的,只有开始行走之后,其位置才变为垂直位。且宝宝食管、胃交界处括约肌较松弛,当打嗝、喝太多、吃太饱时,就容易呕吐。另外,胃扭转、幽门肥厚、肠旋转不良等也会使宝宝出现呕吐。呕吐时会排出身体所需的水分,因此要注意有无脱水症的发生。如果 天呕吐 1～2 次,却有精神的话,不需要太紧张,可先观察一段时间。

呕吐是小儿门诊中常见的症状,如果宝宝呕吐了,父母多半直接想到肠胃问题。其实不然，感染性疾病也是造成小儿呕吐的一大原因。宝宝喜欢将手或抓到的东西放进嘴巴里，此时病菌就可能因此进入宝宝体内，感染的机会就会增加。

当呕吐的次数多、小便的次数减少时，请前往医院就诊。当粪便掺杂血或呕吐物为黄绿色，且持续呕吐，浑身乏力，又伴有腹泻的情况下，则需要紧急前往医院诊治。

家庭处理

多补充水分为防止脱水，不妨让宝宝喝温的牛奶、米汤、宝宝用的电解质水饮料等，以少量多次的方式喂食。若呕吐严重，吐完后2小时，再喂以温开水或温的牛奶、米汤等，也可给宝宝喝鲜果汁等，并以少量多次的方式喂食。

保持口腔清洁呕吐之后，会有一些胃酸及未消化的食物残留在口腔中，难闻的味道会使宝宝不舒服而更想呕吐。较小的宝宝，父母可以用湿纱布蘸温水来清洁口腔；较大的宝宝，可以用温开水漱口，以保持口腔清洁。

掌握正确的喂奶姿势和使用大小合适的奶嘴宝宝容易溢奶与喂奶姿势不当有一定的关系，如果以奶瓶平放的方式喂宝宝，奶瓶就容易跑进空气而引发溢奶，所以在喂宝宝时，应将奶瓶垂直呈45度角，以防空气进入。挑一个大小合适的奶嘴也至关重要。奶嘴大小不当，宝宝喝奶时将多量的空气吸到肚子里造成腹胀也容易吐奶。

腹泻时勤为宝宝换尿布当宝宝腹泻时，家长需勤为宝宝换尿布，只要一有粪便就应立即更换尿布，并将宝宝的屁股清洁干净，以免造成宝宝“红屁股”。

留意是否出现脱水宝宝呕吐、腹泻时，父母最担心的就是害怕宝宝有脱水的情形，分辨脱水的方法可从宝宝的皮肤是否干燥、前囱门是否凹陷、哭时有没有眼泪、皮肤摸起来有无弹性等情况进行观察，一旦发现宝宝有脱水的现象，就应该马上送医院诊治。

特别提醒

呕吐时要注意

● 不可摇晃宝宝的身体。因为摇晃身体有可能造成呕吐物阻塞在咽喉部。

● 不可捏住宝宝的嘴巴，不要以强迫的方式止吐。

● 宝宝侧卧可避免呕吐物误入气管内。

● 检查呕吐物，确认是否混有血或胆汁。如果混有胆汁，那么吐出物会呈现黄色。除此之外，可将担心的情况记录下来，让医生了解。尽可能将呕吐物一起拿去医院检查化验。

● 抱着宝宝，或轻拍宝宝的背部，让宝宝平静下来。

● 等宝宝平静后，再用热毛巾将他嘴巴周围擦干净。

小知识

1. 什么是口服补液盐？

口服补液盐为白色结晶性粉末，属复方制剂，主要成分为无水葡萄糖、氯化钠、氯化钾、枸橼酸钠，可以补充钠、钾及体液，调节水及电解质的平衡。口服补液盐能用于治疗因腹泻、呕吐以及经皮肤和呼吸道的液体丢失而引起的轻、中度失水。成人急性腹泻和宝宝腹泻的补液治疗，都可以使用口服补液盐。

2. 宝宝喂得越多越好吗？

足月新生宝宝的胃容量约为30～60 mL，随年龄的增大，宝宝1～3个月时变为90～150 mL，1岁时为250～300 mL。因此在母乳喂哺期间，妈妈们切不可一次喂宝宝太多奶水，否则容易引起呕吐。也不可嫌麻烦，让胃口小的宝宝饿太长时间，这样一次会吃很多。少食多餐，按需喂养才是此阶段喂养宝宝的基本原则。

另外，有些家长为了让宝宝多吃点，会把奶粉冲得很浓，结果造成宝宝呕吐、消化不良，因此，给宝宝喂奶粉，不可过浓，但也不可太淡，太淡也会造成营养成分不足，最好按照奶品生产商给出的方法进行配制。

出疹

宝宝的皮肤犹如一面镜子，能反映出许多疾病。儿科医生常常根据发热与皮肤出疹之间的关系来诊断疾病，并把这些疾病笼统地称为“出疹性疾病”。出疹一看就知道，所以很容易早期发现，但由于引起出疹的原因及疾病很多，千万不可自行判断。出疹时，必须前往医院诊治。

宝宝急性出疹，会在腹部或背部出现细细的红色疹子。麻疹、风疹、猩红热患儿，全身会出红色疹子。水痘患儿则身体或头部会出现水疱疹。而手足口病患儿，顾名思义会在手掌、脚掌、口腔内出现水疱疹。传染性红斑患儿，脸颊上会出现鲜红的红斑，好像苹果一样。此外，川崎病患儿，身体或手脚会出现不规则的斑点状疹子。

如果是因为感染而出现的红疹，就必须要注意，为避免传染给其他宝宝，在挂号时须说明出疹的情况。另外，还需要注意有无发热或咳嗽、出疹的情况（皮疹大小、部位及形状等）、有无瘙痒、在托幼机构及住家附近有没有任何传染病的发生等，都要让医生了解。

家庭处理

给宝宝带手套、修剪指甲>>由于感觉痒，宝宝可能会用手去搔抓发痒处，为避免皮肤一再受到刺激而发炎，甚至是细菌感染，最好将宝宝的指甲剪短，或者让他戴上棉质小手套。

吃完东西后要将手擦干净>>为保持皮肤的清洁，喝完或吃完食物后，手及嘴巴周围必须要擦干净。

屁股要保持干净，勤帮宝宝擦干屁股>>大小便后要将宝宝的屁股擦干净，以免粪便和尿液引起尿布疹。汗水会引起痱子，流汗时，可使用沾湿拧干的柔软毛巾替宝宝擦汗。

每天以淋浴方式，让宝宝保持干净>>洗澡水的温度不要太高，建议使用宝宝专用的婴儿洗发沐浴露，不要使用成人沐浴露或肥皂，以免宝宝皮肤表面原有的天然油脂和保护层都被洗掉。

特别提醒

保持宝宝皮肤清洁的方式如下

- 先洗宝宝的脸，再洗身体。
- 使用沐浴露，用起泡后的泡沫来清洗。
- 不可使用毛巾，而是用手（使用泡沫清洗）帮宝宝轻轻地洗。
- 洗完澡后，将宝宝的身体擦干后使用保湿液。保湿液的成分要选用适合婴儿用的。
- 在会发痒的情况下，盆浴水较热，反而更容易发痒，因此发痒的时候，最好采用淋浴的方式。
- 保持湿度：房间内如果太干燥时，可使用加湿器或吊挂湿毛巾来保持湿度。
- 给宝宝穿通气性好的内衣。请选择通气性较好，以及触感较好的内衣、尿布。使用布质尿布时，为避免洗涤剂的残留，最好要用清水洗涤。另外，也要为宝宝勤换内衣。毛巾和衣服要专用，避免和其他宝宝共用毛巾和衣服。
- 依照医嘱用药。从医院开回的涂抹或口服的药物等，需依照医嘱来使用，不可自行增减药量或骤然停药。

小知识

小儿出疹不能吹风吗？

有些家长怕宝宝疹子出不透，或认为出疹时不能见风，采用紧闭门窗，穿厚棉衣裤，再捂热水袋、汤婆子等来给宝宝“捂”。这样过热会造成宝宝大汗淋漓，体内水分大量丧失，使宝宝身体虚弱，抵抗力下降，结果适得其反，“小病”被捂成“大病”。父母要让宝宝房间保持室温20℃～25℃，注意室内通风，保持新鲜空气流通，并不是不能“吹风”。

惊 厥

婴幼儿大脑发育不全，许多疾病均可引起抽筋，医学上称为惊厥。惊厥是由于脑内细胞突然的异常放电，引起四肢躯干与颜面部肌肉非自主地强直与阵挛性抽搐。

惊厥对婴幼儿来说，是很常见的症状之一，我国约 3.9％的婴幼儿在 3 岁以前有过惊厥，但随着脑部的发育，部分惊厥到 6 岁左右就会消失。

若惊厥发生的次数多，且伴有发热，则是“热性惊厥”，一般为发热 24 小时内突然出现全身或局部痉挛性抽搐，多伴有意识障碍、双眼上翻、凝视或斜视，发作持续时间短，严重者反复多次发作，一般抽搐 2～3 分钟后便会结束。热性惊厥预后较好，不会留后遗症，但如果惊厥时间过长，或突然出现意识模糊、谵妄或精神错乱，并很快进入昏迷状态，可使脑细胞缺氧，甚至窒息，导致呼吸、循环衰竭而死亡。惊厥需要紧急前往医院诊治。

家庭处理

睡姿>>惊厥时让宝宝侧睡，头偏向一侧。仰睡时呕吐物会流入气管，导致窒息，所以一定要让宝宝侧睡，以防呕吐窒息。

穿着宽松衣服>>将纽扣等解开，让宝宝穿着宽松点。惊厥结束后，头后方要垫毛巾等，让呼吸更顺畅，使气管能扩张。

不可将东西塞入宝宝的嘴巴>>在民间，有人为了不让宝宝惊厥发作时咬到舌头，采用把筷子放入嘴里给宝宝咬，或用毛巾塞入宝宝嘴巴等方法，这是非常错误的做法。宝宝惊厥发作时，一般不会咬到舌头。如果把筷子、毛巾等物放入宝宝的嘴巴，反而容易造成危险。因此，宝宝惊厥发作时绝对不可以把东西放入宝宝的嘴巴里。同时，宝宝惊厥发作时不能喂水，此时喝水容易呛咳造成危险。

父母要镇静>>父母在宝宝惊厥发作时，不可惊慌失措，也不可摇晃宝宝的身体、拍打宝宝的脸颊、按压宝宝或抱宝宝。

要测量宝宝体温>>惊厥结束后，需要测量宝宝体温，并将体温告诉医生。

记住宝宝惊厥发作的样子>> 当宝宝发生惊厥时，要边做适当地处理，边观察宝宝发作的样子，记录发作的持续时间、四肢的活动状况及眼球有无翻白等。当惊厥结束后，带宝宝就诊时，请将记录内容告诉医生。

特别提醒

宝宝意识无恢复及惊厥持续 10 分钟以上时，可使脑细胞缺氧，甚至窒息，导致呼吸、循环衰竭而死亡，这时需紧急叫救护车送往医院。

小知识

小儿惊厥会影响智力发育吗？

自从 1951 年国外学者提出“惊厥性脑损伤”的概念后，这方面的研究逐渐增多，大多数学者认为，惊厥既能引起暂时性脑功能障碍，又可能造成不可逆的脑病变。一次惊厥对近记忆有一过性影响，与脑震荡所致损害相当，而惊厥持续状态则可产生严重的脑损害，以致出现智力减退、癫痫、局限性脑功能障碍等。

家长对此也不用过分担心，短暂的惊厥是不会造成脑损伤的。但是，反复多次的惊厥，或者惊厥持续发作时，大脑神经元对化学能量的利用率大大增加，代偿功能减退，脑的能量储备耗竭，导致不可逆性脑损伤，对此家长不可不重视，应及时就医治疗。

眼睛常见问题

眼睛常见症状有眼分泌物(俗称眼屎)多、眼睛发痒、眼睛充血、眼睑水肿、流泪多、倒睫等。

导致这些症状的原因有病毒或细菌感染，过敏，鼻窦炎或感冒等疾病引起，眼睛疲劳，灰尘、砂土、烟雾或游泳池里的漂白粉等刺激眼睛，外伤。

出生不久的宝宝，因鼻泪管（眼泪由眼部流向鼻腔的通道）狭窄，容易阻塞，以及倒睫，很容易出现眼屎、流眼泪，这是生理因素引起的，不必太过担心。但是如果眼屎太多、呈黄色黏稠状，并且眼睛睁不开，或眼睛红肿、发热或有皮疹时就要到医院诊治。

家庭处理

眼分泌物多>>宝宝眼分泌物多的时候，要用浸过凉白开水的棉签从内眼角向外眼角擦拭。在擦拭的时候还要记住更换棉签，避免造成两只眼睛交叉感染。另外还要监督宝宝不要用手去挠眼睛。

眼睛发痒>>用湿毛巾冷敷眼睛可减缓不适症状，注意不要用冷水直接冲洗眼睛。

耳朵常见问题

耳朵疼

耳朵疼是宝宝常见的一种耳病症状。大多表现为夜间会突然耳朵疼，尤其感冒、咽炎、鼻炎、支气管炎时更容易发生。

耳朵疼的常见疾病为急性中耳炎、鼓膜炎、外耳道炎、耳疖，夜间突然耳朵疼，多为急性中耳炎。因宝宝的咽鼓管较短，且位置低平，在平卧喂奶时，易反胃呛咳，致带菌的分泌物侵入咽鼓管，就很容易引起感染而导致耳朵疼。此外，宝宝防御能力较低，故在罹患上呼吸道感染及一些发热性疾病时，或宝宝本身有贫血、营养不良时，亦易致一些化脓性病菌如肺炎球菌、链球菌等侵入中耳腔，引起发炎疼痛。

年龄较小的宝宝不会表述疼痛，但会出现哭闹不安、用手抓耳等症状。

家庭处理

用冷湿毛巾敷于耳后乳突区可缓解疼痛，如用2%的酚甘油滴入耳内缓解疼痛的效果会更好。

特别提醒

- 宝宝耳痛，还有可能伴腹泻、呕吐甚至严重脱水等，此时会因明显的消化系统症状而忽略了耳部症状。
- 耳道流脓性血液提示鼓膜穿孔，不能再用酚甘油滴耳。

耳漏

外耳道内有异常液体流出，称为耳漏。耳漏一般来自中耳、外耳道及耳周围组织不同的部位。耳漏可根据不同的原因、部位及病变，分以下几种

- 油性耳漏。宝宝油性耳漏是外耳道耵聍腺分泌过多所致。漏液多为黄褐色或淡黄色，呈胶性油状，黏附在外耳道口或其周壁上，一般无异常气味，俗称油耳，有这种耳漏的宝宝父母双亲中一方多有腋臭史，宝宝大了大多也会有腋臭。初次发现易被误认为耳朵发炎化脓。
- 血性耳漏。宝宝血性耳漏多为急性大疱性鼓膜炎血泡破裂所致。发病前往往有上呼吸道感染史，血泡破裂前有剧烈耳痛，宝宝表现为哭闹、抓耳、摇头。
- 脓性耳漏。宝宝脓性耳漏多为化脓性中耳炎所致，常见于急性和慢性化脓性中耳炎，也可见于外耳道炎及疖。此外，先天性耳前瘘管或鳃瘘耳道内有开口时也会有脓性耳漏。

家庭处理

可用细的消毒棉签轻轻拭去耳道液性物，如果黏稠不易拭去，可用1%～3%的双氧水清洗。宝宝耳道比较短，棉签不要进入耳道过深，一般以1 cm为宜。

特别提醒

耳道内有脓性液体，应保持引流通畅，千万不能用粉剂类药物，以免中耳分泌液溢出受阻碍，感染向颅内逆行扩散，导致颅内并发症。

鼻子常见问题

流鼻涕

婴幼儿鼻腔小，鼻黏膜血管丰富，易发生炎症而流涕，并使宝宝鼻腔堵塞，宝宝可表现为哭闹、烦躁不安、不愿进食。

宝宝受冷空气刺激，会因敏感而流鼻涕，如仅是早上流鼻涕，常由过敏引起，这种鼻涕是清水样的。另外，伤风感冒也会流鼻涕，早期为清水样，中晚期转为黏性黄色状。

家庭处理

可用柔软的棉织物擦拭流出的鼻涕，因为宝宝皮肤很娇嫩，擦拭多了会损伤皮肤，一定要轻柔，擦鼻涕后可用温湿毛巾捂一捂，再轻轻地涂上一点油脂，防止皮肤皲裂疼痛。

如果鼻孔中有痂块（俗称鼻屎）堵塞，可用镊子夹取或用棉签蘸少量的温水，轻轻除去鼻腔痂块及分泌物，动作要轻，千万不要将鼻屎往里推。

如果宝宝鼻孔因被鼻涕塞住而影响呼吸，可用吸鼻器帮助宝宝把鼻涕吸出来，大点的宝宝，可教他自己擤鼻涕。

特别提醒

- 宝宝鼻子不通气、流鼻涕时不可擅自用麻黄素滴鼻。
- 不可用手指甲挖宝宝的鼻屎。

流鼻血

宝宝流鼻血比较多见，因为鼻腔黏膜中的细微血管分布很密，大都集中在鼻孔内侧面附近，很脆弱，容易破裂而致出血。鼻出血通常发生于鼻内干燥时、宝宝揉擦和挖鼻子时，或者用力擤鼻子时，往往在洗耳、低头时更易发生，也有些宝宝在睡梦中不知不觉地血就会从鼻孔里流出来。

家庭处理

宝宝流鼻血时，首先在家中做一些应急处理。应该让宝宝坐好并稍微低头，使已流出的血液向鼻孔外排出，不要平躺或后仰，这样会使鼻腔内已经流出的血液向后流到咽喉部，并无真正止血效果，反而会引起恶心、呕吐。家长要保持镇定，因地制宜地采取一些简便易行的止血方法，如将出血一侧的鼻翼推向鼻中隔，压迫10分钟，最好将消毒后的干棉球塞入出血鼻腔后再作压迫；另外，在宝宝的额头可敷湿毛巾或冰袋；还可以试用穴位止血，即用拇指和食指捏患儿中指指甲根部的两侧，右鼻出血捏左手，左鼻出血捏右手。经过以上处理，大多数宝宝鼻出血都能止住，若不见效，应立即去附近医院耳鼻咽喉科就治。即便达到止血效果，待血止住后，也应带宝宝至耳鼻咽喉科查明出血的位置及原因。

家长平时应注意让宝宝多吃蔬菜、水果等富含多种维生素的食物，不喜欢吃蔬菜的宝宝容易发生鼻出血。缺乏维生素A、B、C、D，可引起黏膜上皮变性，血管脆性和通透性增加而导致鼻出血。

特别提醒

常流鼻血的宝宝应当不吃巧克力、可可、咖啡、橘子、杏等食物。还要避免鼻部外伤，积极预防感冒和扁桃体炎，减少引发鼻出血的各种诱因。

口腔常见问题

流口水

宝宝流涎俗称流口水，大多属正常生理现象。

正常成人一昼夜大约分泌唾液1 000～1 500 mL。但是，这么多的口水几乎全被我们不自觉地吞咽下去，所以不会有口水流出。

刚出生的宝宝，由于中枢神经系统和唾液腺的功能尚未发育成熟，因此唾液很少。至3个月时唾液分泌渐增，有的宝宝分泌能力较强，就会流口水。至6～7个月时，宝宝乳牙萌出，刺激三叉神经也会增加口水分泌，加上宝宝口腔容量小，口底较浅，又不会节制口腔内的口水，吞咽不及时、积储后会自然流出。唾液分泌也受神经支配，宝宝也可因脑发育尚未完善，对唾液分泌的抑制能力及吞咽功能稍差，致使口水常流。

宝宝1岁后随着脑发育的健全，流涎便较少发生。到宝宝2～3岁时，吞咽功能及中枢神经进一步完善，一般就不流口水了。

如果宝宝长大了还流口水，则可能是不正常了。这可能是神经或内分泌方面发育不好，或口腔内有炎症以及消化不良等，必须进一步检查。例如，口腔黏膜发炎时，刺激唾液腺分泌，口水会增多，有的还带有黄色或淡红色黏液，有臭味，这时应到口腔科诊治；宝宝患感冒呼吸不畅时，常用口呼吸，也会导致流口水；还有个别宝宝，因大脑智力发育不全或有内分泌系统疾病，也可表现为流口水，这时应到小儿科就诊。当口水向外流到皮肤上时，易腐蚀皮肤最外层的角质层，导致皮肤发炎，引发湿疹等小儿皮肤病。

家庭处理

随时为宝宝擦去口水，擦时不可用力，轻轻将口水拭干即可，以免损伤局部皮肤。

常用温水洗净口水流到的皮肤，然后涂上油脂，以保护皮肤。最好给宝宝围上围兜，以防止口水弄脏衣服。

给宝宝擦口水的手帕，要求质地柔软，以棉布为宜，要经常洗烫。如宝宝趴着睡觉，流口水时不会给他带来什么影响，只是枕头要勤洗勤晒，以免里面滋生细菌。

口　臭

嘴巴里有一种难闻的气味，称为口臭。口臭不是一种独立的疾病，而是一种症状。要消除口臭，首先要找出引起口臭的原因。口臭可分以下几种食物性口臭。吃了葱、蒜、韭菜、羊肉等食物后，不及时清洗口腔，会发生食物性口臭。用茶叶、枣放在口里细嚼一些时间，口臭会减轻。

腐败性口臭。如饭后不漱口、不认真刷牙，嵌塞在牙缝里或龋洞内的食物残渣发酵腐败后会散发出变臭的气味。消除这种口臭，就要讲究口腔卫生。有了龋洞及时去医院治疗。

脓性口臭。宝宝鼻腔异物、萎缩性鼻炎、鼻窦炎、腺样体炎、化脓性扁桃体炎等疾病的病灶处形成溃疡、糜烂、化脓可引起口臭，消除病灶后，口臭也随之消失。

馊性口臭。俗称酸性口臭，是宝宝胃肠功能障碍所引起的一种消化不良症，常在嗳气时闻到这种气味。经治疗胃肠功能恢复后，口臭也就消失。

烂果味口臭。见于糖尿病患者，呈丙酮气味或烂苹果气味。糖尿病治好后，这种口臭就跟着消失。

家庭处理

预防宝宝口臭可采取以下措施

培养宝宝重视口腔卫生的习惯，做到饭后漱口，早晚刷牙。饮食要有规律。多吃蔬菜水果，不挑食，不偏食，不暴饮暴食。防止消化不良。当出现消化不良时，要适当给宝宝服用一些助消化和胃肠动力药。父母还要注意及时治疗宝宝的龋齿及牙齿排列不齐，有龋齿应及早到专科医院就诊。少给宝宝吃甜食，特别是睡前不让吃甜食。

用中药芦根、薄荷、藿香煎液，或1%双氧水、2%苏打水、2%硼酸水等，选择其中一种含漱，可减轻或消除口臭。

龋　齿

龋齿是牙齿硬组织逐渐被细菌破坏的一种疾病。如果不及时治疗，则会形成龋洞，终至牙冠完全被破坏消失。龋齿是多因素形成的，主要包括细菌、饮食、牙和唾液之间相互关联的失调，缺少一个因素都不会发生龋齿。

未经治疗的龋洞是不会自行愈合的。治疗龋齿的主要方法是充填。即将龋坏组织除净，作成一定的洞形，清洗、消毒以后，用银汞合金或复合充填树脂充填。乳牙因要换牙，一般采用价格便宜的玻璃离子水门汀做暂时性填补即可。有时在去净龋齿坏组织以后，牙髓就暴露了，这时就需要先采取牙髓治疗，然后才能充填。

没有形成龋洞的初期龋，可以用药物治疗，能取得一定的疗效。

龋齿是宝宝常见的多发病，乳牙患龋率高峰在 5 岁左右，恒牙患龋率在 15 岁左右。

家庭处理

预防龋齿是一件非常重要的儿童保健工作，其基本原则是针对发病因素，采用相应措施。

减少或消除病原刺激物>>减少或消除菌斑，改变口腔环境，创造清洁条件是防龋的重要环节，最实际有效的办法是刷牙和漱口。应该注意宝宝的饮食习惯，按时增加各种辅食，多吃粗糙、硬质和富含纤维质的食物，对牙面有磨擦洁净的作用，减少食物残屑堆积。硬质食物需要充分咀嚼，既可增强牙周组织，又能磨擦牙齿咬面，可能使窝沟变浅，有利减少窝沟龋。

减少或控制饮食中的糖>>应教育宝宝养成少吃零食和糖果糕点的习惯，睡前不吃糖，从小就养成多吃蔬菜、水果和含钙、磷、维生素等多的食物。要尽可能吃些粗粮。

增强牙齿的抗龋性>>主要是通过氟化法，增加牙齿中的氟素，特别是改变釉质表面或表面的结构，增强其抗龋性。

特别提醒

氟防龋方法在高氟区均不能使用，有氟斑牙的儿童也不能使用。

宝宝各科疾病的护理

传染性疾病

流行性感冒

定义

流行性感冒简称流感，是流感病毒引起的急性呼吸道感染性疾病。流感可引起上呼吸道感染、肺炎及呼吸道外的各种疾病。典型流感，急起高热，全身疼痛，显著乏力，颜面潮红，眼结膜外眦充血，咽充血，软腭上有滤泡，呼吸道症状较轻。

病因及流行特点

病原体为甲、乙、丙三型流感病毒。潜伏期为 1～3 天，根据病毒的情况，会出现打喷嚏和咳嗽等症状。流感比一般感冒(感冒症候群)的传染力强且广。图 3-1 为流感病毒感染的示意图。

症状

有比一般感冒严重的腹泻、呕吐、发热等。

家中只要有人感染，就会互相传染，所以严重时，学校会停止上课。天气多变的秋末、早春和寒冷的冬季易发生流行，因此被称为“流行性感冒”。

感染到流感，会出现发热、咳嗽、咽喉疼痛、流鼻涕、头痛、肌肉酸痛。有些患儿会出现呕吐和腹泻。发热会伴有寒战，且突然高热到 39℃以上。虽然与一般感冒相似，但症状都比一般感冒严重，且初期症状并不是流鼻涕和咳嗽，而是突发高热。有严重呼吸系统病变的患儿，需要住院治疗，可能是致命性的。

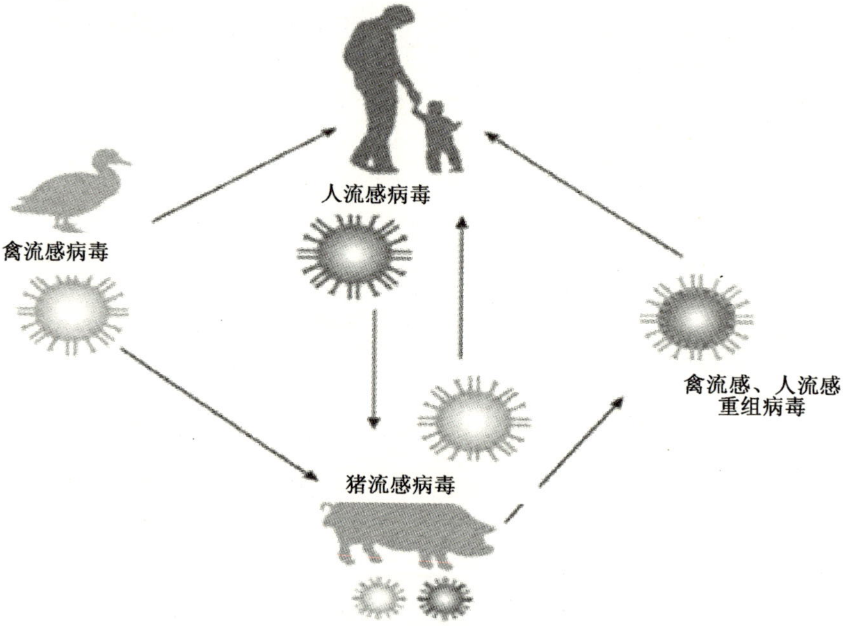

图 3-1 流感病毒感染示意图

若为婴幼儿，初期会以呕吐、腹泻等胃肠道症状开始，然后慢慢发热，因此无法和一般感冒相区别。有些宝宝可能会有持续 3～4 天的高热，或引起热性惊厥。

并发症

感染流感，鼻子、咽喉、耳朵、支气管、肺等部位均可被波及，婴幼儿患者感染常波及下呼吸道，尤以并发肺炎者为重。肺炎可由流感病毒所致，或为继发性细菌感染，多由流感嗜血杆菌、金黄色葡萄球菌、肺炎球菌、链球菌所引起。

好发年龄

流感没有特定年龄层。由于母亲可能没有抗体，宝宝无法从母体获得免疫力，不能有效对抗病毒，所以刚出生没多久的婴儿，也有可能被感染。

根据流行时间的不同，感染的流感病毒也不同，因此即使感染过，下次也会再被感染，一个冬天有可能感染2～3次，甚至每年都有机会被感染。

家庭处理

如果宝宝感染到流感，最重要的是安静和休养。在家照顾时基本上跟照顾一般感冒一样。不要让房间过于干燥，可利用加湿器或吊挂毛巾来改善环境，同时保持室温在20℃～25℃。

宝宝发热时，应注意保暖，可让宝宝多穿一件衣服；体温下降时，身体便不会感到寒冷，且会流汗，这时不可让宝宝太热，要帮宝宝更换衣服。

- 为防止脱水，要多补充水分。可进食容易消化的断乳食品或食物，如果宝宝吃不下的话，也不要勉强。记得多给宝宝补充水分，可使用温开水或温的牛奶、米汤等，也可给宝宝喝鲜果汁等，并以少量多次的方式喂食。

当宝宝出现“几乎连水都喝不下”、“精疲力尽”、“小便减少”等症状时，有可能是出现脱水了，需要前往医院诊治。若有脱水的情况，要以输液来补充水分。

- 要避免应用阿司匹林系列的退热药。由于人的身体是借由发热来对抗病毒治疗疾病的，而退热药则是为了要降低体温，可说是与身体所产生的反应相反。但如果因发热而消耗掉体力，也是很麻烦的。当持久高热不退，而造成宝宝睡不着、吃不下等状况时，若使用退热药，可能会让身体感到比较舒服。另外，使用退热药半个小时后，体温下降有0.5℃，就表示有效果，而且在宝宝不讨厌的情况下，也可以给他冷敷腋下或腹股沟。

特别提醒

要注意退热药的种类，不要给宝宝随意使用退热药。

不要给确诊或是疑似感染流感和感染水痘的宝宝使用阿司匹林（乙酰水杨酸）或者含有阿司匹林的产品（如碱式水杨酸铋，又名次水杨酸铋），这可能会导致一种罕见的严重疾病——瑞氏综合征。瑞氏综合征严重的话，有可能会造成生命危险。当半夜突然发热，无法立刻前往医院时，可以使用一般市面上买的退热药，但必须要确认退热药的成分，千万不可以用阿司匹林系列的退热药，而是要使用对乙酰氨基酚（也叫扑热息痛）或布洛芬系列的退热药。

家人也要尽量避免感染到流感。宝宝生活范围有限，主要接触家人，因此要避免宝宝感染到流感，最重要的就是家里没有人感染。

另外家长从外面回来时，记得一定要先洗手，不可太疲劳，冬天干燥时期，要保持室内一定的湿度，万一家里有人感染到流感，就要与宝宝进行隔离。在感冒流行期间，尽量避免带宝宝到人多的地方。

从另一方面来看，偶尔患上流感，也能增加宝宝体内的免疫力，不过因流感的症状比较严重，又容易引起并发症，宝宝还是要尽量避免被感染。

治疗建议

在宝宝持续高热的情况下，要注意并发症。当出现发热、腹泻、呕吐等和一般感冒一样的症状时，原则上要前往小儿科诊治。如果此时家里有人感染到流感，也要让医生了解。

最新的医疗技术，会使用棉棒来采取鼻腔内的分泌物进行检查，可迅速诊断有无感染到流感。但是，也有发热后数小时以内的检查结果呈阴性的。跟一般感冒一样，也可使用退热药和止咳药等来缓和严重的症状。当症状严重时，为防止细菌感染，有时也可使用抗生素。但最近已有可对抗病毒的治疗药物问世了。

因流感很容易引起并发症，如引起急性脑炎，所以当高热 39℃～40℃持续 1 天时，应前往医院诊治。

预防接种

流感疫苗应用以来，对降低发病率起到了一定作用，但在控制流行方面还不够理想。接种后血清及局部抗体均有上升，保护期为半年至 1 年，国内报告发病率可降低 50%～70%。疫苗需冷藏或制成干燥剂。接种后可有发热及呼吸道症状，一般较轻。

目前比较肯定的是金刚烷胺、达菲对甲型流感有预防作用，对乙型流感则无效。中草药贯众、大青叶、板蓝根、紫草、金银花也认为可用来预防。

小知识

什么是免疫力、抵抗力?

人的身体具有保护自己的“免疫”系统,会排除和攻击外界进入体内的异物。

免疫系统是血液中白细胞的伙伴(淋巴细胞等)。白细胞遍布全身的血管,在血管中进进出出,看守身体内部各个角落。当病原体侵入时,就会马上赶到并攻击病原体。有两种攻击的方法,一种是白细胞直接攻击病原体;另一种是制造防护用的“抗体”,利用它来攻击病原体。“发炎”即为他们的战场,而战争结果便是红肿、分泌物、脓包等。

所谓防护用的“抗体”是根据不同的病原体,而制造出专用的抗体,如专用于对抗风疹病毒的抗体和专用于对抗麻疹病毒的抗体等。所以,一个抗体完成后,当下一个病原体侵入时,为了让身体不感染到疾病,就必须尽快制造新的抗体来对抗病原体。

但刚出生的宝宝,免疫细胞的功能尚未完善,还没有制造抗体的能力。因此当病原体侵入体内时,病原体的力量相对较强,宝宝就容易生病。但是,当经过几次生病后,免疫系统的功能也逐渐完善,身体也开始有抵抗力,能对抗疾病了。

另外,宝宝通过胎盘及喝母乳,得到母亲的抗体。因此,如果母亲曾患过麻疹和流行性腮腺炎,那么宝宝就会有这一类的抗体,即在出生后6个月以前不会得这种病。但是出生6个月以后,从母亲那里获得的抗体逐渐减少时,就又容易感染了。

幼儿急疹

定义

幼儿急疹是宝宝早期的一种常见病,大多数宝宝在2岁前都得过此病。本病特点是突发高热,发热持续3~4天,当退热时全身会出现粉红色斑点样皮疹,其特征为热退疹出。见图3-2。

病因及流行特点

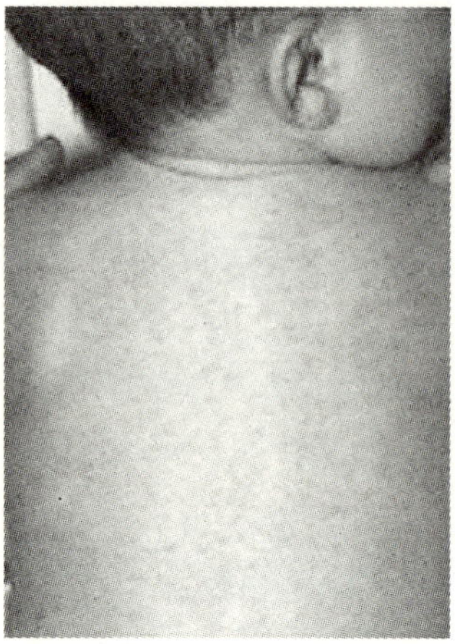

图 3-2　幼儿急疹

幼儿急疹由疱疹病毒引起。研究发现，幼儿急疹绝大多数为人类疱疹病毒 6 型感染所致，少部分为人类疱疹病毒 7 型感染所致。该病全年各个季节都有发生，但冬季多见。

症状

高热退热后，全身出现红疹，表现为热退疹出。

潜伏期为 10～15 天，无前期症状，而突然高热，体温高达 39℃～40℃。每个宝宝的情况不同，有些宝宝发热时，会哭闹及全身无力，而有些则还是很有活动力，跟平常一样。但面对突如其来的体温上升，有可能会引起热性惊厥。

经 3～5 天后体温会骤降，此时腹部和背部就会开始出红疹，然后经过 24 小时皮疹出齐，再经过 1～2 天皮疹消退，不留痕迹。一般不发生在鼻颊、膝下及掌蹠。全身症状轻则宝宝一般状态尚好，除高热、食欲欠佳外，少数宝宝发热期可有倦怠、恶心、颈淋巴结肿大及惊厥，也有可能会引起腹泻。

红疹 2～3 天后颜色就会慢慢变淡，然后就会消失痊愈，可以不用担心。

好发年龄

幼儿急疹是 2 岁以内的宝宝，特别是出生 6 个月至 1 岁的宝宝较易发生的疾病，几乎所有婴儿都曾经患过此病。因此，出生后第一次的发热，可能就是幼儿急疹。

家庭处理

- 要仔细观察宝宝的情况。
- 补充水分并多休息。在家要让宝宝安静地休息。观察宝宝发高热过后，有没有出现其他症状。发高热时，身体的水分会不足，可让宝宝多补充水分，如果宝宝喝下的母乳或牛奶，比平常的量还少时，便可以给宝宝喝温开水、米汤等，也可给宝宝喝鲜果汁等，并以少量多次的方式喂食。

- 如果宝宝感到难受时，可使用退热药。如果发热体温在 38.5℃以下，一般不需要使用退热药。高热体温超过 38.5℃，医生会建议用一些退热药。

要注意的是使用退热药，让体温降到正常时，也无法让宝宝跟平常一样有精神。要了解退热药只是让体温下降，让宝宝比较舒服而已，疾病并未痊愈。另外，有些宝宝发热会引起高热惊厥，则必须依照医生的指示，尽早让宝宝服用退热药。

- 冷敷额头和腹股沟。发高热时，如果给宝宝穿太厚或棉被盖太多，反而会造成体温上升，让宝宝感到精疲力尽。发热时，如脸部变红，则要给宝宝穿少点，让宝宝身上的热能散掉。

如果宝宝不讨厌的话，可以帮宝宝冷敷额头和腹股沟。

治疗建议

发热时，需要前往医院诊治。幼儿急疹基本上不需要服用任何特别的药物，时间一到自然就会痊愈的。但是当无法判断发热是由幼儿急疹所引起还是由其他原因所引起时，一定要前往医院儿科接受医生的检查。千万不可以因宝宝第一次发热，就自己判断“我家宝宝绝对是幼儿急疹”。

医院检查时，会怀疑是否有感染，而进行必要的检查，并使用抗生素。另外，当高热时，也会使用退热药。

万一发热持续 4 天以上，没有退热就出疹、且出现严重呕吐、反复痉挛等症状时，可能有其他疾病之虑，必须再次紧急前往医院接受检查。

当退热出疹后，也没有出现其他特别的问题，还是要去医院接受检查，经医生确定是幼儿急疹，这样才可以放心。

特别提醒

从皮疹形态上看，幼儿急疹酷似风疹、麻疹或猩红热；但其中最大的不同就是：幼儿急疹为热退后出疹，而其他三种疾病则是高热时就出疹。

小知识

幼儿急疹绝大多数为人类疱疹病毒6型感染所致，但其感染途径目前尚不清楚。幼儿急疹跟麻疹等相比，不属于流行性疾病，与季节也没有关系，一年内都有可能会感染。由于它不属于流行性疾病，被认为可能与疱疹病毒6型的传染力比较弱有关。

另外，引起幼儿急疹的疱疹病毒，除了6型以外，也有7型。一般感染幼儿急疹只有一次，但是有些宝宝可能两种病毒都感染，因此就可能引起两次幼儿急疹。相反地，有些宝宝即使感染，也没有出现任何症状。

水痘

定义

水痘是感染到水痘带状疱疹病毒所引起的疾病。以较轻的全身症状和皮肤黏膜上分批出现的斑疹、丘疹、水疱和痂疹等为特征，本病多见于婴幼儿。水痘出过一次后，便可终生免疫。红疹会遍布全身且会发痒，因此止痒要格外注意。见图3-3。

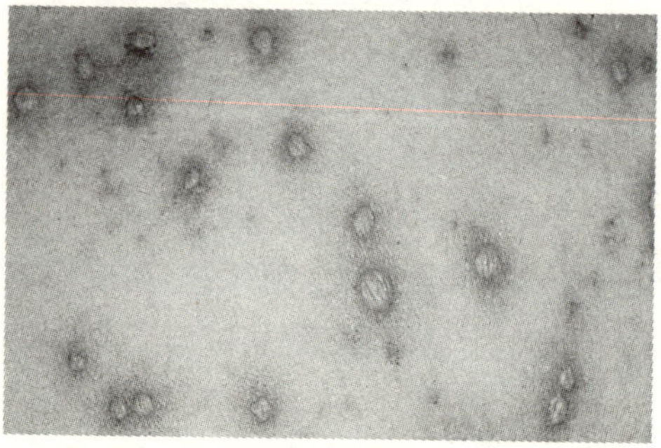

图 3-3　**水痘**

病因及流行特点

水痘带状疱疹病毒是一种传染力很强的病毒，假如家中有一人感染到，那么90%以上会传染给其他人。感染到水痘的宝宝，会通过咳嗽、打喷嚏或是抓破的水疱，将病毒传染给其他人。在冬天到春天这段期间很容易传染，而夏天则较少传染。

从感染到长出水痘需2～3周，而出水痘前1～2天就具有传染力，此外水痘出现到结痂的这段时期也具有传染力。

症状

全身出现会痒的红点，形成水疱，等水疱干涸萎缩后结痂。

分批出现红色斑疹或斑丘疹，迅速发展为清亮、卵圆型、泪滴大小的水疱，水疱周围有红晕，无脐眼。24 小时后水疱内容物变为浑浊水，容易破溃。有时当红疹数量不多时，会误以为是被虫咬或是汗疹。

红疹陆续地增加，脸和头部、头皮、发间、口腔内等都会有，从开始出疹到第 3 天，就会长满全身。红疹出现一天后，就会形成水疱，3～4 天后就会干涸萎缩后结痂。因为其产生的顺序是由水疱到结痂，所以皮肤中同时可以见到红疹、水疱和结痂等状态。如果出现红疹，宝宝也会有轻微的发热和倦怠感等症状；如果红疹数量多，宝宝发热温度也会升高，有时可达 39℃。

红疹和水疱阶段会出现剧痒，等到结痂后，发痒和发热就会结束。结痂会自然脱落，2 周后就会全部消失。而结痂脱落后残留的白点，半年后才会全部消失。

并发症

水痘大多可以顺利痊愈，但偶尔也有可能会引起宝宝的皮肤继发感染、血小板减少、水痘性肺炎、心肌炎及脑膜炎等，所以也要注意。

好发年龄

水痘主要以 2～10 岁的宝宝易发病。人群普遍易感，但一次发病可终身免疫。

6 个月以内的婴儿由于体内有来自于母体的抗体，发病较少。宝宝病后获得持久免疫，但仍可发生带状疱疹。

另外，如果母亲在怀孕期间感染到水痘，则会影响到胎儿，所以母亲如果没有感染过水痘，或怀孕期间有接触过感染水痘的宝宝时，需要向妇产科医生咨询。

家庭处理

要小心不要传染给他人。水疱未结痂前，要多注意。水疱期间，很容易传染给他人，所以还没有干燥结痂前，最好尽量让宝宝待在家里。发热出疹期要卧床休息，给宝宝多喝水，并供给营养丰富、容易消化的食物如牛奶、鸡蛋、水果、蔬菜等，忌吃辛辣鱼虾等食物，预防受凉感冒。

当宝宝口腔内也出现疹子，宝宝痛到无法进食时，父母可喂食酸奶等容易吞咽和消化的食物。

勤换衣服，让宝宝保持清洁。宝宝的被褥要勤晒，衣服要清洁宽大，防止因穿过紧的衣服和盖过厚的被子，而造成过热引起疹子发痒。另外，水疱破时衣服会被弄脏，为保持清洁，父母要多帮宝宝更换。

治疗建议

尽量不抓破水疱。长水痘确实会相当痒，对宝宝来说，是相当难受的疾病。如果出现红疹和水疱，必须前往医院诊治。挂号时要向医院挂号室说明相关出疹情况，一般会到一个专门诊治传染病的地方就诊，以免传染其他宝宝。当医生确诊是水痘时，会开抑制出疹和发痒的药物和抗病毒药物。

涂抹药膏前必须先将手洗干净，使用棉棒将药涂抹在每颗红疹和水疱上。水疱如果抓破，会感染细菌而引起化脓，日后会造成疤痕。为防止抓破，可将宝宝的指甲剪短，或给宝宝带上手套。另外，结痂尽量不要去剥它，要让它自然脱落。万一水疱发炎化脓，且经过了 4～5 天还没有结痂，最好再前往医院诊治。另外，因水痘会引起并发症，当发热持续不退或突然痉挛时，就必须前往医院接受检查。

药物治疗——阿昔洛韦。阿昔洛韦是抗病毒药，也可用于治疗水痘。这种药的作用是抑制病毒在体内繁殖，感染早期应用的话，红疹和水疱的量就会减少，且能尽早痊愈。但是，如果已经长出很多水疱，或在大部分已结痂的情况下，才使用这种药物，就没有多少效果。

预防接种

宝宝 1 岁开始就可以接受预防接种。宝宝及成人均于上臂皮下注射。水痘疫苗属于较弱的疫苗。因此预防接种后 20％的人还是会感染到水痘，只是症状较轻，可使用抗病毒药物进行治疗。不过一般还是建议要接受预防接种的。

特别提醒

下列患者不宜接种水痘疫苗 伴有中、重度疾病和免疫功能低下的患者、孕妇、接受大剂量全身性皮质激素治疗以及服用水杨酸盐的患者。

小知识

即使是成人,也会感染水痘带状疱诊病毒。

当水痘痊愈后,水痘带状疱疹病毒并不会完全在人体内消失,而是潜藏在感觉神经节内。当人过于疲倦,或是身体状况差时,它就会沿着感觉神经,在皮肤上出现红色皮疹,并呈带状分布。

带状疱疹出疹时会出现像虫咬的疹子和疱,它跟长水痘不相同,其主要特点为簇集状水泡,沿一侧周围神经成群呈带状分布,伴有明显神经痛。一般是成人较容易发生,但也有学龄期儿童感染的病例。

当水疱感染细菌时,可以服用抗生素药物来进行治疗。

麻疹

定义

麻疹是麻疹病毒引起的急性呼吸道传染病,会出现高热和出疹等症状,为严重的传染病之一。由于传染力强,因此家长必须要多注意,以避免传染给其他宝宝。见图 3-4。

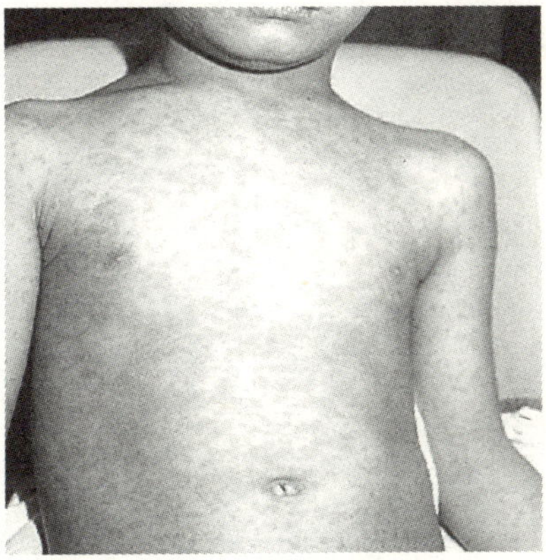

图 3-4　典型麻疹皮疹

病因及流行特点

麻疹是由于感染麻疹病毒所引起的。麻疹病毒主要通过麻疹患者的咳嗽、喷嚏等飞沫传播。麻疹的传染力很强,易感者接触后 90% 以上均发病，过去在城市中每2～3年流行一次，1～5岁的宝宝发病率最高。麻疹减毒活疫苗使用后，发病率已下降，但因免疫力不持久，故发病年龄后移。目前在未接种疫苗的学龄前儿童、免疫失败的十几岁儿童和青年人中多见，甚至可形成社区内流行。潜伏期为10～11天，从发热前3天到出疹后5天的这段期间一直有传染力。

症状

症状有高热、出疹、咳嗽等。

麻疹一开始会出现流鼻涕、咳嗽等类似一般感冒的症状。同时出现发热，发热见于所有病例，多为中度以上的发热。多在发热后3～4天出现皮疹，体温可突然升高至40℃～40.5℃。皮疹开始为稀疏不规则的红色斑丘疹，疹间皮肤正常，始见于耳后、颈部。迅速向下发展遍及面部、躯干及四肢。高热可持续4～5天，此时咳嗽、鼻涕及眼屎也变得比较严重。

出疹3～4天后皮疹开始消退，消退顺序与出疹时相同；在无并发症的情况下，食欲、精神等其他症状也随之好转。疹退后皮肤留有糠麸状脱屑及棕色色素沉着，约7～10天即可痊愈。

发热后2～3天，脸颊内侧黏膜出现微微隆起的灰白色小斑点，称为柯氏斑（见图3-5）。斑点直径约1.0 mm，外有红色晕圈，开始仅见于对着下臼齿的颊黏膜上，但在一天内很快增多，可累及整个颊黏膜，并蔓延至唇部黏膜。在皮疹出现后即逐渐消失，可留有暗红色小点。

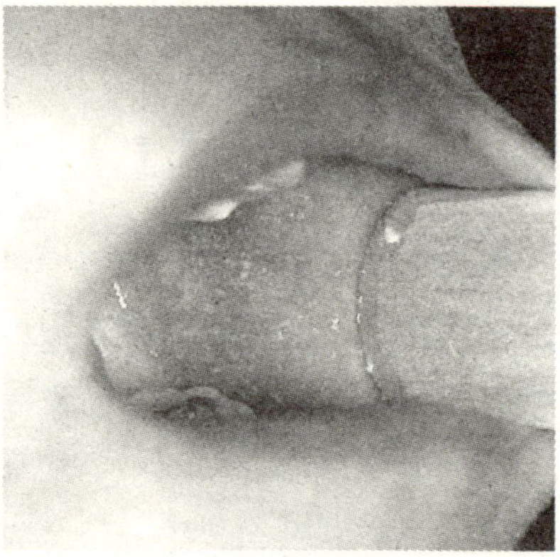

图3-5　口腔柯氏斑

麻疹初期和一般感冒分不清楚，但如果能确认有柯氏斑的话，出疹前也就能诊断出麻疹。

并发症

如果感染到麻疹，身体抵抗力变得衰弱，容易引起并发症。其中最多的是肺炎，其次有中耳炎、脑炎等。

好发年龄

麻疹是属于幼儿时期最常被传染的疾病之一，其好发年龄在 1 岁左右。

6 个月以内的婴儿从母亲那里可得到麻疹的免疫力，所以出生后短期内如果有麻疹流行，也不会被感染，但出生 6 个月后，免疫力逐渐减少，可能会被感染，但如果母亲没有麻疹的免疫力，在这之前也有可能会被感染。麻疹出过一次后，便可终生免疫。

家庭处理

- 防止体力的消耗。要保证让宝宝多休息。

- 多补充水分。发高热时，要给宝宝多补充水分。没有食欲时，不用勉强宝宝进食。即使 1 天左右都吃不下，或者体重减轻等情况也不用太担心，等痊愈后体重就会恢复。重要的是，须给宝宝喂食温开水或温的牛奶、米汤等，也可给宝宝喝鲜果汁等，并以少量多次的方式喂食，来补充宝宝的水分。另外，也可尝试给宝宝一些他喜欢且又好吞咽的食物。

- 高热时可使用退热药。人的体温上升是为了要击败病毒及治疗疾病，但是并没有建议不可使用退热药。在患麻疹时，会因高热而造成身体衰弱。故必须要遵照医生的指示来使用退热药，以防止体力的消耗。高热时，也可以冷敷宝宝的额头和腹股沟。

另外，以前人们常认为，麻疹最好不要让宝宝吹到风，要给宝宝保暖，家长采用紧闭门窗，穿厚棉衣裤，再捂热水袋等，这样过热，往往造成宝宝大汗淋漓，体内水分大量失去，使其身体虚弱，抵抗力下降，这是错误的做法。房间必须要保持室温 20℃～25℃，以及注意室内的通风，让空气保持流通。

- 增加湿度，让宝宝咳嗽舒服。体温升高时，将使宝宝咳嗽更严重，即使用了止咳药，也不能够完全止咳。因此当咳嗽咳不停时，可以将宝宝抱直，帮宝宝将鼻涕吸出，房间内挂湿毛巾，让宝宝吸点蒸汽等补充湿度，以减缓咳嗽的不适。

家长应多费点心，一起和宝宝渡过症状最严重的时期。等到退热后、咳嗽较少、红疹变淡时，就可以给宝宝泡澡了。除此之外，最好只给宝宝洗洗屁股就可以了。

即使痊愈后，也要多休息。外出的话，必须得到医生的许可。退热后 3 天，虽然可以外出，但因感染麻疹期间，体力消耗太多，尽可能还是在家多休息为好。

治疗建议

如果高热持续 5 天以上，或咳嗽咳不停时，就要前往儿科医院诊治。

若感染到麻疹的宝宝和一般疾病的宝宝都在同一间候诊室的话，会把麻疹传染给其他宝宝。因此如果宝宝身体有红疹，怀疑可能是麻疹时，请事先向挂号处说明，如果有指定候诊室，则应依照医院的指示来做。

可根据柯氏斑和全身症状、有无接触过麻疹感染者、有无预防接种等情况来综合诊断。但是麻疹的初期症状和一般感冒相似，也有不少患儿被误诊为一般感冒。

出疹后出现高热持续 5 天以上、咳嗽咳不停、水分不足等症状时，则有可能引起并发症，因此必须尽早到医检查，特别是出现痉挛、意识模糊等情况时，即使是半夜，也要紧急送往医院。如果引起并发症的话，必须要住院治疗。

如果有接触到感染麻疹的宝宝，也要到医院接受检查。

麻疹的潜伏期为 10～11 天，发热前 3 天到出疹后 5 天都属于高传染期。所以接触到感染麻疹的宝宝，即使没有立刻出现任何症状，但 10 天后也有可能会发热。因此玩伴和家人中，若有人有感染的话，则必须立刻前往医院接受检查。

接触后 3～4 天内，进行被动免疫可免于发病，如可肌注丙种球蛋白，或接种麻疹疫苗，就有可能不会被感染，或即使已被感染，也可以减轻症状。

预防接种

易感者都应接种麻疹减毒活疫苗。初种年龄不宜小于 8 个月，因恐来自母体的抗体中和疫苗病毒，使之失效。我国目前定于 8 个月时初种，4 岁时加强一次。

特别提醒

麻疹无特效药物治疗，主要是对症处理。抗生素治疗无效，年幼体弱者可酌情使用，以防继发感染。

小知识

麻疹疫苗能预防麻疹吗?

在麻疹流行期间，家长都有这样的疑问，麻疹疫苗能预防麻疹吗? 世界上许多国家正在逐步推广使用麻疹疫苗来控制麻疹的暴发流行，以降低发病率，均获得了良好效果。请看以下实际例子。

北京市于1965年秋广泛接种麻疹减毒活疫苗后，当年麻疹的发病率就有显著下降，比未种麻疹疫苗的1964～1965年度大大降低，并使发病率连续3年都维持在较低水平。至1969年、1970年春，麻疹的发病率又抬头，于是1970年秋又对学龄前儿童进行了再免疫，使当年冬季和次年春季的发病率再次下降至低水平。

美国的麻疹发病率在疫苗应用后也比未应用时下降了95%，麻疹性脑炎也有戏剧性下降。

以上的例子带有普遍性，因而可以得出这样的结论，即麻疹疫苗的使用可以大大降低麻疹的发病率。

英国设得兰群岛1962年以后很少发生麻疹，而1974年后出生的儿童接种麻疹疫苗的仅有41.3%，到1977年该岛麻疹暴发流行，其中53.2%的患儿年龄在6～14岁，11.8%的患儿年龄在5岁以下。此例所显示的情况是1962年以后，麻疹病例发生少，易感者逐渐累积，幼儿的麻疹疫苗接种率又未过半数，其中还包括免疫失败者，因此一旦有麻疹病例出现便可造成该地区的大流行。

此例子不仅说明不用麻疹疫苗预防注射就不能控制麻疹流行，还从反面证实了麻疹疫苗预防麻疹、控制流行的效果，同时也说明了麻疹疫苗注射的覆盖率必须够大，才能体现出其优越性。另外，麻疹疫苗的质量、保存、运输、应用中的具体问题均应注意，否则将会直接影响效果。

风疹

定义

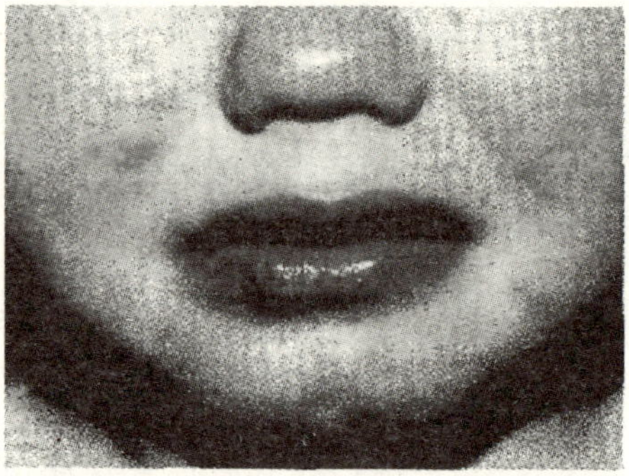
图 3-6　风疹

风疹是由风疹病毒引起的一种常见的急性传染病，以发热、全身皮疹为特征，常伴有耳后枕部淋巴结肿大。典型的症状为发热和全身出疹，但有时可没有症状。见图 3-6。

病因及流行特点

风疹是由风疹病毒感染所致。风疹病毒是 RNA 病毒，仅限于人类。风疹病毒可在胎盘或胎儿体内(以及出生后数月甚至数年)生存繁殖，产生长期多系统的慢性进行性感染。

风疹病毒通过咳嗽、喷嚏等飞沫传染，传染力比麻疹弱，潜伏期为 2～3 周。

症状

轻微发热和出疹，3～4 天就能痊愈。

其症状比麻疹轻，发热时的体温为 37℃～38℃，同时会由脸部和头部先出现红疹，再扩及到全身，但也有不发热的情况。

另外也会出现耳朵后方及颈部、腋下的淋巴结肿大，眼睛充血以及咽喉红肿疼痛等情况。

发热和出疹 3～4 天就会结束，也不会有红疹的疤痕，但淋巴结肿大的现象会持续 1 个月左右，最终还是会消失的。

并发症

一般很少会引起并发症，但也有可能会引起脑炎等并发症，因此也要多加注意，但基本上不会产生后遗症。

风疹经过良好，预后佳，并发症少。但孕妇(4 个月内的早期妊娠)感染风疹病毒后，病毒可以通过胎盘传给胎儿引起先天性风疹，发生先天性畸形，如失明、先天性心脏病、耳聋和小头畸形等。多数宝宝在出生时症状已很明显，也有部分患儿在出生后数周才显示出来，少数可在数月甚至数年后发生。因此孕妇在妊娠早期尽可能避免与风疹患儿接触，同时接种风疹减毒活疫苗，一旦发生风疹，应考虑中止妊娠。

好发年龄

好发于 1 岁到学龄期的宝宝，婴儿几乎很少。6 个月以下的宝宝，由于有来自母亲抗体的保护，一般不会得病，而 2～3 岁风疹感染率达到一半以上。风疹出过一次后，便可终生免疫。

另外，有些宝宝即使被感染，也不会出现明显症状，而是在不知不觉中被感染，身体也因此得到免疫力。

家庭处理

- 红疹消失前，宝宝应在家安静休养，即可痊愈。

如果精力充沛的话，也不一定要让宝宝睡觉，只需在家安静休养即可。

即便在发热 38℃左右，并能吃能睡的情况下，也不需使用退热药。

饮食方面，请给宝宝易消化的食物。其他就跟日常生活一样。

- 红疹消失前，尽量不要带宝宝外出。风疹到出疹完 5 天后，仍具有传染力，在红疹未消失及未得到医生允许前，宝宝尽量不要外出或上学。

治疗建议

发热和出疹时，要前往医院儿科诊治。

如有出疹的情况，请在前往医院就诊挂号时，先向挂号处说明。因有幼儿急疹和麻疹以及其他会出疹的疾病，所以无法立刻被诊断为是否为风疹。

风疹患儿，耳朵后方和头部淋巴结有肿大的现象，并有发痒症状。依照发痒的程度，医生会开给止痒药膏。另外，万一有高热，也会开一些退热药。

预防接种

风疹减毒疫苗经应用证明是安全有效的，接种后抗体阳转率在 95%以上。

青春期及成年妇女也应接种，先天性风疹已明显减少。尽管目前关于风疹疫苗病毒株对胎儿的影响了解得不够，但活疫苗的弱病毒确能通过胎盘感染胎儿导致胎儿畸形，因此孕妇不宜接受此类活疫苗。风疹早已与麻疹、腮腺炎疫苗联合使用，取得了良好的效果。

目前我国也已制成风疹减毒活疫苗，有的地方已开始使用并将逐步纳入计划免疫，重点免疫对象中包括婚前育龄妇女，含高中、初中毕业班女孩。

免疫球蛋白预防风疹的效果至今尚不肯定。

小知识

对付风疹，预防为主。

风疹是一种由风疹病毒引起的通过空气传播的急性传染病，以春季发病为主，1940 年澳大利亚风疹流行，次年出生的新生儿发生白内障者明显增多。1964 年美国发生一次风疹大流行，致使此后的两年中出生了 3 万多名畸形儿，教训是惨重的。

春夏之交，风疹病毒也在蠢蠢欲动，它会伴随人的咳嗽和喷嚏而漂浮在空气中。抵抗力较弱的人吸入风疹病毒后，经过 2～3 周的潜伏期，便开始出现症状。先是全身不适，继而出现发热、耳后及枕部淋巴结肿大，并有淡红色细点状丘疹，短期内扩展到全身，奇痒难耐或微痒，多在 2～3 天内消退，不留痕迹。由于风疹的症状和体征与感冒及荨麻疹相似，因而不太引起人们的重视。但对于孕妇来说，风疹病毒的侵入会导致胎儿畸形、早产或胎儿死亡，应引起重视。

孕妇感染风疹病毒后，一部分人症状较轻微，但也有一些孕妇会出现典型症状。怀孕 3 个月以内的孕妇感染风疹病毒后，风疹病毒可通过胎盘进入胎儿体内，导致胎儿畸形，而且孕妇感染风疹病毒的时间越早，致畸的可能性越大。血清学研究表明，感染过风疹病毒的育龄妇女即使再被感染，怀孕后也不会对胎儿造成危害。但是约有 10% 的育龄妇女属于风疹易感者，她们在怀孕的头 3 个月内如果是初次感染风疹病毒，胎儿致畸率高达 80% 以上。这是因为孕育 3 个月以内的胎儿尚不具备合成干扰素的能力，难以抵制风疹病毒的感染，以致风疹病毒大量繁殖，阻滞正常细胞分裂，妨碍组织的分化，从而形成畸形，如兔唇、腭裂、小头畸形、白内障、先天性聋哑、骨发育障碍等。

预防风疹病毒的关键是减少与风疹患者面对面的接触，不要与风疹患者面对面地谈话。孕妇应尽量避免去公共场所。如果孕妇接触了风疹患者，有医生会推荐5天内注射大剂量的胎盘球蛋白，进行被动免疫。如果孕妇在妊娠头3个月内确诊患了风疹，则需要考虑进行人工流产。风疹初愈的育龄妇女6个月内最好不要怀孕。

为了下一代的健康，当孕妇发生类似感冒的症状或发热、身上起皮疹时，要及时就医，以防不测。

流行性腮腺炎

定义

流行性腮腺炎是儿童和青少年中常见的呼吸道传染病，成人中也有发病。本病由腮腺炎病毒引起，该病毒主要侵犯腮腺但也可侵犯各种腺组织、神经系统及肝、肾、心脏、关节等几乎所有的器官。因此除腮腺肿痛外，常可引起脑膜脑炎、睾丸炎、胰腺炎、卵巢炎等。而婴儿几乎不会被感染。

病因及流行特点

流行性腮腺炎为感染腮腺炎病毒所致。感染后造成腮腺疼痛肿大，因为脸两侧发炎肿胀，所以俗称“痄腮”。腮腺炎病毒主要经飞沫或直接接触感染患儿的唾液传染。潜伏期为2～3周。发病起10天内，其感染力最强。

症状

流行性腮腺炎的主要症状为唾液腺之一的腮腺(耳下腺)会肿大及疼痛。通常先从一侧脸颊和腮腺开始，再扩及到另一侧，或有时只有一侧脸颊大；另外，有时下巴下方的颌下腺也会肿大。见图3-7。

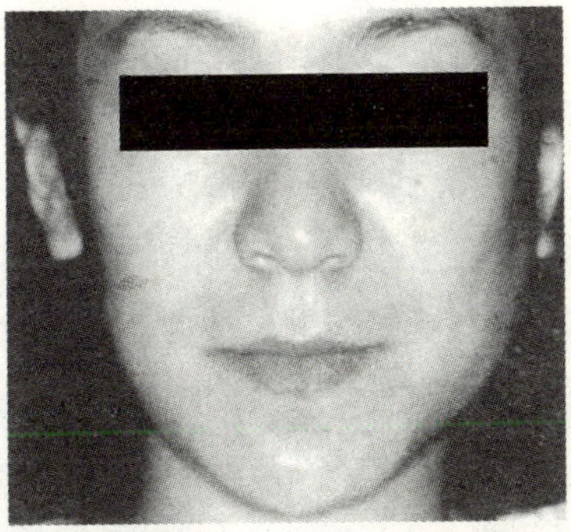

图 3-7　流行性腮腺炎

腮腺肿大约3～7天，但有时两边肿大的时间会有所间隔，因此肿大期，便会延续到10天左右。而颌下腺肿大的时间,比腮腺肿大时间更长。另外,肿大时还有可能引起发热。

并发症

流行性腮腺炎患儿会引起无菌性脑膜炎、幼儿听力障碍等并发症。

每30～50名患者中,就会有1人引起无菌性脑膜炎。其感染症状为发热和强烈的头痛及呕吐,与细菌性脑膜炎相似。但是,流行性腮腺炎的症状比细菌性脑膜炎来得轻,且也没有任何后遗症。

若感染者为宝宝,则每5 000～20 000人中,会有1人引起听力受损,但几乎都只是单耳听不清楚而已,因此很容易被疏忽而造成发现太迟的情况。

另外,睾丸炎、卵巢炎通常是11～12岁以后比较容易引起的并发症。

男宝宝如果是双侧睾丸炎的话,则会造成无生殖能力,但流行性腮腺炎引起的睾丸炎,多半为单侧睾丸炎,不会影响生殖能力。而另一方面,女宝宝如果引起卵巢炎,并不会造成不孕。

好发年龄

6个月以内的宝宝因体内有妈妈的抗体,因此被感染的概率很小,而以3～9岁的宝宝最容易被感染。感染后可终生免疫,但也有极少数人会再次被感染,通常没有任何症状便自行康复,或是出现非常轻微的症状。如果耳朵下方出现肿胀、疼痛时,必须前往医院儿科诊治。

家庭处理

以冷敷来缓和疼痛。在没有痊愈之前,需要在家里安静休养。耳下及脸颊肿痛时,可使用湿毛巾或冷湿布来冷敷。发热时,可冷敷额头和腹股沟。剧痛时,可使用镇痛剂。

以柔软的食物为主。由于张开嘴巴和活动下巴都会造成疼痛,因此尽量使宝宝不用咀嚼,给予容易吞咽、易消化的食物,如浓汤、面条等。并要保持口腔清洁,经常让宝宝漱口或给宝宝喝白开水。

中成药外敷。采用中药外敷,既方便又经济,而且效果良好。每次使用前将中药取适量均匀地涂于消毒纱布上,厚约2 mm,范围稍超过肿胀面积,然后用胶布固定,每日换药1次,直至痊愈。

治疗建议

发现耳朵下方有肿胀时，便要去医院诊治。

有一些细菌感染引起的疾病，在症状上与流行性腮腺炎有些类似，如化脓性腮腺炎等，要注意鉴别。腮腺炎的治疗并没有特效药，治疗主要是以抗病毒和对症处理为主。采用中药外敷，既方便又经济，而且效果良好。

另外，如果出现持续高热、剧烈头痛及呕吐等症状时，可能有并发症出现，必须再次去医院就诊。

预防接种

宝宝1岁开始就可接受预防接种。

虽然流行性腮腺炎不是很严重的疾病，但是为了避免并发症，要尽可能接受预防接种。在我国，是采用麻疹、腮腺炎、风疹混合疫苗的接种，共2针。出生满18～24个月接种第一针。

一般而言，曾接种过的人若还是被感染，其引起脑脊髓膜炎的概率比自然被感染的人低，且基本上也不会导致听力受损。

另外，想要了解是否有流行性腮腺炎抗体的话，只要做血液检查即可得知。

特别提醒

流行性腮腺炎病毒易侵犯成熟的睾丸，幼年患者很少发生睾丸炎。

手足口病

定义

手足口病是由多种肠道病毒引起的一种儿童常见传染病，是我国法定报告管理的丙类传染病。大多数患者症状轻微，以发热和手、足、口腔等部位的皮疹或疱疹为主要症状。少数患儿可出现无菌性脑膜炎、脑炎、急性弛缓性麻痹、神经源性肺水肿和心肌炎等，个别重症宝宝病情进展快，可导致死亡。

病因及流行特点

手足口病系由病毒感染所致。最常见的是柯萨奇病毒 A16 型和肠道病毒 71 型。病毒可经胃肠道(粪-口途径)传播,也可经呼吸道(飞沫、咳嗽、打喷嚏等)传播,亦可因接触患者口鼻分泌物、皮肤或黏膜疱疹液及被污染的手及物品等传播。尚不能明确是否可经水或食物传播。

该病流行无明显的地区性,全年均可发生,一般 5～7 月为发病高峰。幼托机构等易感人群集中可发生暴发。肠道病毒传染性强、隐性感染比例大、传播途径复杂、传播速度快、控制难度大,容易出现暴发和短时间内较大范围流行。

症状

手掌、脚底、口腔等处,出现红疹。见图 3-8。

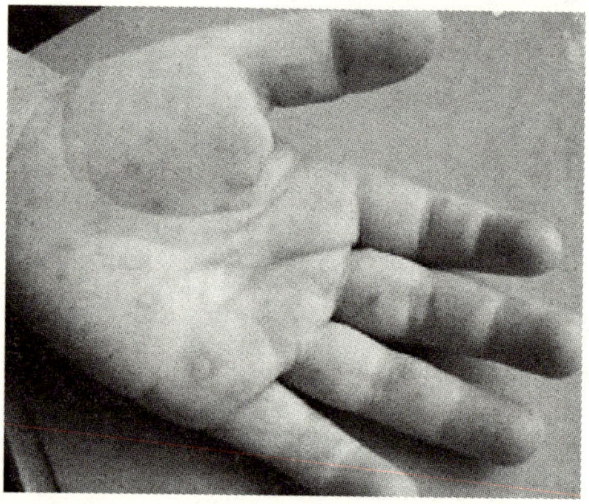

图 3-8　手足口病

手足口病潜伏期为 2～10 天,平均 3～5 天,病程一般为 7～10天。

发疹是主要的症状,如同病名一样,会在手、足的指及趾背部出现椭圆形或梭形的水泡,疱的周围有红晕,水疱的液体清亮,水疱的长轴与皮纹是一致的,大小如芝麻到米粒左右。红疹也可能会出现在手臂、膝盖及臀部等部位。

发热,口腔黏膜出现散在疱疹,手、足和臀部出现斑丘疹、疱疹,疱疹周围可有炎性红晕,疱内液体较少。可伴有咳嗽、流涕、食欲不振等症状。

部分患儿无发热,仅表现为皮疹或疱疹。一般预后良好。

少数患儿,特别是肠道病毒 71 型感染宝宝,可出现脑膜炎、脑炎、脑脊髓炎、神经源性肺水肿、循环障碍等,病情凶险,留有后遗症或可致死亡。

手掌和脚底的水疱,不弄破的话,2～3 天后,红疹中间的水疱就会消失,变成褐色的斑点,而且也不会有疼痛及发痒的情况。

口腔内的水疱,一般长在脸颊内侧及软颚(口腔上方的黏膜)上,很容易破裂化脓,因此非常痛。

并发症

手足口病通常在7～10天内痊愈，并发症不常见。极少数患儿可出现神经系统受累、呼吸及循环功能障碍等表现，实验室检查亦可有外周血白细胞增高、脑脊液异常、血糖增高，脑电图、脑脊髓磁共振、胸部X线、超声心动图检查亦可有异常。

好发年龄

手足口病主要发生在5岁以下的宝宝，尤以3岁及以下宝宝发病率最高。但成人也有可能得病，因此可以说每个人都是易感的。感染后只获得该型别病毒的免疫力，对其他型别病毒再感染无交叉免疫，即宝宝患手足口病后还可能因感染其他型别病毒而再次患手足口病。

家庭处理

- 使用冷气，可让宝宝舒服点。因为天气热容易感染该病，不妨打开冷气，让宝宝舒服点。但要注意不可过凉，否则会产生负面效果。

- 给予柔软的食物，多注意补充水分。因口腔内出疹会痛，请给宝宝较柔软的食物。同时尽量避免太冰、太烫的食物。吃完后，可让宝宝漱口或给宝宝喝白开水，让口腔保持清洁。

当口腔非常疼痛，且讨厌喝水时，很容易造成体内水分的不足。此时不妨以少量多次的方式喂给宝宝喝。

- 做好口腔护理。做好宝宝口腔护理可以有效缓解疼痛，并促进溃疡面愈合。对于口腔溃疡症状相对严重的宝宝，应根据医嘱适度采用药物治疗，从而有效收敛消肿，改善溃疡面的血液流通，迅速缓解口腔溃疡给宝宝带来的疼痛，并促进宝宝受损的口腔黏膜愈合。

- 宝宝虽然感染到手足口病，但他的身体会越来越茁壮，只需家人好好地照顾即可。父母千万不要过分紧张。

治疗建议

发现有出疹，要前往医院诊治。尤其是宝宝吃东西时疼痛会哭闹不休，口水一直流出来，若发现口腔内有红疹时，一定要前往儿科诊治。

手足口病没有特效药，医生会给一些抗病毒药物。发高热时会给予退热药，以及口内炎用的涂抹药，但宝宝通常都不喜欢，造成涂抹相当困难。有时医生大都会开出抑制口内炎疼痛的药物。

万一有出现高热、呕吐、呼吸困难等情况时，有可能出现了并发症。必须立刻前往医院接受检查。

特别提醒

手足口病患者主要是5岁以下的宝宝，占全部患者数的95%左右。原因主要在于较大年龄儿童和成人在感染后绝大多数没有症状，即使有症状，一般也比较轻。

小知识

1. 手足口病消毒误区。

误区一：乙醇消毒能杀灭肠道病毒。

“手足口病由多种肠道病毒引起，怎样才能消灭这些肠道病毒呢？”这个问题问倒不少家长和老师。据悉，原来很多家长和老师都不知道“乙醇根本无法杀灭肠道病毒”。

肠道病毒容易在湿热环境下生存和传播，乙醇和消毒液都不能杀灭这些病毒，只能靠紫外线、漂白粉、甲醛等来杀灭病毒。所以，各位家长和老师消毒，不要选用乙醇。

误区二：幼儿园等公共场所消毒只关注桌椅餐具。

疾控工作人员发现，有些幼儿园等公共场所，一直都在有意识地预防手足口病，包括给桌椅、餐具等设施和用具消毒，但仍百密一疏，手足口病可通过飞沫在宝宝中间传播，玩具、活动场所的滑滑梯等都容易沾染宝宝的唾液，这是交叉感染手足口病的途径之一。目前，很少有幼儿园等公共场所给这些设施消毒。因此幼儿园等公共场所在进行消毒工作的时候应多注重细节，除了给滑滑梯、玩具消毒外，校车也应消毒，这样才能更好地预防交叉感染。

2. 如何预防手足口病？

在预防方面，应注意在夏季此病流行时，尽可能少带宝宝到公共场所，平日教育宝宝要养成良好的卫生习惯，做到饭前、便后洗手；对玩具、餐具要定期消毒。做到早发现、早治疗、早隔离。若此病在托儿所或幼儿园内流行时，首先应将宝宝与健康宝宝隔离，将玩具用消毒液消毒。一般预防需要注意以下几点

- 保持空气流通。
- 饭前、便后，以及处理被粪便沾污过的物品后要洗手。
- 双手被呼吸系统分泌物弄污后要立即洗手。
- 打喷嚏或咳嗽时要掩盖口鼻，并妥善清理分泌物。
- 宝宝的玩具或其他用品应常常彻底清洗。
- 宝宝一旦患病应留在家中，直至升高的体温恢复正常、红疹消退及水泡结痂。
- 少到人群密集的地方。

传染性红斑

定义

传染性红斑又称第五病，可能是病毒引起的良性传染性疾病。患儿脸颊红得像苹果一样，手臂和大腿也都有出疹。婴幼儿感染后，约 1～2 周即可自然痊愈。见图 3-9。

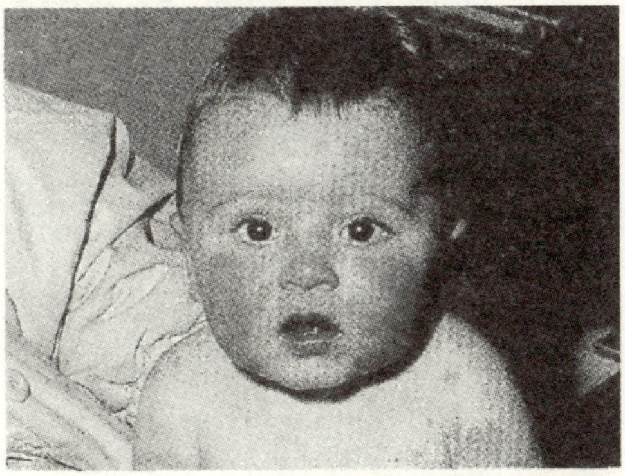

图 3-9 传染性红斑(第五病)

病因及流行特点

该病由 B19 型人类微小病毒所致。因为它是第五种被发现的伴有红疹的儿童期疾病，所以被称为“第五病”。这种病一般来说并不很严重，在幼儿园及学龄儿童中最常见。它最典型的症状是脸上会出现红疹，看上去好像脸上被打了一个耳光。

潜伏期 2 周左右，脸颊发红前 1 周的传染力最强，发红后反而不会传染。

症状

传染性红斑的主要症状是脸颊红得像苹果。

感染到传染性红斑，几乎不会发热，即使有发热，也在37.5℃左右。

脸颊发红后，手臂和大腿也会开始出疹。红疹的特点为中间的颜色淡、外围红及有的外围像蕾丝一样。另外，出疹时也有可能会痒会痛。

该病没有其他并发症，1～2周就可痊愈。

好发年龄

婴幼儿及学龄期儿童均易被感染，而以冬天到春天为流行季节。

成人也可能患传染性红斑，孕妇如果感染的话，胎儿会出现水肿，所以家人必须多加注意。

家庭处理

- 一边使用止痒药，一边等待康复。

发现脸颊红时，要前往医院儿科诊治。没有什么特别的治疗，只需等待康复即可。如果出疹时会痒的话，医生会开给止痒软膏。出疹后就不会传染给其他宝宝，可回到幼儿园或托儿所。

- 不需要安静休养，只要不让宝宝过分疲累即可，尤其是年纪小的宝宝，尽量不要玩得太久或太激烈。

日晒和洗澡后，有可能治愈的红疹会再次复发，但这是没有关系的，请不用担心。

小知识

准妈妈感染人类微小病毒要小心。

孕妇怀孕期间接触了病毒，宝宝大多数情况下不会有事。人类微小病毒通过胎盘传染给宝宝的机会大约是1/3，即使在被传染的宝宝中，绝大多数也都情况良好，不会出现感染症状。但是，那些数量相对较少的感染者就不那么幸运了。这些孕妇在怀孕期间感染人类微小病毒，可能会导致宝宝流产、胎死宫内或患上严重的贫血，并进一步导致称为“胎儿水肿”的严重疾病，有时候还会引起胎儿心肌炎。怀孕20周以前感染的准妈妈们，尽管感染后的最初几周甚至一两个月内可能不会流产，但最终约有11%的人会失去她们的宝宝。如果是在怀孕中期之后准妈妈感染病毒的话，宝宝很少会出现问题。

百日咳

定义

百日咳是宝宝常见的急性呼吸道传染病，百日咳杆菌是本病的致病菌。其特征为阵发性痉挛性咳嗽，咳嗽末伴有特殊的吸气吼声，病程较长，可达数周甚至3个月左右，故有“百日咳”之称。

病因

该病由百日咳杆菌所致。

百日咳杆菌经由咳嗽和喷嚏来传染，潜伏期约1～2周。

症状

宝宝激烈地咳嗽且相当难受。

发病最初是打喷嚏、咳嗽等，类似一般感冒的症状。一般感冒的咳嗽，一星期左右就会结束，而百日咳的咳嗽则是越来越严重，但发热的情形并不常见。

经过两星期后，夜间咳嗽比日间严重。

像机关枪似持续激烈的咳嗽，会使患儿有近乎窒息的感觉。在咳嗽结束时，患儿会特别用力吸气，气流通过紧张狭窄的声门发出一种高调的吼声，如鸡鸣或犬吠样。此为百日咳的特有症状，称为“鸡鸣样回声”。

一次咳嗽约长达2～3分钟，一天中就会咳上数十次。晚上也会咳到使宝宝无法入眠。

出生6个月以下的婴儿，在激烈的咳嗽后，无法像成人一样吸气，就会造成呼吸困难。在这样的情况下，可能会造成呼吸停止或引起痉挛。当氧气无法输送到全身，脸和嘴唇就会发紫，而会引起“发绀”。同时，也会有眼皮浮肿、眼球充血、脸部肿胀等症状。

这样的症状持续3～4周后，就会慢慢减轻。2～3周后就可恢复。病程一般是1个半月到2个月左右。但也有些宝宝，如同病名一样，持续咳到

100 天左右。

并发症

在持续咳嗽期间，有可能引起肺炎、中耳炎。

好发年龄

新生儿几乎无法从妈妈那里获得百日咳的免疫力，因此也会被感染。其中又以 2 岁以下的宝宝感染率较高，月龄较小的宝宝，如果严重的话，也有可能会危及生命。但是，感染过一次后，便可终生免疫。

家庭处理

- 防止体力的消耗。咳嗽剧烈时，除了难受外，还会消耗体力。因此除了使用止咳药之外，在饮食上应该多注意。

- 喂奶和饮食，采用少量多次的方式。剧烈地咳嗽很容易造成呕吐，如果一次给宝宝吃太多、喝太多，反而让宝宝更容易呕吐，因此要以少量多次的方式喂食。在食物方面，只要是易消化、宝宝能吃得下的，都可以给宝宝吃。最重要的是，要多给宝宝补充水分。

另外，洗澡的话，可利用日间咳嗽较少时帮宝宝洗，但万一咳嗽相当难受，也可以不洗。

- 让宝宝吸点蒸汽，可以让宝宝舒服。室温应保持在 20℃～25℃，如果太干燥的话，容易引起咳嗽。可使用加湿器，或吊挂湿毛巾来保持湿度。在浴室中，热水产生温热的雾气，可暂时缓解宝宝咽喉不适的状况。

另外，咳嗽时将宝宝抱立，也能让宝宝比较舒服。

- 咳嗽期间，尽量少带宝宝出门。开始咳嗽的一个月内，因为具有传染力，所以尽量不要外出。等激烈的咳嗽期过后，咳嗽就会减轻，此时就可以外出。

治疗建议

服用抗生素，或住院是基本治疗原则。

如果咳嗽一直不停的话，请前往医院儿科诊治。特别是有“相当难受的模样、睡不着”等情况时，即使没有发热，最好也要到医院接受检查。

一般以咳嗽的样子来判断是否为百日咳，但也有采取患者鼻咽部分泌物和血液，做细菌培养检查来确诊的。

百日咳的治疗主要是服用对百日咳杆菌有效的红霉素等抗生素。百日咳早期应用抗生素非常有效，因此早发现、早治疗是很重要的。除此以外，也要使用止咳化痰药物。

药物的应用，有些必须持续 1 个月左右。

出生 4 个月以下的婴儿，以住院治疗的较多。住院时，会使用氧气面罩和输液等来治疗。如果没有住院，症状严重时，必须每隔 2 天就要去医院检查。

若有发热的情况，可能会引起肺炎等并发症，必须尽早前往医院诊治。

此外，如果有脸色发紫、呼吸困难、痉挛等症状出现时，即使是半夜，也必须前往医院诊治。

预防接种

百日咳的预防接种非常有效果。目前常用“百白破”进行预防接种，其是百日咳、白喉、破伤风三联菌苗。对出生 3～6 个月的婴儿进行基础免疫，皮下注射 3 次。在流行期，1 个月大的宝宝即可接受菌苗接种。

由于百日咳感染的概率很高，为了有效预防，出生 3 个月过后，就可尽早接受预防接种。

一旦宝宝接触患儿，可给红霉素预防治疗，效果较好。

特别提醒

咳嗽，是人体自身存在的一种保护性反射，它可以清洁和保护呼吸道。因此，应该正确使用止咳药，不能“逢咳必止”。如有剧烈的咳嗽且又无痰，既影响患儿睡眠，又消耗体能，造成患儿精神上和肉体上的痛苦，甚至病情加重时，才应考虑适当使用止咳药。

小知识

打“百白破”预防针要注意什么？

- 有大脑发育不全及常发生高热惊厥或抽痉者（如癫痫）不能接种“百白破”疫苗，但可以接种白喉、破伤风类毒素。

注射后有抽搐者，下次不能再注射“百白破”，但可以接种白喉、破伤风类毒素。

注射后局部可有轻微红肿、胀痛和硬块，少数宝宝可有低热、疲倦等全身反应。个别宝宝可能出现腹泻、湿疹、荨麻疹等变态反应，以上这些都不能成为以后不再接种“百白破”的理由。接种后所引起的反应，只要适当休息，作一般对症处理(如服退热片、止泻药、抗过敏药等)，一般在2～3天内反应会很快会消失。

猩红热

定义

猩红热为A群溶血性链球菌感染引起的急性呼吸道传染病。其临床特征为发热、咽峡炎、全身弥漫性鲜红色皮疹和疹退后明显的脱屑。少数患儿由于变态反应而出现心、肾、关节损害。

病因及流行特点

引起猩红热的病原是A群溶血性链球菌，不同型的A群链球菌能产生红疹毒素者即可引起猩红热，红疹毒素能引起发热和猩红热皮疹。A群溶血性链球菌经由喷嚏、咳嗽等飞沫传播，在痰及脓液中可生存数周，加热56℃ 30分钟或一般消毒剂均可将其杀灭。

症状

潜伏期为2～12天，多数为2～5天。起病多急骤，以发热、咽峡炎和皮疹为主要临床表现。发热多为持续性，体温可高可低，近年来发热轻而短者增多。80%左右的宝宝有扁桃体肿大，可有灰白色或黄白色点片状脓性渗出物。

有咽喉扁桃体肿大的话，吞咽时会疼痛，而且有时也会有呕吐、头痛和肚子痛等。另外，高热后2天，身上会开始出现小红疹。身体出完红疹后，舌头也开始长出一粒粒红疹，称为“草莓舌”。在恢复期时，四肢指端会出现脱皮的现象。见图3-10。

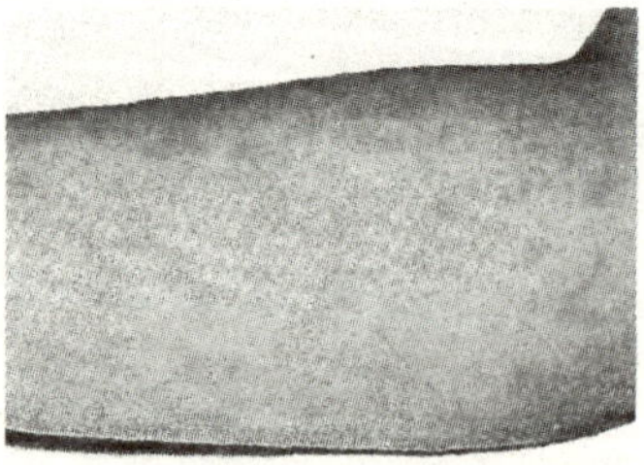

图3-10 猩红热

并发症

可以并发化脓性并发症（如中耳炎、乳突炎、副鼻窦炎、颈部软组织炎、蜂窝组织炎、肺炎等）、中毒性并发症（如中毒性心肌炎、心包炎等）。

还会发生一些变态反应性并发症，一般见于恢复期，可出现风湿性关节炎、心肌炎、心内膜炎、心包炎及急性肾小球肾炎。并发急性肾炎时一般病情较轻，多能自愈，很少转为慢性。

好发年龄

好发于2～10岁的宝宝，但未满1岁的宝宝也有可能被感染。

预防药物

链球菌即使感染过多次，也无法终生免疫。治疗时如果使用抗生素，虽然能够立刻将链球菌消灭掉，但是身体很难产生免疫力。另外，链球菌的种类很多，有可能每次感染都是不同种类的链球菌。

由于它没有预防接种的菌苗，因此可将抗生素作为预防性药物来服用。

如果家中有宝宝被感染时，可能会传染给其他宝宝。此时可以给其他宝宝预防性服用抗生素，避免被感染，即使有被感染，也可以减轻症状。

因此当家中有宝宝感染，或是托儿所、幼儿园等正在流行猩红热时，就需要咨询儿科医生的意见。

家庭处理

- 准时服药。对于不喜欢吃药的宝宝必须要费点心思。宝宝一向不喜欢吃药，因此要喂宝宝吃药便成了一件难事。治疗链球菌感染的药，需要服用10～14天，如果没有按照规定服用，是无法痊愈的。

使用的药有药粉、糖浆等，可将药混在冰淇淋或酸奶、香蕉泥中喂给宝宝吃。为了要让宝宝全部吃完，因此加入的冰淇淋不可过多。另外，也可将药加入少量的水，放入冰箱冷冻一段时间后，以碎冰的方式给宝宝吃。

- 安静休养，以防止体力的消耗。安静休养是第一位的。当宝宝发热和咽喉痛时，会哭闹不休。在发高热的情况下，为防止体力的消耗，可使用退热药。出疹时，如果会发痒，可使用医院开出的止痒药膏。咽喉痛时，如果宝宝会嗽口的话，可以让宝宝漱漱口，以减缓不适。至于泡澡，要等到退热后才可以。

◎ 多补充水分。尽量给宝宝柔软、易吞咽的食物。水分的补充，可给宝宝温开水或温的牛奶、米汤等，也可给宝宝喝鲜果汁等，并以少量多次的方式喂食。即使 1～2 天没吃什么东西，只要水分摄取充足，则无需过分担心。

◎ 父母也要多注意，以免被传染。链球菌是经由喷嚏、咳嗽等飞沫传播的，故照顾宝宝时，有可能会被感染，因此照顾者一定要带上口罩，以免被传染。

治疗建议

该病虽然可从发热和咽喉痛、出疹的情况来诊断，但采取咽喉的唾液及血液来做检查，可作出比较明确的诊断。

刚开始服用抗生素 1～2 天后，即便症状有改善，还是要持续服用 10～14 天。如果中途停止服药的话，有可能会使咽喉发炎，再次复发，并引起肾炎，不但治疗的时间会延长，甚至还会有危险的后遗症。因此，千万不可以自行停药，须依照医生的指示来服药。

另外，猩红热有可能会被误认为是感冒，而没有服用抗生素，导致并发症的产生。因此，如果有发热时，一定要前往医院诊治。

服用抗生素后，为了要确定没有引起其他并发症，1 个月后，须再前往医院进行尿液检查。

结核病

定义

结核病是由结核杆菌引起的慢性传染病，全身各个器官都可累及，但以肺结核最多见。值得注意的是，近年来结核病的发病率在持续上升。宝宝被家人传染的病例很多，因此家庭的健康管理十分重要。

病因及流行特点

结核病的病原菌在 1882 年从患者的痰液中发现的，其形如杆状，故称结核杆菌。结核病是因感染结核杆菌所引起的疾病。经由携带者的咳嗽以飞沫传染给他人。

近 30 年来,由于推广了卡介苗接种及应用抗结核药物的治疗,结核病的流行情况大为好转,但由于人口众多,结核病仍为目前我国的常见病。值得注意的是,近年来结核病发生率在持续上升。任何人都有机会被传染,而宝宝则几乎都是被家人传染的。

一般疾病,当感染到病原体时,经过几天或几星期的潜伏期后,便会出现症状。但是,结核病不会一感染到就立刻发病,特别是成人。即使不小心被感染,若体内拥有对抗结核病原体的免疫力时,便可抑制发病。值得注意的是,结核菌可潜伏在人体内多年;当人的抵抗力减弱时,它就会出来活动,让人生病。不过,也有人终生不会发病。

症状

宝宝和成人不同,一旦感染会立刻发病,出现发热、咳嗽、呼吸困难等症状,并且会越来越严重。也有的宝宝患病主要表现为低热和结核中毒症状,呼吸系统症状多不明显。如出现咳嗽、多痰、咯血或呼吸困难等,多为病情已经严重的表现。

宝宝患结核病后,症状和肺炎类似,会出现发热、咳嗽、呼吸困难等症状,同时会哭闹不休、胃口不佳和呕吐。另外,结核杆菌透过血液,在体内移动,有可能会引起脑膜炎。

家庭处理

- 安静休养,避免体力的消耗。肺结核患儿疾病进展期应卧床休息;没有明显中毒症状的可进行一般性活动,但需注意活动量,保证充分休息时间;在好转过程中,应循序渐进,增加活动量。

- 增加营养。结核病是慢性消耗性疾病,进展期患儿往往十分虚弱,饮食上要增加营养,增加高蛋白、高热量、高维生素食物的摄入,增强体质,增加其免疫系统功能。

- 咯血过程中的护理。患儿较少表现为咯血。患儿如突然出现咯血,应将口偏向一侧,立即抱起患儿双脚,呈倒立位,轻拍背部,以利血块排出,同时尽快通知急救中心或社区医疗人员,就地进行抢救,待病情平稳后再进行搬动或转送医院。

做好消毒隔离，避免被传染到。肺结核主要是通过呼吸道传染的，其次是通过被结核菌污染的食物或食具而引起肠道感染，因此要做好肺结核患儿的消毒与隔离。密切接触患儿者应接种卡介苗。家里有结核病患者，尤其要注意保护你的宝宝免受感染。

治疗建议

结核病的诊断，要根据胸部 X 线检查、痰检查、结核菌素试验及血液检查等来进行综合判断。近年来国内外已用分子生物学技术提高结核病的诊断率，如聚合酶链式反应，采用体外基因扩增，可查出标本中极微量的结核杆菌基因组特异片段，以快速诊断结核病。

患者如果没有接种过卡介苗，且结核菌素试验呈现阳性反应，即表示已经感染结核杆菌了。

若已感染到结核杆菌，但一直都没有发病的话，持续服用异烟肼 6 个月，也可预防发病。但是，对于已经发病，即使服用异烟肼加上其他药物，至少也要治疗 0.5～1 年。

根据症状的不同，医生会建议在家治疗或住院治疗。

预防接种

宝宝应尽早接种卡介苗，一般应在出生时，最迟也要在 1 岁以内接种。

卡介苗接种是安全的，但为慎重起见，对因免疫缺陷病、恶性疾病（如肿瘤、白血病）等所致的免疫功能低下，以及使用肾上腺皮质激素等免疫抑制剂治疗的患者应禁忌。

特别提醒

结核病的化学疗法是当今控制结核病流行、治疗结核病的主要手段。得了结核病并不可怕，患儿只要能配合医生完成整个疗程，98％的结核病患儿是能治愈的。

小知识

1. 抗结核药也分“等级”。

根据药物的疗效及毒性反应大小，抗结核药物可分为以下等级：一等一级为异烟肼和利福平；一等二级为链霉素、吡嗪酰胺、乙硫异烟胺和乙胺丁醇；二等为对氨基水杨酸钠、卡那霉素、卷须霉素、紫霉素及环丝氨酸；三等为氨硫脲。

2. 结核病防治遇到的新问题。

目前，人口流动、艾滋病流行及多耐药性结核病等危险因素已经为结核病防治敲响了警钟。尤其是艾滋病的流行，结核病防治专家称，艾滋病与结核病是一对“死亡伙伴”。

据了解，艾滋病病毒彻底破坏人体免疫系统，一旦感染上结核菌，80%的艾滋病患者会马上发病，30%～40%的艾滋病患者会最终死于肺结核。第四次结核病流行病学调查统计，大约一半的人口曾经受过结核菌感染，这些感染人群一旦抵抗力下降，就可能发病。统计显示，其发病的概率大约是10%。

多耐药性结核病被界定为对两种最有力的一线抗结核药(异烟肼和利福平)具有耐药性的结核病。需要用更昂贵的二线药物治疗。广泛耐药的结核病患者几乎无药可治，死亡率很高；而多耐药性结核病患者若不治愈，一年可传染10～15人。

加强对患者的教育也很重要，在咳嗽、打喷嚏时要用手帕或口罩做掩护，以免播撒细菌，传给他人。除少数多耐药性结核病迁延不愈外，绝大多数结核病是可以治愈的。

为防止儿童结核病的发生及减少儿童结核病的死亡，早期卡介苗接种可起到很大的作用。据目前观察研究，卡介苗在减少原发性肺结核、结核性脑膜炎、粟粒型肺结核等方面效果非凡。目前儿童结核病的感染和发病仍较严重，因此，新生儿的免疫策略在一个较长时间内仍需坚持。卡介苗接种对象为新生儿(至少在1岁以内)，被称为“人生的第一针。”

新生儿疾病

新生儿黄疸

定义

新生儿黄疸是90%的新生儿都会有的生理现象，一般会自然消退。临床上出现黄疸而无其他症状，1～2周内消退。生理性黄疸的血清胆红素，足月儿不超过204 μmol/L(12 mg/dl)，早产儿不超过255 μmol/L(15 mg/dl)。对生理性黄疸应引起警惕，以防对病理性黄疸的误诊或漏诊。出院后，如果出现疑似黄疸的症状时，需前往医院儿科诊治。

病因

新生儿黄疸是生理现象所造成的胆红素增加。由于出现在新生儿身上，所以称为“新生儿黄疸”。黄疸是血液中胆红素增加所造成的。胆红素是红细胞被破坏后的代谢产物。红细胞于一定的周期就会更新，而这些被破坏的红细胞所产生的胆红素，通常会通过肝脏，再经由胆管排入肠道，最后随粪便排出体外。

黄疸属于新生儿常见病。它多在婴儿出生后数天内发病，因为婴儿的肝脏发育尚未成熟，无力过滤掉血液中的胆红素。母乳中所含的成分也会干扰婴儿对胆红素的处理能力。新生儿黄疸通常并不严重，一般可在1～2周内自行消退。而儿童和成人黄疸通常是患有某种疾病的信号，如肝炎、胆道闭锁、镰状细胞贫血症、溶血性贫血和遗传性球形红细胞增多症等。

症状

皮肤和眼白泛黄，2～3周后就会消退，见图3-11。婴儿出生后2～3天，会出现新生儿黄疸，约5～7天出现的颜色最黄。等肝脏的功能逐渐成熟时，颜色开始变淡。最长2～3周便会自然消退。

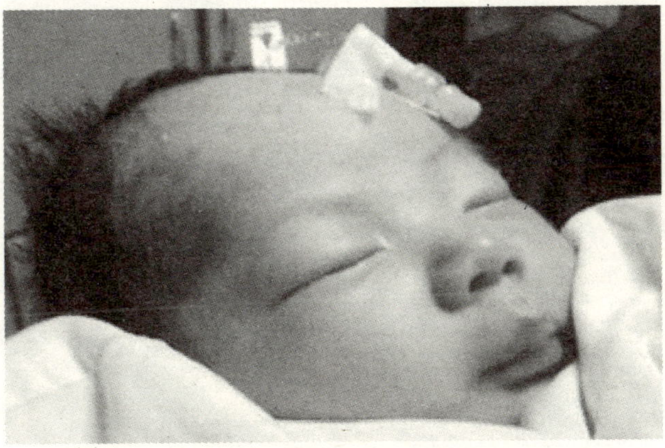

图 3-11　**新生儿黄疸**

家庭处理及治疗建议

症状严重者,可使用照光治疗。

大部分新生儿黄疸,即使不治疗,也会自然消退。况且,一般都是在新生儿尚未出院前就会出现,可以立即接受医生的检查,无需担心。

但是,有些黄疸是因为特别原因引起的,也会产生后遗症。如果新生儿在医院时没有出现黄疸,而是在出院后才出现,此时一定要前往医院儿科诊治,千万不可自行诊断。

另外,医生会由眼白来判断是否为黄疸,如果眼白泛黄,极有可能是黄疸。

新生儿黄疸计可用来检查黄疸的程度。如果测量出的值过高,便要抽血检查,以测量血液中胆红素的含量。如果含量超过标准,就要采用照光治疗。另外还有一些不是生理性黄疸的情况,医生会做相应的检查,以明确病因。因此黄疸的宝宝一定要儿科医师检查,不要自行处理。

新生儿黄疸计所做的检测,是使用像手电筒相仿的灯,接触宝宝的额头,宝宝不会有任何的疼痛。有些妇产科会对所有新生儿进行黄疸计检查,但也有些妇产科,只会针对疑似有黄疸症状的宝宝做检测。进行照光治疗时,会将宝宝身上的衣服全部脱下,并为宝宝戴上具有保护作用的眼罩,再用一定波长的光照射全身,通常用的是蓝光,以便分解沉积在皮肤下的胆红素,使其溶解后排出体外,而让黄疸消退。一般照射的时间为 6～8

小时，但有些是12小时，甚至更长。当需要喂奶时，则会暂停照光治疗。

刚出生的宝宝，在医院接受照光治疗时，妈妈可能会感到不安，但这是正常的生理现象，不需要太担心。

特别提醒

大部分宝宝的黄疸在出生后2～3天出现，3～5天时最严重，足月儿一般7～14天消退，早产儿一般2～3周消退，在此期间宝宝一般情况良好，不伴有其他临床症状，称为生理性黄疸。但是最好让医生判断是否为病理性黄疸。

小知识

新生儿黄疸的原因是什么？

黄疸是由于体内胆红素浓度升高而引起的。因为新生儿不需要那么多的红细胞，多余红细胞被破坏后的代谢产物就是胆红素，如果胆红素太高，即“高胆红素症”，会引起黄疸。一般胆红素分为直接型与间接型，直接型胆红素高主要是肝脏胆道的问题；间接型胆红素高是由于红细胞破坏过多所致，这可能会造成脑部核黄疸，所以都需注意。主要原因如下：

- 红细胞破坏过多。红细胞破坏过多致间接型胆红素升高，它可以自由进出宝宝脑部，一旦脑部发育不成熟、本身有先天性疾病或早产，就更容易造成伤害。胆红素太高会造成脑部产生核黄疸，导致脑部神经发育障碍，甚至会导致宝宝死亡。

黄疸也可能由于母婴血型不合引起，在妈妈怀孕的时候，ABO或Rh血型抗体由胎盘传到宝宝身上，宝宝就可能会造成溶血问题（妈妈与宝宝的血型不合），大部分O型血型的妈妈生A型血型或B型血型的宝宝比较容易发生，因为妈妈体内有抗A、抗B的抗体，但专家强调，这不代表O型血型妈妈生的宝宝一定会有问题。而Rh阴性的妈妈生育Rh阳性的宝宝则会造成Rh母婴血型不合性溶血，这种溶血通常比较重，有些宝宝甚至在妈妈子宫内就发生胎儿水肿。

由于红细胞酶的缺乏，蚕豆病的宝宝在某些状态下红细胞很容易被破坏，造成溶血，或者先天性红细胞膜构造不良的宝宝也可能造成溶血性黄疸。

- 肝脏代谢减少。新生儿的肝脏功能还没发育完全，胆红素经肝脏排泄出来，代谢来不及也会造成黄疸。如果宝宝因为感染造成肝脏功能有问题，或者肝、胆道有先天性异常也会导致胆红素升高而出现黄疸。
- 混合型。当然也有可能以上两者原因均有，这需要由医生来判断。
- 喂母乳造成。许多人会认为自己宝宝的黄疸与喂母乳有关，其实并不尽然，一定要把其他造成黄疸的原因都排除，才能说是母乳造成的黄疸。最好由医生来做判断。

母乳性黄疸

定义

母乳喂养的宝宝在出生后 4～7 天出现黄疸，2～4 周达高峰（血清胆红素可超过 256.6～342.0 μmol/L），一般状况良好，无溶血或贫血表现。黄疸一般持续 3～4 周，第 2 个月逐渐消退，少数可延至 10 周才退尽，因此不需要担心。若为其他原因所造成的黄疸，则要注意。

病因

因分解母乳中的脂肪，而造成新生儿黄疸持续不退。由于母乳中含有一些物质，可以抑制肝脏处理胆红素的酶，使非结合胆红素不能转换为能溶解于水的结合胆红素，或增加胆红素在小肠的重吸收，结果血中非结合胆红素增加而出现黄疸。宝宝喝下母乳后，会分解母乳中的脂肪，使乳中未饱和脂肪酸增多，从而抑制肝脏葡萄糖醛酸转移酶活性，使非结合胆红素不能转换为能溶解于水的结合胆红素，造成持续黄疸，此一现象称为“母乳性黄疸”。约有 10%～15%以喝母乳为主的宝宝会有母乳性黄疸。

症状

与新生儿黄疸症状相同，即皮肤和眼白泛黄。

黄疸期间若停喂母乳 3～5 天，黄疸明显减轻，胆红素下降≥50%，若再用母乳喂养，黄疸不一定再出现，即使出现亦不会达到原有程度。

随着母乳喂养率的提高，母乳性黄疸的发生率逐年提高，目前已达

10%～15%，也已成为住院新生儿高胆红素血症的主要原因之一，虽然本病预后良好，严重者才需治疗，但为了顺利推广母乳喂养也应引起重视。

家庭处理

如果病因是母乳造成的，那就不需要特别地护理，跟平常一样即可，可继续喂食母乳。

经医院检查确认，引起黄疸的原因若是母乳，因为至今还没有因母乳性黄疸产生脑病变报告的文献，所以一般不用终止母乳喂食。但是，如果黄疸过深，则可以暂时停止喂母乳，用婴儿奶粉喂养。如果在 3～5 天之内黄疸改善再重新喂食母乳，这时胆红素可能会稍微回升，对宝宝不会有影响。母乳所产生的黄疸，一般在 1～3 个月内完全消失。

治疗建议

首先要确定病因是否为母乳所引起的。黄疸除了新生儿黄疸及母乳性黄疸等原因外，也有可能是其他原因造成的，常见的几种黄疸原因为溶血性黄疸、感染性黄疸、阻塞性黄疸等。一般新生儿黄疸，2～3 周便会消退，如果持续未消退的话，要前往医院儿科接受检查，确认黄疸的原因。

用牛奶来代替母乳 3～5 天，然后测量血液中胆红素的量。如果胆红素有减少≥50%，那表示引起黄疸的原因可能为母乳。

特别提醒

如果考虑母乳性黄疸，医生可能会让妈妈暂停几天母乳哺喂，但是暂停母乳期间仍要按时将母乳挤出以维持正常泌乳。停母乳不仅对消退黄疸有帮助，而且还有利于医生诊断。母乳性黄疸消退后，可以继续母乳喂养，不会对宝宝的身体健康有任何影响。

小知识

如何认识病理性黄疸？

大部分新生儿在出生后的 1 周内可以出现皮肤黄染。这主要是由于新生儿胆红素代谢的特点决定的。如果黄疸的程度较轻，属于生理性黄疸，家长不必过分紧张。生理性黄疸一般在新生儿出生后 2～3 天开始出现，出生后4～6天是最黄的时候，7～10天以后逐渐消退。

家长在家里如何判断新生儿黄疸的程度呢？我们可以在自然光线下，观察新生儿皮肤黄染的程度，如果仅仅是面部黄染为轻度黄染；躯干部用手指将皮肤按压后抬起，观察皮肤黄染的情况，躯干部皮肤黄染为中度黄染；用同样的方法观察四肢和手足心，如果也出现黄染，即为重度黄染，应该及时到医院检查和治疗。

新生儿的生理性黄疸是可以自行消退的，但是病理性黄疸是由许多原因组成的一组疾病，必须尽早发现、尽早治疗。常见的几种黄疸原因为溶血性黄疸、感染性黄疸、阻塞性黄疸、母乳性黄疸等，有严重黄疸的新生儿应警惕核黄疸的发生，特别是早产儿，月龄越小发病率越高，一般可于重黄疸发生后12～48小时之内出现精神萎靡、嗜睡、吮奶无力、肌张力减退、呕吐、不吃奶等症状，此时如及时治疗，可以完全恢复。

病理性黄疸不论何种原因，严重时均可引起“核黄疸”，其预后差，除可造成神经系统损害外，严重的可引起死亡。因此，新生儿病理性黄疸应重在预防，如孕期防止弓形体、风疹病毒的感染，尤其是在孕早期防止病毒感染；出生后防止败血症的发生；新生儿出生时接种乙肝疫苗等。家长要密切观察宝宝的黄疸变化，如发现有病理性黄疸的迹象，应及时送医院诊治。

新生儿头皮血肿和产瘤

定义

新生儿头皮血肿主要发生在难产、胎头吸引术、产钳助产，有时也可发生在顺产的新生儿。由于颅骨骨膜下小血管破裂出血，血液停留在局部而形成的，多见于一侧或双侧头顶骨。产瘤是因产道挤压形成的胎头水肿，常见于头位自然产。

病因

头皮是颅骨外一层致密的软组织，由皮肤、皮下组织、帽状腱膜层、腱膜下层和骨膜层组成，含丰富的血管。头颅受到外力作用后，造成骨膜下小血管破裂出血，血液停留在局部而形成新生儿头皮血肿。

新生儿产瘤的发生是由于分娩时胎儿的先露部位（多见于头先露）受

强烈压迫，头皮和皮下组织发生水肿，因而产生柔软的瘤体，即称为产瘤，一般在中间横跨两个头骨。

症状

新生儿头皮血肿多见于一侧或双侧头顶骨，不超越颅骨骨缝。血肿高出皮肤，边界清晰，大小不一，不超越颅骨骨缝。一般于生后2～3天逐渐明显，压之有波动感，可逐渐吸收消失，一般经数周至数月不等，少部分会发生钙化。在没有感染的情况下可不必处理。

产瘤的特点是婴儿一出生就存在，部位不定，多见于枕部，无一定界限或波动，压之可有指凹，可超过骨缝。多于产后2～3天内逐渐消失，不需处理。

家庭处理

无论头皮血肿或产瘤都不要揉按。血肿可于新生儿出生后几小时出现，2～3天逐渐隆起，形成小疱，需保持患儿安静，不按揉血肿，保护局部皮肤不受伤和避免受压，让患儿向无血肿的一方侧卧。血肿表面如有擦伤，应及时前往医院给予局部处理，以防感染。

治疗建议

一般不需特殊治疗。产瘤一般2～3天自行消失。头皮血肿初期软而有弹性，轻压不凹陷，一般经数周可逐渐吸收，在没有感染的情况下不需处理。

对较大的血肿，有人主张穿刺抽血后，隔无菌纱布垫用手压迫30分钟。但是，穿刺抽血前必须肌注维生素K1及止血敏，以促进血凝。若抽出血液在40 mL以上，则应给予适量输血、输液。应特别注意，穿刺抽血法，有时会使出血增加，还有造成继发感染的危险，要慎重采用，且必须由专业的小儿外科医生进行。

头皮血肿是颅骨外侧的异常，与脑部的后遗症无关。新生儿头部出现的血肿，仅仅是因为产伤而发生在骨膜与颅骨之间的出血，并非颅内出血，也没有殃及脑细胞，因而不会影响宝宝的智力。至于头颅变形也是暂时的，新生儿骨质柔软，易变形也易恢复，所以家长勿需为此而担忧。

新生儿痤疮

定义

新生儿痤疮是长在新生儿的额头和脸颊上的“痤疮”，但出生10个月过后，就不会再出现，因此不用担心。

病因

该病因是宝宝受到母体激素的影响，出现皮脂分泌亢进所致。在皮脂分泌量增加的同时，毛囊上皮会发生角化，毛囊管狭窄，使皮脂储留从而形成痤疮。见图3-12。

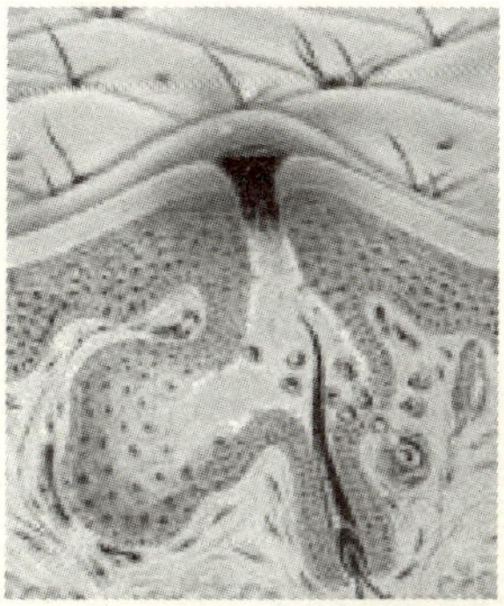

图3-12 皮脂腺发炎

症状

脸上出现黄色和红色的痤疮。宝宝的面部皮脂腺发达，分泌过多的皮脂会淤积在毛囊内，致使皮肤形成粉刺样毛囊性丘疹，表现出来就像“青春痘”一样，见图3-13。一般来说，新生儿脸上的“青春痘”在出生数周后可自行消退，多数不留任何痕迹。个别患儿导致脓疱、丘疹性损害，愈合后会留下疤痕，有些患儿皮疹长时间不消退，患重度痤疮的宝宝应送医院就诊。

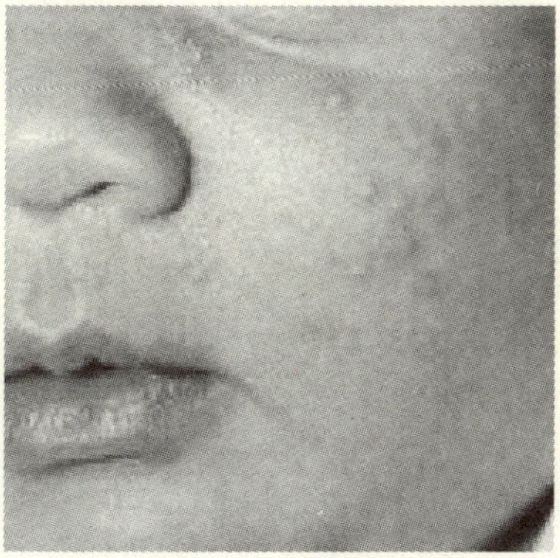

图3-13 痤疮

另外，头皮和额头上，也会出现黄色结痂的脂溢性皮炎，与痤疮一样，同样是因受母体激素的影响而引起的皮脂过多。

痤疮及脂溢性皮炎与异位性皮炎不一样，不会有发痒的情况。一般婴儿的痤疮，在出生10个月后便不会再出现。

家庭处理

不要弄破痤疮，脸部要轻轻地擦拭。洗脸用的毛巾要柔软，并保持脸盆、毛巾的清洁。洗脸时可适当使用宝宝专用香皂，以祛除面部过多的油脂。

宝宝的皮肤卫生一定要做好，每日用温水给宝宝洗脸，在早上起床及洗澡时，将宝宝的脸擦干净。

当家中第一次有新生儿诞生时，在家里帮他洗澡，似乎不是一件简单的事。虽然可以在洗澡时帮他洗脸，但很可能只洗到脸部以下。在这样的情况下，请在早上起床时，将他的脸擦干净。等能熟练帮他洗澡后，就连脸部也一起洗干净。

治疗建议

孕妇在妊娠期不要滥用激素类药物，因为在婴儿期患严重"新生儿痤疮"者，在长大进入青春期也可能会出现比较严重的痤疮。对于新生儿痤疮，症状轻者一般不需治疗，几周后便可自愈。症状较重者应及时到医院就诊，给予消炎、抗感染治疗。

患儿家长切勿自作主张，乱用皮质激素药物，如皮炎平、肤轻松等软膏，因为长期使用可使皮肤萎缩，形成毛细血管扩张或毛囊炎。建议宝宝家属不用母乳擦洗、也不用手去挤压痤疮，症状较严重者及时采用抗菌治疗，以免损伤面部皮肤。

特别提醒

宝宝面部皮肤极娇嫩，皮疹容易感染化脓、破溃，愈合后会形成疤痕疙瘩，或成为凹陷的小坑，影响宝宝的容貌。因此，宝宝脸上长"新生儿痤疮"时，妈妈不可掉以轻心。不用母乳擦洗，也不用手去挤压。

脐肉芽肿、脐炎

定义

脐炎是脐带伤口处理不当，被细菌入侵、繁殖所致。轻者表现为脐渗液、渗血或脓液凝结，严重者红肿明显、脓液增多，根部湿湿的，并伴随着一团红红的肉芽组织，即为"脐肉芽肿"。

病因

该病因是脐带掉落时发生感染引起的。婴儿的脐带，一般在出生后就会脱落，即使脱落后未干的话，大约1周后也就干了。但是，如果脐带脱落后，根部却湿湿的，当它未干燥时，较容易感染细菌，而引起发炎，造成“脐炎”。有时会出现脐部长着一团红红的肉芽组织，即为“脐肉芽肿”。

症状

脐肉芽肿有时会长期无法干燥，并有出血的情况发生。若感染到细菌，便会引起脐炎，造成肚脐的周围红肿。碰触到发炎的部位时，宝宝会感到相当疼痛。

处理不当可致细菌进入血循环引起败血症而危及生命。

家庭处理

消毒后，贴上消毒纱布。

- 用心清洁，可很快痊愈。清洁脐部，可以使用75%乙醇、生理盐水、3%硼酸液、1∶1 000新洁尔灭液、氯霉素眼药水等中的一种，以消毒棉棍或棉球蘸上述药液后，轻柔擦拭患处，祛除脓性分泌物。如果脐带残端尚未脱落，可一并清洁。每日1～2次。

- 避免大小便污染、保持局部干燥。最好使用吸水、透气性能好的消毒尿布，宝宝哭闹时要检查尿布有无潮湿，如潮湿及时更换。洗澡时，注意不要洗湿脐部，洗澡完毕，用消毒干棉球吸干脐窝水，并用75%乙醇消毒，保持局部干燥。

- 注意观察脐部情况。脐茸、脐瘘、脐渗血或脐部蜂窝组织炎等，应及时处理。遇到脐带残端长时间不脱落，应观察是否断脐时结扎不牢，有少量血循环，此时应考虑重新结扎。

治疗建议

如果肚脐部分只是湿湿的，而无发炎的情况，则在家做适当的护理即可。但是，若有肚脐红肿、分泌物多、出血、碰触时疼痛以及有臭味等症状时，即为发炎。此时必须立刻前往医院儿科诊治。

如有必要治疗时，可服用抗生素和涂抹药膏。要特别留意，没有经过适当地处理将会造成炎症扩大，甚至会引起败血症、腹膜炎等危重病症而危及生命。

但是，在脐肉芽肿在没有发炎的情况下，形成脐肉芽肿者可应用药物(10%硝酸银)或激光烧灼，使肚脐根部干燥，较不易发炎化脓。由于脐肉芽肿的肉块没有神经，所以宝宝并不会感到疼痛。

呼吸系统疾病

急性上呼吸道感染

定义

由于感染病毒或细菌，而引起鼻子、咽或喉部等发炎的急性疾病，统称为上呼吸道感染(或感冒症候群)。最常见的主要侵犯鼻、咽和喉部，因此常见的急性鼻炎、急性咽炎、急性喉炎均可统称为上呼吸道感染，简称“上感”。

病因

可有病毒或细菌引起。80%～90%是由于病毒引起，而这些病毒据了解就有230种以上，病毒并不只有在冬天活动，夏天也有，如柯萨奇病毒感染和疱疹性咽峡炎就是在夏天发生的。

症状

轻症只有鼻部症状，如流清鼻涕、鼻塞、喷嚏等，也可有流泪、微咳或咽部不适。重症者体温可达39℃～40℃或更高，伴有冷感、头痛、全身无力、食欲锐减、睡眠不安等。其他还有关节疼痛以及腹泻、呕吐等消化系统的症状。宝宝感冒时，最容易发热，且有时会因鼻塞而吵闹、呼吸困难、吃不下东西。等宝宝会说话时，就会说咽喉痛或头痛。潜伏期大多为2～3天或稍久。一般发热2～3天就会退热，伴随的其他症状也会慢慢改善，大约1周就可痊愈。

并发症

鼻咽部感染常可出现并发症，涉及邻近器官如喉、气管、支气管、肺、口腔、鼻窦、中耳、眼以及颈淋巴结等，引起中耳炎、急性支气管炎、肺炎、脑脊髓膜炎、脑炎等并发症。有时鼻咽部原发病的症状已好转或消失，而其并发症可迁延或加重。特别是婴幼儿，由于连接鼻子和耳朵的耳管尚未发育成熟，因此很容易引起支气管炎以及并发耳朵及鼻子的疾病。

好发年龄

出生 6 个月后的宝宝，从母体所获得的免疫力逐渐减少时，往往很容易感冒，但也有可能出生后马上就感冒。如妈妈感冒是因没有抵抗这一病毒的免疫力，所以宝宝也当然没有免疫力，如此一来，妈妈的感冒便很容易传染给宝宝。

宝宝易患的疾病中，最多的就是感冒。连症状轻微的也一并计算的话，大约一年内会有 5～6 次感冒。而且，宝宝一上幼儿园，进行群体生活时，感冒机会将会变得更多。所以在这时期除了让宝宝健康地成长之外，也要多增加他的免疫力。

家庭处理

调节室温及湿度。尽量给宝宝舒适的房间，让宝宝能安静地休息。室温推持在 20℃～25℃，如果太干燥，可使用加湿器或吊挂毛巾来保持湿度。尤其注意保持室内通风、空气清新，冬季房间内有暖气，不能太热太干燥，一定要定时开窗通风，上下午各一次，每次 15 分钟左右，另外家长绝对不能在室内吸烟。

另外，虽然需要让宝宝安静休息。但若发热温度并不高，且又有活动力的话，也并不一定要让宝宝卧床睡觉。

体温上升和下降时的照顾方式不同。宝宝发热时，大多数人会认为应该要让宝宝凉爽一些，但体温上升和下降时的照顾方式是不同的。发热时，身体会感到寒冷，应该给宝宝多穿一件或稍微盖点棉被，让宝宝的身体保暖。但是当体温下降时，身体便不会感到寒冷，此时就应该减少宝宝的穿着或少盖棉被，让热气能跑掉。若有流汗的现象，就需帮宝宝擦汗，并更换内衣或睡衣。流汗时，如果还穿着厚重的衣服，或盖着很多棉被的话，则热气就会被闷在体内，造成体力消耗，因此要适当地调整。

另外，使用冰枕、额头上敷湿毛巾、贴退热贴等方法，则可根据宝宝的喜好来决定要不要使用，如果宝宝感到舒服的话，可以使用，反之，也可以不用。另外，在宝宝不讨厌的范围内，可以帮宝宝冷敷腋下或腹股沟，以帮助宝宝退热。

● 可使用退热药。当高热不退，造成宝宝无法入睡、吃不下、身体非常难受时，需使用退热药，让宝宝多少能睡一下，以防止体力的过度消耗。退热药一般需要每隔 4 小时才能喂 1 次，而且低热或中度发热可以不服退热药，高热时(38.5℃以上)再服，如果服药后发热不退，又没到 4 小时，可以采取物理降温的方法帮忙退热，如用冷毛巾冷敷颈部两侧、大腿根部、双腋窝部，或洗温热水澡(千万别着凉)、头枕凉水袋等。

另外，使用退热药 2 小时后，体温若下降 0.5℃的话，即表示有效果。但应知道退热药"并不是可治病的药物"、"也无法让体温降至正常"。

● 多补充水分。当反复发热、呕吐、腹泻时，身体会流失水分，必须多给宝宝补充水分。若吃不下，也不需要勉强给宝宝吃，只要让宝宝多喝水就可以。可使用温开水、米汤等，也可给宝宝喝鲜果汁等，并以少量多次的方式喂食。但若宝宝喝果汁或牛奶有腹泻的情形，则需要尽量避免。宝宝如果能喝下母乳或牛奶的话，也不用担心。

水分无法补充，会造成身体水分不足而引起"脱水症"，故需要前往医院输液来补充身体的水分。

出现"几乎完全喝不下"、"小便减少"、"精疲力尽"时，就需要到医院诊治，因为有可能是脱水症。尤其要特别注意的是，婴儿虽然没有发高热，但因严重的流鼻涕和咳嗽，且无法喝下母乳或牛奶时，也有可能会引起脱水症。

● 饮食以流汁、半流汁为好。如果宝宝用奶瓶容易呛咳，可以改用勺喂，如果食欲不好或呕吐，可以适当增加吃奶次数，每次量少一些。菜汁和蔬菜水不要减少，因它们包含维生素和矿物质，对疾病的恢复是有好处的。

● 保持身体清洁。当宝宝流汗时，可以帮宝宝更换衣服，或用热的毛巾帮宝宝擦拭身体。为了要防止尿布疹，可以用水来清洗宝宝屁股。

● 帮助宝宝清除鼻涕。由于宝宝还不会自己擤鼻涕，因此要勤帮宝宝擦拭，如果鼻涕太多，则可使用市面上的洗鼻器，或用嘴巴帮宝宝吸出来。如果因鼻塞而喝不下母乳或牛奶的话，须前往医院儿科诊治。可用血管收缩滴鼻剂来改善鼻塞的症状，但要遵照医生指示来正确使用。如果鼻子下方红肿时，可于热敷后涂上保湿软膏。

严重咳嗽时，要使用医院开出的药。咳嗽是为了要将痰排出体外所产生的反应，因此千万不可乱止咳。但如果因咳得太厉害而使宝宝睡不着、喝不下时，应使用由医院开出的止咳化痰药，避免使用自己购买的药。

另外，多喝水也可以使痰容易排出，同时保持房间的湿度也可以减少咳嗽。或是在浴室中，让热水产生热的雾气，可暂时缓解宝宝咽喉不适的症状。此外，抱直或用枕头垫在宝宝的上半身下，也可以让宝宝较好地入睡。

治疗建议

如果出现发热、咳嗽、流鼻涕等症状，而且没有活动力时，就要前往医院儿科诊治。感冒病毒是没有特效药的，只能利用身体上的免疫力来对抗病毒，等待康复。

处方药的使用能缓和病情，如发热时用退热药、咳嗽时用止咳化痰药、呕吐时用止吐药等。另外，为防止宝宝又遭到其他细菌的感染而引起并发症，有时也要使用抗生素。

特别提醒

如有出现下列症状时，就需要再次前往医院接受检查。接受诊疗3～4天后，症状仍没有改善；以为感冒好了，但却又出现咳嗽、流鼻涕等症状；水分无流失，却出现精疲力尽的模样；呼吸困难。

疱疹性咽峡炎

定义

疱疹性咽峡炎是由肠道病毒引起的、以急性发热和咽峡部疱疹溃疡为特征的自限性疾病，以粪-口或呼吸道为主要传播途径，感染性较强，传播快，呈散发或流行，夏秋季为高发季节。

病因

因感染柯萨奇病毒所引起的。多由 A 组柯萨奇病毒，偶尔也有其他肠道病毒所引起，其特点为疱疹性溃疡性黏膜损害，夏季多发，一般流行期是在 6～9 月。病毒经由病毒携带者的喷嚏、咳嗽等飞沫传染，以及经由粪便到手和口的传染，潜伏期 3～5 天。

症状

高热、咽喉内长水泡。没有咳嗽和流鼻涕等感冒症状，但会突然高热至 40℃左右，咽喉内会长出水泡。

发热约 38℃，且隔天就会退热，但也有高热持续 2～3 天的病例。有些宝宝也会有腹泻和呕吐的症状。

咽喉内出疹的话，刚开始出现红疹，再转变为水疱，接着水疱破裂化脓。见图 3-14。部分宝宝可出现颌下淋巴结肿大或压痛。因咽喉长水疱，进食时会感到疼痛。年纪较小的宝宝，口水因吞不下，就会流出来，并且也会哭闹。

水疱一般为 4～5 粒，1 周左右即可痊愈。

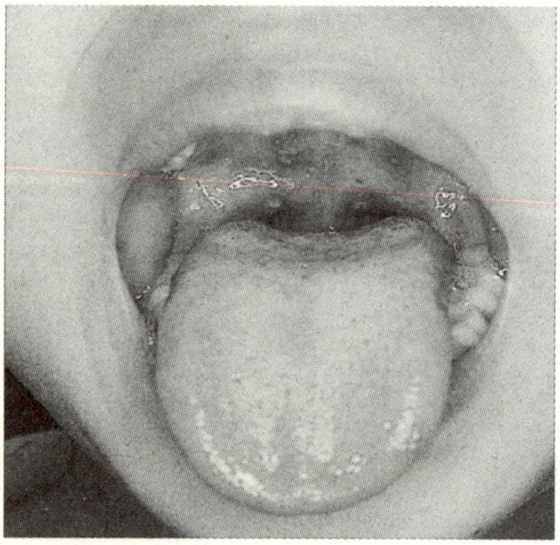

图 3-14　疱疹性咽峡炎

好发年龄

3～10 岁的宝宝比较容易感染，特别是 5 岁以下，但也有 3 岁以下的宝宝患病的。

另外，造成感染的柯萨奇病毒种类很多，因此根据病毒种类的不同，有可能多次感染疱疹性咽峡炎。

家庭处理

- 多给宝宝补充水分。

如果有高热和腹泻，容易造成体内水分不足。另外，咽喉痛会造成食量锐减，为了不让宝宝造成脱水症，需要给宝宝多补充水分，如饮用温开水或温的牛奶、米汤等，也可给宝宝喝鲜果汁等，并以少量多次的方式喂食。

当出现“几乎完全喝不下”、“小便减少”、“精疲力尽”等症状时，可能就是脱水症，必须要前往医院诊治。在脱水的情况下，会以输液的方式来补充水分。

- 不要勉强宝宝进食。因咽喉疼痛，会有情绪不好、讨厌吃东西等情况，此时不妨给宝宝喜欢吃的东西，并以少量多次的方式喂食。如果宝宝不想吃，那也不要勉强。因为只有 3～4 天，即使体重下降，也不需要太担心，只要多补充水分即可，等到康复后，体重会自然恢复。

为保持口腔清洁，吃完东西后要给宝宝漱口，或给宝宝喝白开水。

- 如果高热难受时，可以使用退热药。发热是为了抑制病毒繁殖，而引起的身体反应。但是，如果因高热而睡不着、吃不下，造成体力消耗时，就要使用医院开出的退热药。

另外，使用退热药半个小时后，体温若下降 0.5℃左右，即表示退热有效。但不可以使用过量，请遵照医生指示来使用。

- 使用冷气，让宝宝舒服点。因夏天炎热，可使用冷气来降低房间里的温度，以减少宝宝的体力消耗。但是如果太冷，反而会适得其反，因此要特别注意。

治疗建议

当宝宝发热时，父母要带宝宝前往医院儿科诊治。

疱疹性咽峡炎有时表现为手足口病的一种症状，除了手掌、脚底和臀部等都会出疹外，咽喉内也会有疱疹性咽峡炎的红疹。有时仅仅表现为口腔咽峡部位疱疹，这时医生需要根据病情诊断是否为手足口病。

如果有咽喉痛及拒食等情况，就诊时需要告诉医生。

疱疹性咽峡炎的治疗没有特效药，医生会用一些抗病毒药物及对症治疗药如退热药、止吐药、止泻药等。

疱疹性咽峡炎是不需要特别担心的疾病，但如果有多次呕吐、高热持续 4～5 天、痉挛等症状时，可能是其他疾病，必须再次前往医院接受检查。

特别提醒

有些疱疹性咽峡炎可能是手足口病的早期表现，部分手足口病患儿仅表现为皮疹或疱疹性咽峡炎。但是总体说来，大部分患儿手掌、脚底和臀部等都会出疹。在流行季节、流行区域医生需要根据病情诊断是否为手足口病。

咽结合膜热

定义

咽结合膜热是病毒引起的一组高热、咽喉痛和眼结膜充血的疾病。咽结合膜热可在托幼机构及学校集体儿童中小范围流行。

病因

该病由腺病毒感染所致。引起咽结合膜热的病原是 42 型腺病毒中的两种类型：3 型和 7 型。腺病毒通过感染者的唾液和眼分泌物来传染，潜伏期为 5～7 天。

病毒是从口进入宝宝胃肠道的，游泳池水污染有此型腺病毒时也可能导致咽结合膜热。游过泳的宝宝会发生集体感染，因此被称为“游泳池热”。但即使没有去游泳池，也还是有可能被感染。

症状

其主要症状有高热、咽喉痛和眼结膜充血。

突然性的高热，达 38℃～39℃，高热时间比普通的感冒要长，常可持续 3～5 天。同时伴有咽喉红肿疼痛。

咽结合膜热的眼睛发红多数仅限于一侧眼睛，并且眼分泌物少，这是与其他疾病的眼睛发红区别的关键。也可以两侧眼睛发红，但发红的程度是不同的。

颈部的淋巴结也会肿胀、按压时会相当疼痛。患儿的颈部、耳后及颌下的淋巴结常肿大。

另外，也会出现腹痛、腹泻、咳嗽等症状。

发热一般 3～4 天后就会退热，其他症状 1 周左右会消失。一般无后遗症。认识到这一点，家长们就可以避免盲目担心，更不必每天给宝宝静脉输许多抗生素了，因为抗生素不会缩短疾病的病程，而合理治疗和护理才可以加快身体康复。注意让宝宝多饮水，吃清淡易消化的食物，补充多种维生素和微量元素锌，有助于疾病的恢复。

好发年龄

婴幼儿及学龄儿童最容易被感染，家人中若有人被感染的话，也会传染给宝宝。

腺病毒属于一年四季都在活动的病毒，夏天以外的季节，也可能被感染。坚持定期消毒的游泳池，一般不会造成游泳池流行。

家庭处理

安静休养，避免体力的消耗。

- 发热难受时，可使用退热药。高热时尽量在家中休息。由于高热而睡不着、吃不下时，为避免体力的消耗，可使用医院所开出的退热药。另外，当发热又有腹泻时，就要注意预防脱水。可使用温开水或温的牛奶、米汤等，也可给宝宝喝鲜果汁等，并以少量多次的方式喂食。

- 眼睛分泌物可用湿的纱布擦拭。流出的眼睛分泌物量过多，而造成眼睛睁不开时，可用湿的纱布轻轻地帮宝宝擦干净。值得注意的是，病毒有可能会经由擦过眼睛分泌物的纱布，以及使用过的洗脸槽传染给家人，所以不可共用毛巾和洗脸槽，擦完眼睛分泌物后要洗手，以避免传染。

- 依照指示来用药，且动作要快。由于眼睛会痒，宝宝会用手去揉眼睛，但要劝他不可以揉。若婴儿的话则可以给他戴上手套。

一般宝宝都不喜欢点眼药水，故点眼药水时，可让宝宝仰卧后用大腿夹住宝宝头的两侧，快速点下。

治疗建议

发热时，要前往医院儿科诊治。如果眼睛的症状比发热严重时，请先往眼科就诊。

咽结合膜热的治疗没有特效药，如果有发高热的情况，则可使用退热药。

为防止眼睛受到细菌的二次感染，会使用含有抗生素的眼药水。另外，为抑制发炎，有些眼药内会含有类固醇(糖皮质激素)。

流出的眼睛分泌物容易传染到别人，因此尽量不要去幼儿园或托儿所，也不要外出。

特别提醒

通常讲的“红眼病”在医学上称为急性结膜炎，是由细菌引起的，表现为两只眼睛均充血发红，尤其是有较多分泌物，会封住眼睛使其睁不开，清晨醒来时更为明显。另外，“红眼病”很少发高热。咽结合膜热与“红眼病”的主要区别是前者有高热、单侧眼睛充血和无明显眼分泌物3个特点。

急性支气管炎

定义

急性支气管炎婴幼儿时期发病较多、较重，常并发或继发于上、下呼吸道感染，并为麻疹、百日咳、伤寒及其他急性传染病的一种临床表现。发生支气管炎时，气管大多同时发炎，如果涉及毛细支气管，则其病理与症状均与肺炎相仿。

病因

急性支气管炎的病原为病毒、肺炎支原体或细菌，或为合并感染。

病毒感染中，以流感病毒、腺病毒、副流感病毒及呼吸道合胞病毒等占多数，肺炎支原体亦不少见。凡可引起上呼吸道感染的病毒都可成为支气管炎的病原体，在病毒感染的基础上，致病性细菌可引起继发感染。

较常见的细菌是肺炎链球菌、A组β溶血性链球菌、葡萄球菌及流感嗜血杆菌，较少见的有百日咳杆菌、沙门菌属或白喉杆菌。营养不良、佝偻病、变态反应以及慢性鼻炎、咽炎等的宝宝更加容易患上此病。

上呼吸道感染(上感)为病毒感染鼻子和咽喉所引起的，如果病毒从鼻子和咽喉进入支气管时，则会诱发支气管炎。造成支气管炎的原因大多数为感冒，但也有病毒直接感染支气管的情况。

症状

在感冒的症状后出现激烈地咳嗽。最初是流鼻涕、发热及干咳等感冒症状，接着出现激烈地咳嗽，胸部也会有哮喘声。有时也会出现 38℃～40℃的高热，发热 2～3 天如果症状得到控制便会退热。咳嗽在退热后还会持续 1～2 周。

因病毒感染而发炎的支气管，也很容易再被细菌感染。被细菌感染后就会出现黄色脓痰。另外，也有持续发热以及咳嗽越来越严重的情况。

好发年龄

由于婴幼儿的支气管尚未发育完全，无法有效地对抗病毒，因此很容易发生支气管炎。一般好发年龄为出生 6 个月到 2 岁左右的宝宝。

家庭处理

多补充水分。因发热和咳嗽，容易造成身体水分的流失，所以要多给宝宝补充温开水或温的牛奶、米汤等，也可给宝宝喝鲜果汁等，并以少量多次的方式喂食，以免咳嗽时又被吐出来。

保持湿度。如果室内太干燥，很容易诱发咳嗽，为保持湿度，可使用加湿器或吊挂湿毛巾；或在浴室中，让热水产生温热的雾气，可暂时缓解宝宝咽喉不适的症状。

激烈咳嗽时，让宝宝采取舒服的姿势。严重咳嗽时，让宝宝上半身坐起的姿势比躺着的姿势舒服。如果是婴幼儿的话，可以将他抱立，并轻拍他的背，让痰容易排出。夜间，因咳嗽无法入睡时，不妨用枕头垫在宝宝的上半身下方，能使他较好地入睡。

另外，香烟的烟味，会让咳嗽恶化，因此请不要在宝宝附近抽烟。

吐出药物。如果喂完药后的 10 分钟之内，宝宝将药吐出来的话，就必须再喂他一次。如果喝完药后，超过 10 分钟以上才吐出来，那么药应该被吸收了，不需要再喂了。

给宝宝容易消化的食物。尽量给宝宝容易消化的食物，以避免被咳出来。若没有食欲的话，也不用勉强宝宝。只要多给宝宝补充水分就可以了。

持续发热和咳嗽时，须再次就诊。发热 2～3 天后就退热，咳嗽也不严重，具有逐渐恢复健康的迹象，这样就不用担心。但是，如果持续发热 5 天以上，咳嗽越来越严重，并出现呼吸困难等情况时，必须再次就诊。

治疗建议

当有发热和咳嗽时，请前往医院诊治，有可能被诊断为感冒。但万一有持续咳嗽不停，干咳变湿咳，无法痊愈时，那有可能就是支气管炎，必须再次前往医院诊治。

如果支气管炎是由病毒引起的，那么在治疗上是没有特效药的，只能用缓解症状的药物，等待康复。

当咳嗽严重时，可使用支气管扩张药以及止痰的药；发热时，则可使用退热药。

另外，考虑有细菌感染时，可使用抗生素。

喘息性支气管炎

定义

喘息性支气管炎是婴幼儿时期宝宝支气管炎的一种特殊类型。本病是在支气管炎加重的基础上宝宝伴有喘憋的疾病。肺实质很少受累。其中部分患儿可发展为支气管哮喘。故本病除有发热、咳嗽、咯痰等支气管炎症状外，它的主要特点即喘息、呼吸不畅。

病因

支气管的黏膜发炎，气道阻塞。1～2 岁的宝宝，感冒时会出现咳嗽，并且呼吸时出现喘鸣的声音。这是由于感冒导致支气管黏膜肿胀，造成支气管内腔狭小，痰阻塞在里面，使空气流通困难所引起的声音，因此被称为“喘息性支气管炎”。

多种病毒和细菌感染均可引起。较常见的有合胞病毒、副流感病毒、流感病毒、腺病毒、鼻病毒及肺炎支原体等。大多数患儿可在病毒感染基础上并发细菌感染。不过宝宝患病毒感染者甚多，仅有一小部分宝宝呈喘息样支气管炎表现，近年发现往往与有过敏性鼻炎、荨麻疹、哮喘等变态反应性疾病史相关。

除了有咳嗽和喘鸣声外，也会造成轻微的呼吸困难。与支气管哮喘类似，但是症状比支气管哮喘轻，引起呼吸困难的次数也比较少，当无法诊断为支气管哮喘时，就会被诊断为喘息性支气管炎。也有人称为“喘憋性支气管炎”。

症状

喘息性支气管炎的特征为咳嗽和呼吸时有喘鸣音。夜间和凌晨时，症状容易加重，有时会因咳嗽剧烈而造成呕吐。

该病多见于3岁以下的宝宝，尤以肥胖者多发，常有湿疹或其他过敏史，家族中也常见变态反应性疾病。临床表现有轻度的感冒症状，以刺激性干咳为主，呼气性呼吸困难，夜晚或清晨哭闹时咳喘加重，似哮喘发作。经适当治疗，上述症状于5～7天后可明显减轻，预后较好，约5%发展成支气管哮喘，且易反复发作。

家庭处理

- 让痰容易排出的方法。多补充水分及房间内保持一定的湿度，可以让体内的痰比较容易排出。另外，将宝宝抱立，并轻拍或按摩宝宝的背部，也是可行的方法。

- 锻炼出不容易感冒的体质。当宝宝被诊断为喘息型支气管炎后，有些妈妈会变得比较神经质，而太过于保护宝宝。但如果宝宝精神充沛，就可以带他外出了。尽量不要给宝宝穿太厚，身体健康时，要多让宝宝接触户外的新鲜空气。

要预防咳嗽和喘鸣声的话，首先要让宝宝的皮肤和黏膜强壮，并锻炼出不容易感冒的体质。另外，香烟的烟味和灰尘会使咳嗽恶化，要注意避开。

治疗建议

担心会引起呼吸困难，必须前往医院检查。

由于急性支气管炎、肺炎以及其他疾病也会引起咳嗽。当出现“咳嗽时会有喘鸣声”、“呼吸急促”、“晚上咳得睡不着”、“咳得无法侧卧”等情况时，须前往医院诊治。

致病原以病毒为多，除非分泌物培养有细菌存在，一般不用广谱抗生素。但对有发热、白细胞明显增高的宝宝，可适当选用抗生素。

如果有严重的咳嗽和喘鸣声以及呕吐等情况时，可使用支气管扩张和化痰的药物。

若此病发作与过敏性体质有关，则要采取减少接触病原的措施及延缓添加能发生变态反应的食物，如蛋清、鱼、虾等。

毛细支气管炎

定义

毛细支气管炎是一种主要由呼吸道合胞病毒引起的婴幼儿较常见的下呼吸道感染，其病变主要发生在肺部的细小支气管，也就是毛细支气管，所以命名为毛细支气管炎。可累及肺泡、肺泡壁和肺间质，故可以认为它是肺炎的一种特殊类型。

病因

毛细支气管炎主要因为呼吸道合胞病毒感染到细支气管，引起细支气管内黏膜发炎。

支气管通过数十次的分叉，然后越来越细到达肺泡。肺泡像是由很多小泡组织而成，其功能是将氧气输送到血液中，并将二氧化碳排出体外。接近肺胞的支气管，则称为毛细支气管。

因毛细支气管本来就细，发炎时更窄，使得空气流通困难。

毛细支气管炎多见于2岁以下的宝宝，特别是1～6个月的宝宝。北方多数病例在冬春季发病，南方地区夏秋季也有发病的。

症状

在感冒的症状后，出现相当痛苦的气喘声。最初会有流鼻涕、发热等感冒症状。感冒2～3天后，出现持续性干咳和发热，体温以中、低度发热为主，喘憋为其特点，数日后，就变成激烈的咳嗽，出现喘鸣声以及呼吸急促。且有脸色难看、缺乏活力、食欲不振等症状。若发生在婴儿身上，会喝不下母乳或牛奶，容易诱发脱水。

呼吸困难时，脸和嘴唇会变成紫色，而引起“发绀”。重症患儿明显表现出鼻翼扇动和“三凹征”(即吸气时出现锁骨上窝、胸骨上窝及肋间隙凹陷)，脸色苍白，口周发青，患儿常烦躁不安，呻吟不止；病情更重的患儿可合并心力衰竭或呼吸衰竭，大部分患儿治疗后均可缓解，极少发生死亡。

好发年龄

好发于2岁以下的宝宝，其中又以出生6个月以下的宝宝最多。值得注意的是，月龄低的宝宝，病情会突然加重。

治疗建议

毛细支气管炎原则上都要住院。住院时，会以氧气吸入和输液来治疗。治疗3～4天后，多数都可以恢复。如果宝宝病情相当严重时，会从口腔插入软管到气管内，并使用人工呼吸机。

毛细支气管炎多半为感冒引起支气管炎所造成的。如果第一次就诊，被诊断为感冒或支气管炎，而在家照顾时，却出现呼吸急促，或症状突然恶化、呼吸困难、引起发绀等症状，即使半夜或休假日，也要紧急前往医院诊治。特别是出生6个月以下的宝宝，如果出现咳嗽时，一定要特别注意。

多注意观察宝宝的症状，当有呼吸困难和脸发紫时，要紧急前往医院进行诊治。

特别提醒

良好的护理对毛细支气管炎很重要，尤其注意不要打扰患儿，使之安静休息，室内要保持一定的湿度，重症患儿可配合雾化吸入，并及时吸痰，保持其呼吸道的通畅。

小知识

小儿支气管炎预防妙招。

感染过一次毛细支气管炎，并不能保证宝宝以后不再复发。为了不让这可恶的病魔“袭击”宝宝，家长的预防措施要到位：

- 家人感冒时不要接触宝宝，在室内活动时戴上口罩。
- 从外面回来，要先脱掉外衣，换上干净衣服，再抱宝宝。
- 照料宝宝前一定要洗干净手。居室要保持通风、清洁。
- 在病毒流行期间尽量减少外出，少带宝宝去人群拥挤的公共场所。
- 让宝宝养成多喝水的习惯。

如果宝宝毛细支气管感染超过3次，亲属中有过敏性疾病史，而且宝宝既往有过湿疹病史，家长就要考虑宝宝有可能是支气管哮喘，应该带宝宝去医院哮喘专科就诊，以使宝宝能得到及时的治疗。

支气管肺炎

定义

支气管肺炎又称小叶性肺炎，为宝宝最常见的肺炎。按病理形态的改变分为一般支气管肺炎和间质性支气管肺炎两类，前者多由细菌所致，后者则以病毒为主。临床上常笼统地诊断为支气管肺炎。表现为发热、咳嗽、呼吸困难等症状。主要原因为细菌和病毒感染，但也有些是因其他病原体引起的。

病因

因病原体侵入到肺部而引起的发炎，称为“肺炎”。发展中国家宝宝肺炎的发病率明显高于发达国家，死亡率更高于发达国家。和其他发展中国家相似，小儿肺炎是威胁我国儿童健康的严重疾病，无论是发病率还是死亡率均居首位。

支气管的后端有肺泡组织，其功用为输送氧气，排出二氧化碳。而肺炎为肺泡周围发炎。多数是由感冒、支气管炎所引起的，根据病原体的不同，常见有病毒性肺炎、细菌性肺炎、支原体肺炎3种。

症状

发热持续不退、咳嗽、咳痰。肺炎由咳嗽、流鼻涕、发热等感冒症状开始。一般的感冒发热2～3天后就会退热，而肺炎却是发热持续4～5天不退，咳嗽也越来越严重。咳嗽最初是干咳，后来变成湿咳，之后又转变为喘咳。肺炎的症状有轻有重，一般细菌性肺炎比病毒性肺炎症状严重。

细菌性肺炎。引起细菌性肺炎的细菌，有肺炎球菌、葡萄球菌等。月龄低的宝宝，较容易被感染，而且对出生未满2个月的宝宝来说，是有可能造成生命危险的严重疾病，因此要特别注意。

宝宝若感染细菌性肺炎，会有持续39℃以上的高热和激烈地咳嗽，一般早期就呼吸明显增快，每分钟可达40～80次，然后呼吸变浅、变快。严重者呼气时有呻吟声、鼻翼扇动、三凹征(即吸气时出现锁骨上窝、胸骨上窝及肋间隙凹陷)、口周及指甲青紫,这是由于宝宝的胸骨和肋骨柔软,当呼吸困难时,横膈膜激烈地活动造成内部拉扯所致。

另外,引起"发绀"的话,会表现出脸色难看、嘴唇发紫。发热一般是早晨较低,傍晚到夜间再次升高。如果是新生儿肺炎,除发热和咳嗽外,还伴有呼吸浅、无法喝下母乳和牛奶、哭闹不休以及突然出现呼吸困难等症状。

葡萄球菌所引起的肺炎,在胸壁内侧和肺脏外侧的胸膜腔中,因有脓液积存而产生脓胸。

细菌性肺炎需要 2 周以上才能痊愈。

病毒性肺炎。病毒性肺炎是由麻疹病毒、腺病毒、呼吸道合胞病毒等病毒引起的。刚出生不久的宝宝,也有可能会感染,但出生后 5～6 个月以及 1 岁过后,所感染的多为病毒性肺炎。

病毒性肺炎的症状比细菌性肺炎的症状轻,发热一般为 37℃～38℃,没有细菌性肺炎发热时的体温那么高。呼吸也没有细菌性肺炎那样痛苦,但是,有些病毒如呼吸道合胞病毒、腺病毒引起的肺炎,症状会较严重,因此不可对病毒性肺炎过于轻心。

一般而言,病毒性肺炎 1～2 周就可痊愈。

家庭处理

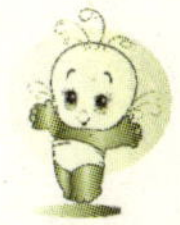

要按时服药。患儿如没有呼吸困难和脱水症状,就可以在家治疗。在家治疗最重要的是按时服药及安静地休养。如果房间空气太干燥的话,容易使咳嗽加重,此时可使用加湿器和吊挂湿毛巾来保持湿度。

饮食要少量多餐,并多补充水分。只要宝宝能吃下的食物都可以给宝宝吃,但如果给宝宝吃太多,咳嗽时会吐出来,因此必须以少量多餐的方式进行喂食。另外也要多补充水分,以避免引起脱水。

激烈咳嗽时,让宝宝半起半坐。咳嗽时,上半身坐起的姿势,会比躺着来得舒服。而激烈咳嗽时,可将宝宝抱立,并在宝宝的背部轻拍或按摩,这样使痰较容易排出。

在家休养的情况下,如果有水分补充不足、呼吸困难的情况,须尽早就医。

治疗建议

虽然被诊断为感冒,但经过 2～3 天后,却仍然发热不退,且咳嗽越来越严重时,就必须再次前往医院诊治。特别是婴儿,如有严重咳嗽、无法喝下母乳和牛奶、呼吸急促等情况发生时,要尽早就诊。

如果是肺炎,用听诊器听呼吸音时,所听到的声音与感冒时的声音不同。

另外,肺炎患儿的 X 线片表现为片状影或絮状影,有时累及整个肺叶。病因不同,X 线片表现的变化既有共同点,又各有其特点,有时可以根据这些推测引起肺炎的病原体。

此外,也可以做血液检查,检查白细胞的数量。当白细胞数量增多时,就表示有炎症存在。

通过听诊呼吸音、X 线检查及血液检查,就可以诊断是否为肺炎。一旦确诊为肺炎,常按照临床的病原体诊断,或咽拭培养的阳性病菌,选用针对这种细菌有效的抗生素。因细菌性肺炎较容易产生危险性,所以多数会住院治疗。当呼吸困难而引起发绀时,则会进行氧气吸入治疗。

如临床考虑病毒性肺炎,治疗上可考虑应用抗病毒药物,当有发热、咳嗽等症状时,则使用缓解症状的药。另外,为了防止再遭细菌感染,有时可使用抗生素。

病毒性肺炎也会根据症状的程度和年龄被要求住院。住院时,会进行输液治疗。当能抑制症状和炎症,一般身体情况良好,并且饮食正常,就可以出院,在家休养。

而细菌性肺炎如并发脓胸,就需要较长时间的住院治疗。

特别提醒

宝宝感冒发展成肺炎的具体时间很难预料,发展慢的往往在感冒两三天后出现,快的则来势凶猛,上午是感冒,下午是支气管炎,晚上就有可能发展成肺炎。因此,宝宝感冒一开始便应注意监护,不可懈怠。

小知识

如何区别肺炎和感冒？

据 WHO 统计，每年有 70 万～100 万 5 岁以下的宝宝死于肺炎。肺炎起病急，病情进展快，是威胁宝宝健康乃至生命的主要疾病。发热和咳嗽是肺炎最常见的症状，但并不是必备症状。有些宝宝发病时可以不发热、不咳嗽。对于一般的肺炎家长可从以下入手

- 发热。宝宝肺炎大多数发热多在 38℃以上并持续 2～3 天以上不退。
- 咳嗽和呼吸是否困难。感冒和支气管炎引起的咳嗽多为阵发性，一般不会出现呼吸困难。若咳嗽较重，呼吸增快，两侧鼻翼扇动，口唇发青或发紫，出现三凹征，则应考虑宝宝已患肺炎且病情较重。
- 如果宝宝发热、咳嗽的同时精神状况不佳，并口唇青紫、烦躁、哭闹，则说明宝宝的病情较严重，患肺炎的可能性大。
- 饮食。宝宝得了肺炎食欲会显著下降，不吃东西或吃奶就哭闹不安，多数宝宝的呼吸次数增多、频率增快，出现起伏腹式呼吸。

如果宝宝具备其中大部分特征，则可诊断宝宝患了肺炎，应立即到医院诊治。

支原体肺炎

定义

支原体肺炎是肺炎支原体引起的急性呼吸道感染，可引起流行，约占各种肺炎的 10%，严重的支原体肺炎也可导致宝宝死亡。会通过咳嗽和喷嚏等飞沫传播，因此要特别注意。

病因

支原体肺炎是感染肺炎支原体所致，主要通过咳嗽和喷嚏等来传染，家中成员和妈妈有可能会传染给宝宝。即使感染过，也无法终生免疫，有可能再次感染。肺炎支原体的大小，介于细菌和病毒之间。肺炎支原体为 2 岁以上宝宝引起肺炎的最常见原因，但婴幼儿也有可能被感染到。以前

是4年流行1次，近年来似乎每年都会出现。

症状

支原体肺炎的症状为持续咳嗽，发热38℃～39℃，咳嗽最长有可能会持续1个月。症状比细菌性肺炎轻，几乎不会出现呼吸困难的症状。但是，有可能会出疹，红疹没有特定的形状，全身上下任何地方都有可能会出现。另外，也会引起中耳炎和脑膜炎等并发症。小学生和成人感染到的话，全身会有疲倦感和头痛。

好发年龄

一般以年龄较大的宝宝感染最多，特别是3岁以上的宝宝，但也有少数婴幼儿被感染。

家庭处理

- 咳嗽时，要多费点功夫。空气如果太干燥的话，反而造成咳嗽更严重，因此可使用加湿器和吊挂湿毛巾，来保持室内的湿度。也可在浴室中放热水，让热水产生温热的雾气，以暂时缓解宝宝的咽喉不适。另外，咳嗽时，让宝宝上半身坐起会比躺着舒服。可用有靠背的椅子给宝宝坐，或采取宝宝觉得舒服的姿势。

- 多补充水分。发热和咳嗽易造成水分的流失，必须要经常多给宝宝喝水。咳嗽时，有可能会将吃下的食物吐出来，因此应尽量采用少量多餐的方式喂食。

在家治疗时请注意宝宝有无脱水，以及观察宝宝是否有疲倦等，如果感觉有异样时，须尽早去医院诊治。

治疗建议

万一感冒，持续2～3天发热不退，咳嗽越来越严重时，一定要前往医院就诊。

根据持续发热、咳嗽咳不停、附近有传染源等因素，并通过鉴别检查(听诊呼吸音、X线和血液检查)来进行诊断。若罹患肺炎时，用听诊器听到的呼吸音和感冒是不同的。同时，X线胸片可见肺纹理增多，肺实质可有多形态的浸润影，以下叶多见，也可见斑点状、斑片状或均匀模糊阴影，约 1/5 的患儿会有少量胸腔积液。由 X 线胸片便可初步鉴别是否为支原体肺炎，或是其他病原体所感染的肺炎。而血液检查则是根据白细胞的数量来判断发炎程度。

另外，支原体肺炎也可从痰中找到肺炎支原体，以及血液检查（抗体的检查）来进行诊断。病情一般较轻，有时可重，但很少死亡。住院时间约 10～14 天。并使用对于支原体肺炎有效的抗生素，以及缓解咳嗽、发热等的药物进行对症处理。

支原体肺炎症状轻微者可在家治疗，但一定要按医生的医嘱按时服药。从治疗到痊愈，需 2 周左右。

小知识

支原体肺炎会复发吗？

肺炎支原体感染并非像人们传说得那样可怕，不会反复发作，也不需长时间用药。

肺炎支原体是引起宝宝呼吸道感染的常见病原之一。支原体是一种介于细菌和病毒之间的微生物，没有细胞壁，有多种类型，包括唾液支原体、鹦鹉热支原体，但最常见的是肺炎支原体。肺炎支原体既可引起宝宝上呼吸道感染（俗称“感冒”），也可引起下呼吸道感染包括支气管炎和肺炎。近年来肺炎支原体感染有所增加，宝宝肺炎支原体感染有十分显著的特点，多见年龄较大的宝宝，特别是 3 岁以上的宝宝。

支原体抗体检测是诊断支原体感染的主要检查手段，但一定要结合宝宝疾病的临床特点，不能仅凭抗体检测阳性来确诊支原体感染。支原体的抗体无保护性，宝宝可以再次患支原体感染，并非复发。感染支原体后其 IgM 抗体可在血中持续 6～12 个月，所以 IgM 的消失并不是判断疗效的指标。

由于支原体无细胞壁，治疗应选择特殊类型的药物，如大环内脂类抗生素（红霉素、罗红霉素、阿齐霉素等）。

目前未发现支原体对常用的治疗药物产生耐药，如果宝宝按支原体治疗 3～5 天病情没有好转，应考虑诊断的正确性，及时修改治疗方案。支原体无反复发作倾向，其治疗疗程为 2～3 周足够，不要延长治疗时间，以免长期用药带来副作用。

支气管哮喘

定义

支气管哮喘是一种表现为反复发作性咳嗽、喘鸣和呼吸困难，并伴有气道高反应性的可逆性梗阻性呼吸道疾病。哮喘可在任何年龄发病，但多数始发于4～5岁以前。积极防治宝宝支气管哮喘对防治成人支气管哮喘意义重大。

病因

因过敏而造成支气管黏膜发炎，反复出现呼吸困难的疾病，称为支气管哮喘。

支气管发炎时，内侧黏膜红肿，分泌出大量的痰。又由于支气管外侧的肌肉收缩，导致支气管缩窄，因此当空气经过狭窄的气管内腔，便会发出“吼吼”的声音，造成呼吸困难。

宝宝的支气管哮喘与体质和环境有很大的关系。一般认为，与变态反应有关，但众多的研究证明，不是所有哮喘患儿都有明确的免疫学变化，反之，也不是所有变态反应性疾病患者均发生哮喘。

若遗传到父母亲容易过敏的体质，又接触过过敏原(容易引起过敏的物质叫“过敏原”)，加上香烟的烟味、空气污染等环境因素，便会诱发哮喘。天气的变化和感冒等也会有影响。宝宝长大后心理上的压力，也是引起哮喘的原因。过敏原最多的是尘螨，而灰尘、动物的毛、花粉等、引起感染的病原体及其毒素也可以是过敏原；而食物，主要为异性蛋白质如牛奶、鸡蛋、鱼虾、香料等，也都可以成为过敏原。

宝宝最多的过敏性疾病为异位性皮炎、过敏性鼻炎、食物过敏等。有些是先出现过敏性皮炎等症状后，再引起哮喘发病。另外，有些宝宝虽然也发生喘鸣，但是发作次数不够，肺功能检查正常，则会诊断为喘息性支气管炎。

症状

喘鸣声严重时，会出现肋间凹陷。支气管哮喘的症状，为呼气较费力，呼气时间较长，称为“呼气性呼吸困难”。气喘症状因人而异，有轻有重。

轻微时表现为咳嗽、呼吸有点快、喘鸣等，而严重的情况则是患儿面色苍白、鼻翼扇动、口唇指甲紫绀，甚至冷汗淋漓，往往显示危重状态，应予积极处理。另外，宝宝的食欲也会变差。

发生在夜间或清晨的频率特别高。而没有发作时，跟一般健康的宝宝一样，很有精神。

但是，即使发作停止后，支气管内的空气流通畅，却因还尚有过敏的情况，只要稍微再受到刺激，支气管内腔就会变窄，而再度引起发作。

好发年龄

哮喘大多是在 4～5 岁发病。但 1 岁前发病的宝宝，却也占婴幼儿哮喘的 30％。不过多数患有哮喘的宝宝，在青春期时就没有再发病了。

家庭处理

- 发作时，帮助宝宝舒缓呼吸困难。在诊断为哮喘的情况下，发作时适当地应对处理很重要。当宝宝呼吸困难时，不妨将宝宝抱立或让宝宝上半身坐起，使宝宝感到舒适。同时让宝宝喝水，使痰容易排出。

较大点的宝宝则给他喝冰水，让他坐着身体向前倾，并缓慢地呼吸。可帮他按摩背部。

- 对发作的预防，平常就要注意。除了发作时能适当地应对处理外，发作的预防也很重要。由于哮喘是体质和环境等各种复杂因素所造成的疾病，如果能将这些因素减少，也就能预防该病。

- 室内要经常清扫。现在的房子和以前的不同，封闭且不通风，常保持一定的温度和湿度，除了适合人居住以外，也容易滋生尘螨。另外，地毯、布制的沙发、抱枕或靠垫、绒毛玩具等，也有很多尘螨。经常打扫不但可以减少尘螨，同时也能预防尘螨的繁殖。

棉被和抱枕或靠垫等晒完后，再使用吸尘器，将棉被里面的尘螨尸体及灰尘吸干净。另外，购买绒毛玩具时，尽量选择可以清洗的。

- 尽量不要饲养宠物。宠物的毛及肤屑等也是过敏原，能帮助尘螨的繁殖，因此尽量不要饲养宠物。

- 不要在室内抽烟。香烟的烟味会造成呼吸功能恶化，刺激气管黏膜，很容易引起哮喘发作。家中如果有人要抽烟的话，务必到屋外抽烟。

- 干布摩擦可让呼吸功能强化。罹患哮喘的宝宝，可以慢跑、冲水、干布摩擦等方式来锻炼身体。而这里面，对于婴儿能做的，便是妈妈对他进行干布摩擦。

肋骨的地方，在呼吸时肌肉会有规律地活动，而干布摩擦可刺激这里的肌肉，多少能减轻呼吸困难。听到干布摩擦，可能会觉得是在锻炼皮肤，但其对呼吸功能的强化，确实有不错的效果。因此家长可用毛巾或手，在婴儿的胸部轻轻地帮他摩擦。

另外，对于患有气喘的宝宝，也不可以太过于保护，尽量不要让他穿着太厚。身体状况不错时，可让他多接触外面空气，让他到外面玩耍，这也是很重要的。

治疗建议

当持续发作、脸色难看时，请尽早前往医院诊治。特别是出现嘴唇发紫，引起发绀的情况，即使是晚上也要紧急送往医院。

哮喘发作时，可使用喷雾式的气管扩张剂。较为严重的情况，则会输液。除了气管扩张剂外，有时为抑制炎症，也会使用糖皮质激素（肾上腺皮质激素）。若情况没有好转，则需要住院治疗。

为预防哮喘的发作，医生会开给气管扩张药，并说明正确的使用方法，请遵守医生的指示来用药。除此之外，也会告知在家应对处理的方式，以及何时要紧急送往医院等。

另外，也要每天服用抗过敏药物，以及吸入糖皮质激素，虽然是长期性服用，但几乎没有任何副作用。

在哮喘没有发作时，宝宝还是很有精神的，家长会误认为哮喘已痊愈，此时若没有准时服药的话，反而会使哮喘更严重。当哮喘发作越来越严重时，治疗上也就越困难。因此必须定期接受检查，并且遵守医生指示用药，才能使哮喘患儿早日康复。

小知识

哮喘认识几大误区。

误区 1：混淆“哮喘”和“感冒”

宝宝受凉感冒了，由于从小就有哮喘，最近妈妈格外忧虑，连忙给宝宝喂服止咳药水和感冒药等。“只要治好感冒，不要咳嗽，哮喘就不会发作了！”妈妈认为。

其实，感冒是上呼吸道感染的俗称，有流鼻涕、打喷嚏、咳嗽等，与支气管哮喘的前驱症状类似，但哮喘主要与过敏体质、上呼吸道感染和空气污染等有关；感冒只是引起哮喘的外界诱因之一。如果宝宝有哮喘家族史，那么他患哮喘病的概率将高于正常人群。这时一旦他哮喘发作，必须经过正规治疗，才能治愈。

误区 2：激素影响生长发育

有些家长不愿意让哮喘宝宝按医嘱使用糖皮质激素。她认为，治疗哮喘最好别用糖皮质激素，否则容易产生副作用，如发胖、影响生长发育等。

目前治疗哮喘一般采用止喘、抗炎、抗过敏、提高机体免疫力等。而糖皮质激素类药是控制气道慢性炎症最重要的药物。尤其在哮喘的缓解期，更需坚持使用此类药物。目前多采用的吸入型糖皮质激素，每日只需摄入100～200 μg，且直接进入气道，在气道局部发挥强大的抗炎症作用，而不作用于全身。经过20多年严格的临床研究，使用激素完全不会影响宝宝最后的身高。至于一些局部的副作用，如口腔念珠菌感染、声音嘶哑等，只要使用合理，吸药后立即漱口或使用喷雾器吸入，也可完全避免。

相反，若家长盲目听信传言，在宝宝病情稍有好转，就自作主张随意减量或停止使用激素，不但会导致病情反复发作，还会加重病情。

误区 3：哮喘儿不可食用海鲜

不寻找过敏原，只是一味地不让宝宝吃鱼虾，非但起不到预防哮喘发作的作用，反而会使宝宝营养不良，导致体质下降，更易患病。

对有过敏体质的哮喘宝宝来说，首先应到医院积极查找引发宝宝哮喘发作的过敏原，如食物、动物皮毛、药物等。一旦明确宝宝对某些食物或物品过敏，就要积极避免再次接触，以免加重过敏状态。而对于某些难以避免接触的过敏原，如尘螨等，则可接受系统性脱敏治疗，让宝宝不再“怕”它们。

误区 4：宝宝不“喘”可停药

天气转暖，气温回升，就以为宝宝的哮喘“好多了”、“不喘了”，结果擅自给宝宝停药。谁知才两天，哮喘再次发作，而且更加严重了。

很多家长在宝宝哮喘发作时特别紧张，积极就医。而一旦病情控制进入哮喘缓解期后，就会放松警惕，甚至认为只要“不喘”就是好了，就不必再吃药了。结果，气道的慢性炎症得不到有效控制，稍有风吹草动，又会诱发哮喘。

其实，在接受治疗一段时间后，即使宝宝病情稳定，家长也要带宝宝上医院随访。此时，医生会根据病情，重新评估并制订下一步治疗方案。

误区 5：哮喘儿应少动为宜

有些家长害怕运动诱发或加重哮喘，要求宝宝既不上体育课，也不参与同学间的游戏活动。其实，室外运动可促使肺功能发育，增强肺活量和呼吸道防御能力，有许多好处。相反，不“敢”动的宝宝体质反而会变弱，病情加重。对于哮喘宝宝，运动前可先预防性用药，即可有效预防哮喘发作。此外，运动前的热身，能使呼吸道对环境的温度和湿度有个逐步适应过程，也可减少哮喘发作。

但是，哮喘宝宝要选择合适的运动地点和方式，避免在寒冷干燥的环境中运动。吸入的空气越冷、越干燥，就越容易诱发哮喘。此外，运动要根据宝宝具体情况而定，时间不宜过长。对于活动量大和容易出汗的宝宝，更要勤换衣服，防止着凉。

颈部淋巴结肿大

定义

每逢初夏，常常会有家长无意中在给宝宝洗澡时摸到宝宝颈部有小小的“疙瘩”而紧张万分地带宝宝看病的情形。那些小小的“疙瘩”是什么东西，要不要紧呢？在多数情况下，那些小小的“疙瘩”就是肿大的淋巴结。

病因

细菌感染、病毒感染、淋巴结结核、过敏、肿瘤或结缔组织病等均可引起宝宝颈部淋巴结肿大。

淋巴结是人体重要的免疫器官，在局部或全身感染时发生暂时性反应而出现肿大。宝宝淋巴系统在出生时尚未发育完善，在出生后的前十年内，尤其是 1～3 岁的幼儿时期，淋巴系统发育最旺盛，所以在新生儿时，大多不易触及淋巴结，而一般健康的婴幼儿常可以在颈、颌下、枕后、耳前、腹股沟等处的浅表摸到绿豆至黄豆大的单个、软或稍硬、无压痛的淋巴结，这是生理现象。由于颈部比较暴露，皮肤的皮下组织薄，更容易在夏天看到或摸到。

日常生活中发现的颈部淋巴结肿大的宝宝当中，病理情况只占很少一部分，主要有下面几种病因：一般情况下，颈部淋巴结病理性肿大为局部炎症反应引起。夏天宝宝容易得痱子，尤其是头部还会因排汗不畅而出现一些小"疖子"，宝宝用手搔抓时，在指甲内潜藏着的细菌从被抓破的皮肤侵入到宝宝体内，停留在淋巴结处，淋巴结为了抵挡细菌侵入，就发生反应而肿大。这时在后脑勺及颈部会发现肿大的淋巴结，有时是一个，有时是几个；幼儿期，由于免疫功能低下，常易患化脓性扁桃体炎、口腔溃疡、龋齿等，在下颌角及下巴处也会出现淋巴结肿大并伴有局部压痛；单个淋巴结肿大、压痛并伴有发热、白细胞升高，多为化脓性淋巴结炎；结核引起的淋巴结肿大为双侧性，一般同时存在低热、盗汗、体重下降等结核中毒症状，也就是中医所说的"瘰疬"；淋巴瘤为宝宝时期比较常见的恶性肿瘤，其特征为一侧淋巴结无痛性进行性增大，或伴有不明原因的贫血、发热等。

症状

一般来讲，淋巴结轻度肿大，不超过豌豆大小，单个或散在的几个，质软、无压痛、无粘连，不伴有其他症状，生理性肿大的可能性较大，可暂时不必治疗，但必须密切观察其变化。如不增大或逐渐缩小，则可继续观察；如果增大或增多，必须去医院诊治。

如果肿大的淋巴结较大、较多，尤其是成串，逐渐增大或迅速增大，与周围组织粘连，其他部位（如腋下）也有淋巴结肿大，并伴有发热、贫血、消瘦等其他症状者，都应该立即到医院做相关检查（如结核菌素试验、淋巴结活检），以便及时诊断和治疗。

有一些先天性的颈部肿块容易被误认为是淋巴结，如先天性斜颈的胸锁乳突肌肿块、颈肋、甲状舌骨囊肿和鳃裂囊肿等均应引起注意。

家庭处理

夏天让容易长痱子的宝宝枕水枕头，常换枕套，常给宝宝剪指甲。

治疗建议

一般不需特殊治疗，但需密切观察。

凡遇淋巴结肿大，家长不必过分紧张，因为大多数为生理性或良性病变，但最好找医生以确定原因及是否需要治疗。如果是头面部局部感染、上呼吸道感染等导致的淋巴结肿大，去除病因后，肿大的淋巴结会慢慢消退。引起颈部淋巴结肿大的原因很多，大多暂时不必治疗，但必须密切观察，有些需要及时诊断和治疗。

心血管系统疾病

室间隔缺损

定义

室间隔缺损是分隔左、右心室的间隔有缺损，见图 3-15。若缺损小，一般不会影响宝宝生长发育，小缺损还有可能会自然愈合。若缺损较大，宝宝会出现呼吸快、易感冒等症状，则需要到医院详细检查，根据病情，选择相应的治疗方案。

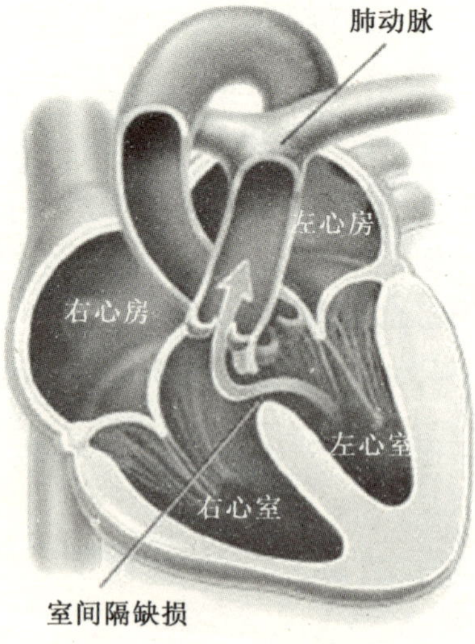

图 3-15　室间隔缺损

病因

在胚胎的第 5～7 周，分别自心室尖部由下而上、心球嵴处自上而下形成肌性间隔，并与来自房室瓣处心内膜垫的膜部间隔相互融合，形成完整的心室间隔，将左、右心室腔完全隔开，如果在此发育过程中出现异常，即会造成相应部位的室间隔缺损。现在宝宝一出生或在妈妈肚子里的时候，就能通过心脏超声发现该病。

一般含氧的血液，从肺流到左心室后，再流到全身。但在室间膈有缺损的情况下，血液由左心室流到右心室时会漏出来，造成血液无法全部流到全身，却逆流回到肺部，导致心脏和肺的负担加重。另外，缺损的位置，如果在大动脉的下方，则会造成动脉瓣变形。

目前室间隔缺损的病因还未完全阐明，一般认为在胎儿期任何影响心脏胚胎发育的因素均可能造成心脏畸形，如妈妈在怀孕的前 3 个月患感冒，或被风疹、腮腺炎、柯萨奇等病毒感染，或接触放射线及服用药物等。

症状

出生 1 个月过后，宝宝会出现呼吸急促等现象。缺损口径较小、分流量较少者，一般无明显症状。缺损较大、分流量较多者，可有发育障碍、呼吸快、哭闹或活动后气急、嘴唇发紫等，也可表现为反复感冒，容易出现肺炎，严重时可出现呼吸窘迫和左心衰竭等症状。当产生轻度至中度肺动脉高压、左至右分流量相应减少时，肺部感染等情况可减轻，但呼吸急促和活动受限等症状仍存在，或更加明显。重度肺动脉高压、产生双向或反向(右至左)分流时，可出现口唇青紫，即所谓艾森曼格综合征，体力活动和肺部感染时紫绀加重，最终发生心力衰竭。

吸气时出现肋间凹陷，发出像是呻吟的声音。同时呼吸困难，很容易感到疲倦，且喝奶时会喝喝停停，使得体重增加不多。另外，很容易出汗，哭声较弱。

家庭处理

预防贫血，多补充铁质。由于无法一次喝下太多的奶量，因此喂奶时要采用少量多餐的方式，以补充宝宝不足的量。

另外，胎儿在母亲体内时，可从母体获得铁质，但出生 6 个月后，铁质逐渐减少，容易因缺铁而造成贫血。贫血易使症状恶化，因此当开始喂食辅食时，可给宝宝含铁质较多的食物。

蛀牙治疗时，要多注意。在室间隔缺损的情况下，因治疗蛀牙而拔掉牙齿后，容易遭到细菌感染，而引起心内膜炎。心内膜炎为心脏内膜表层发炎，而造成心脏瓣膜的损坏，即使症状轻微，也必须住院治疗 1～2 个月。为预防心内膜炎，在治疗蛀牙需要拔牙时，请先向牙医说明状况，医生可根据病情给予抗生素药物预防感染。

治疗建议

一些年轻的父母缺乏对先天性心脏病的认识，一听说宝宝有先天性心脏病往往不知所措，其实不必担心。因为只要做好早期诊断，及时治疗，绝大部分先天性心脏病都能通过手术彻底根治，术后能和正常人一样生活、工作。

患室间隔缺损的宝宝出生后并不会立刻出现症状，若情况不是很严重的话，妈妈一般都很难察觉到。通常于健康检查时，发现有杂音，才会怀疑是否有室间隔缺损，因此大部分患儿都是在家长看到健康检查报告时才知道的。

小缺损有自行愈合的可能，对宝宝的生长发育影响不大，可定期到医院门诊观察随访到 3 岁，若没有愈合，可以通过手术修补缺损，若随访中出现易患感冒或超声检查肺动脉压力增高，应及时手术治疗；大的缺损对宝宝发育和心肺功能影响较大，特别是经积极内科治疗仍频发呼吸窘迫综合征者，如延以时日，自然死亡率较高，且因其肺血管继发性病变发展早而快，常失去手术机会，或手术过晚致使手术死亡率过高，以及手术后康复较差等，因此主张尽早手术。

特别提醒

现在心脏疾病的治疗方法越来越进步。当宝宝有室间隔缺损时，可听取专科医生的意见，多了解宝宝的症状及治疗方式，一起为宝宝的健康而努力。

房间隔缺损

定义

房间隔缺损是分隔左、右心房的间隔有缺损，是左、右心房之间的间隔发育不全而遗留缺损，造成血流可相通的先天性畸形。房间隔缺损根据胚胎发育可分为继发孔型及原发孔型缺损两大类，前者居多数。见图 3-16。

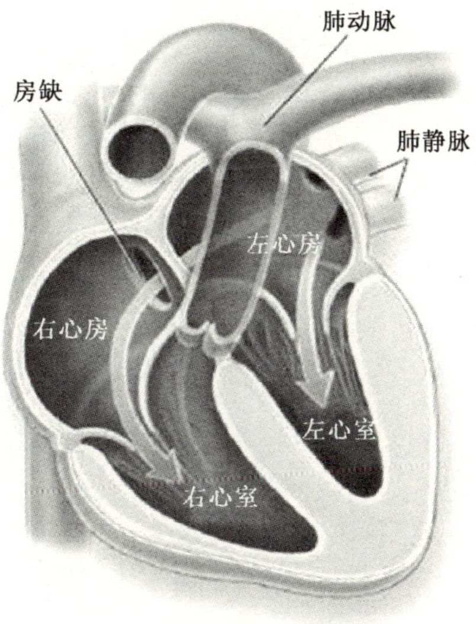

图 3-16　房间隔缺损

有些房间隔缺损患儿在幼童时期不会有任何症状，但长大后会出现活动或工作时易感到劳累、不能爬楼梯、不能参加体力劳动等症状。如果缺损大，还可能导致心衰，所以对患有心房间隔缺损的宝宝，应该定期到医院检查，一般选择在宝宝上学前进行手术治疗。

病因

心脏分为左、右心房和左、右心室 4 个空间，而心房在心室上方。一般血液会从肺流向左心房，再从左心房通过左心室，流到全身。一旦左、右心房间有破损时，则血液会由左心房流到右心房，出现血流异常。

目前认为引起房间隔缺损的原因同室间隔缺损，如妈妈在怀孕的前 3 个月患感冒或被风疹、腮腺炎、柯萨奇等病毒感染，或接触放射线及服用药物等。所以准妈妈们要在怀孕的时候注意预防感冒，尽量避免接触放射性物质和服用药物。

症状

有些宝宝直到成人时期，才开始出现呼吸快、活动耐力下降等症状。

房间隔缺损由于正常左、右心房之间存在着压力阶差，左房的氧合血经缺损分流至右房。临床上大部分宝宝无明显症状，部分宝宝可出现容易感冒、体重增加缓慢、活动受限等症状。因此日常生活中父母不会怀疑宝宝有心脏病。

成人时，心脏疾病特有的症状才开始显现。主要是在30～40岁，会出现心慌气短、容易疲倦等症状。

家庭处理及治疗建议

一旦你的宝宝被诊断为房间隔缺损，要定期到医院检查，若检查发现存在肺动脉压力增高或缺损很大，应该尽早进行手术治疗，术后一般效果很好，成功率高。术后能像正常宝宝一样生长发育，参加体育活动，将来可从事正常的工作和劳动。

但另一部分没有任何症状出现的宝宝，生长发育不受影响，多数父母会对手术治疗感到犹豫。但如果等到成人，症状出现后才进行手术的话，常会有心律不齐的后遗症。因此，还是在儿童时期就接受治疗比较好。而且，大部分宝宝在手术后，体重比手术前增加，活动量也变大，同时也变得较活泼。

特别提醒

房间隔缺损治愈率高，手术效果好，若宝宝被体检诊断为房间隔缺损，建议家长可选择在宝宝放假或合适的时间进行手术治疗。

动脉导管未闭

定义

动脉导管在胎儿期是一直开放的，出生后动脉导管未正常关闭，导致血液由主动脉分流到肺动脉，出现肺部充血的先天性心脏病。可利用手术或是心导管的方式将动脉导管关闭起来。

病因

导管未正常关闭，造成动脉间血液分流。正常情况下，肺动脉负责将血液由心脏输送到肺，而主动脉是将血液由心脏输送到全身，两条通路是没有衔接的。但是，当胎儿在母体内时，肺动脉和主动脉之间有连接的血管。这是因为胎儿不会呼吸，从母体来的含氧动脉血，就会经一条血管，将血液由肺动脉直接流入主动脉。这条连接的血管便称为“动脉导管”，但婴儿出生1～2天，动脉导管就会收缩而关闭。

然而，有部分婴儿的动脉导管，却因若干因素没有正常地关闭，让主动脉的一部分血液，再流进肺动脉，即为“动脉导管未闭”。见图3-17。此病在早产儿中多见。

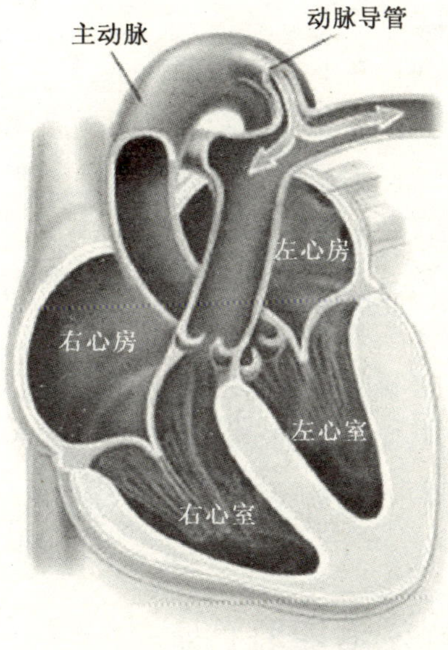

图 3-17　动脉导管未闭

症状

早产儿被发现有动脉导管未闭的概率很高。动脉导管小的话，不会有任何症状。动脉导管大的话，会出现“呼吸急促”、“喂养困难”、“体重增加困难”等类似室间膈缺损的症状。另外，听诊时会听到连续的心脏杂音。

家庭处理

- 增加喂食的次数。在未手术或采用心导管治疗前，要增加喂食的次数，以补充不足的量。出生6个月后，铁质逐渐减少，就容易因缺铁而造成贫血。贫血易使症状恶化，当开始喂食辅食时，可给宝宝含铁质较多的食物。

- 如有蛀牙，要服用抗生素。动脉导管未闭未治疗前，如有蛀牙治疗和长牙时，容易因细菌感染，而引起心内膜炎。心内膜炎为心脏内膜表层发炎，造成心脏瓣膜损坏，即使症状轻微，也必须住院治疗1～2个月。因此，在长牙时期和蛀牙治疗时，可服用抗生素来预防心内膜炎。

治疗建议

为了不让血液流入动脉导管，在早期可经手术将动脉导管关闭。除了手术外，目前还有可减轻身体负担的心导管治疗。心导管治疗是将称为心导管的细管插入手、脚或颈部的血管，使导管沿着血管进入动脉导管部位，关闭动脉导管。

年龄在 1 岁以上确诊后可行手术治疗，最合适的手术年龄为 6 岁以内。伴有细菌性心内膜炎者，须用大剂量抗生素控制感染 3 个月后，才可施行手术。对于一些早产儿，如出现呼吸困难、反复感染、X 线胸片显示心脏增大者应及时手术。

若有的宝宝被诊断为动脉导管未闭，若宝宝系早产儿，动脉间的分流容易造成肺部血流太多，引起肺的负担增加，严重者可出现呼吸困难，需要带呼吸机辅助呼吸，这时建议家长及时给宝宝进行手术治疗。

对体检发现动脉导管未闭的宝宝，生长发育不受影响，多数父母会对手术治疗犹豫不决。这时也建议尽早手术治疗，消除血液分流对肺的影响。

法洛四联症

定义

法洛四联症是最常见的青紫型先天性心脏病。所谓四联症是指心脏有 4 种畸形，即肺动脉狭窄、室间隔缺损、主动脉骑跨、右心室肥厚（图 3-18）。由于大量未氧合血分流到体循环中，因此表现为不同程度的缺氧。

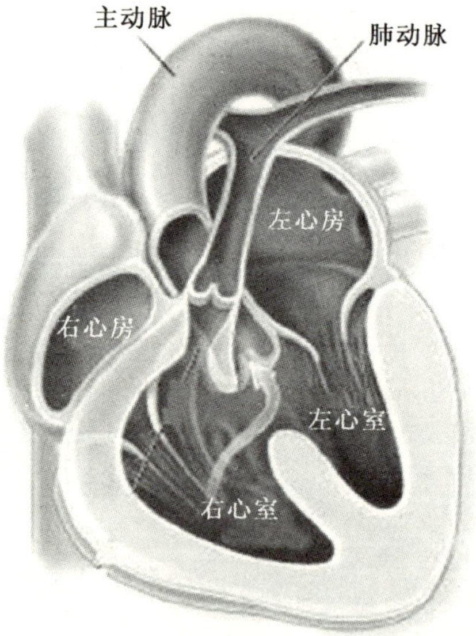

图 3-18　法洛四联症

病因

该病同时存在室间隔缺损、肺动脉狭窄、主动脉骑跨、右心室肥厚。由于室间隔缺损较大，存在主动脉骑跨，相当于心脏的两个大血管共同起于一个心室，血液在心脏里往返混合，出现没有氧合的静脉血进入主动脉，宝宝出现嘴唇青紫，大的宝宝不愿意活动。肺动脉狭窄导致肺部的血少，肺动脉发育不好，狭窄还能导致右心室肥厚，狭窄越严重，心脏的肥厚也越严重。

症状

法洛四联症的宝宝在出生后可表现出不同程度地哺乳困难，以后逐渐在吃奶、哭闹时出现紫绀，严重的宝宝在吃奶或哭闹时可出现严重缺氧表现，宝宝可突然晕厥。会走路的宝宝可表现为不愿走路，走一会儿就蹲下来歇歇，所以宝宝不愿意活动，一般都吃得胖胖的。由于患此病的宝宝缺氧，可造成手指尖端变粗变大，即医生说的杵状指，这时宝宝可出现口唇、手指（脚趾）甲床、球结合膜青紫，患儿哭闹、活动时青紫加重。此外，由于宝宝缺氧，血液内红细胞增加，血黏稠度高，血流变慢，严重者可形成大脑血栓。

家庭处理

- 平时多给宝宝喂水，可以稀释血液。对婴幼儿要特别注意护理，尽量避免宝宝哭闹，以免引起阵发性缺氧发作。
- 母乳喂养的妈妈一定要注意，在宝宝吃奶的时候保持鼻子露在外面，让宝宝能够自由呼吸。
- 患有此病的患儿一般不易出现感冒、发热等，若出现应及时到医院检查，避免因血流缓慢而形成细菌血栓。
- 对还没有接受手术治疗的宝宝，有条件的，可在家里备一个氧气袋，每天给宝宝吸氧 1～2 小时。

治疗建议

近年来对法洛四联症的研究不断深入，该病根治术的死亡率已下降到5%以下。因为这是一种比较重的先天性心脏病，不接受手术治疗的宝宝有相当一部分活不到 1 岁，所以目前建议患有法洛四联症的宝宝还应尽早到医院检查，进行手术治疗。手术的长期预后很好，术后宝宝的口唇青紫等即可消除，宝宝发育能恢复到正常水平。

特别提醒

若宝宝突然出现晕厥，这是缺氧发作，应立即将宝宝置于胸膝位，即将宝宝的双腿踡起于胸前，一般能够缓解，有条件可给予吸氧，缓解后应到医院检查，及时接受手术治疗。

小知识

先天性心脏病术后护理。

饮食应少吃多餐。① 对于＜3个月的宝宝，以喂母乳、牛奶、米糊为主，适当服用浓缩肝油滴剂、钙片、新鲜水果汁、菜汁、泥状物。每天6次奶左右。② 3～10个月的宝宝逐渐增加蛋黄、鸡蛋羹、稀粥、菜粥、碎面条、肉末粥等，辅食可加水果汁、饼干等，减少喂奶次数。③ 10月以上的宝宝，应能吃面条、鸡蛋、烂碎的鸡鱼虾菜类、小片水果。要注意营养，防止因低蛋白引起水肿或营养不良。④ 心功能较差者，适当控制饮水量，注意尿量及尿色，避免增加心肺负担。⑤ 三顿主食：早餐牛奶、粥、鸡蛋等；中、晚餐应以鸡、鱼、肉、蛋、虾等高蛋白高热量食物为主，新鲜蔬菜为辅，少量米面类食物，以七八分饱即可。⑥ 三次辅食时间：早9～10点，下午2～3点，晚上入睡前。水果为主，辅以质量好的蛋糕、饼干及其他食品。

活动量的控制。一般术后6个月内不主张宝宝进行剧烈活动，如跑、跳等。① 心功能正常者，可在床前屋后走走，晒晒太阳。② 心功能较差者（肝大、水肿、呼吸和心率较快、精神食欲差），则要严格控制活动量，多卧床休息。术后3～6个月，根据宝宝实际情况，因人而异逐渐增加活动量，但仍要注意控制活动量！③ 当出现原因不明的心慌、气短、呼吸困难、紫绀、恶心、呕吐、食欲不振、浮肿明显应及时到医院就诊，查明原因予以治疗，千万不能大意。

出院带药。① 对于不合并肺动脉高压的非紫绀型先天性心脏病宝宝出院带药1个月，1个月复查无特殊情况可停药。② 对于合并肺动脉高压的非紫绀型先天性心脏病宝宝建议服药3个月，一般出院带药1个月。1个月复查时，可根据情况适当调整药量继续用药。3个月时可根据情况减停或继续用药。③ 紫绀型先天性心脏病宝宝术后建议服药3个月，出院带药1个月。1个月复查时可根据情况适当调整药量或继续用药，3个月复查时可根据情况减停或继续用药。④ 对于接受双向格林、房坦、体肺分流等手术的宝宝，术后小剂量阿司匹林服用半年至终生，根据病情调整剂量，不能擅自停药。

如何服药。出院时一般根据宝宝情况要带一些强心、利尿、补钾、血管扩张剂、抗生素、止咳化痰药、退热药等。① 退热药一般体温＞38.5℃才使用，发热及服用退烧药后注意适当增加饮水量。② 当宝宝有痰时，除服用化痰药外，还应鼓励其自行咳嗽排痰，家长可拍背帮助宝宝排痰，必要时食、中指分开，按压气管几次，迫使宝宝咳痰，有助于痰的排出。③ 出院后根据情况服用3～5天抗生素。④ 利尿药应按医嘱服用，注意尿量；不能突然停药，必须根据医嘱停药。⑤ 补钾药应遵医嘱服用，不能多补。服用速尿后，若出现食欲差、恶心、呕吐，要注意低血钾，可去当地医院急查血电解质，纠正电解质紊乱。⑥ 服用血管活性药开博通、万艾可时，须注意有无头晕、低血压等并发症，必要时遵医嘱减量或停用。

复查。复查的目的是为了评估术后恢复情况、调整药物、发现异常情况并及时处理。① 一般于术后1、3、6、12个月到专科医院门诊进行复查，若有病情变化，应及时与医生联系。② 平时应注意宝宝的活动量、精神、食欲、大小便情况、身高体重有无增长，复查时向医生说明。③ 复查后医生会根据情况决定下次复查时间及需不需要继续服用药物。④ 复查时可发现有无房、室缺术后再漏，动脉导管术后再通，瓣膜关闭不全，心包积液等情况。

预防接种。术后预防接种是家长比较关心的一个问题。一般先天性心脏病术后3个月可以进行预防接种。如果宝宝生后从未接种（即未参加基础免疫接种）的，应选择术后3个月宝宝体质最佳时间进行补种。接种后如果出现高热、呼吸和心率加快等，应密切观察病情，必要时与医生联系，进行治疗。现在预防接种机构在给你的宝宝接种时一般会仔细询问宝宝的情况，你需要备好诊断证明书、出院小结等给接种医生参考，不要遗失。

川崎病

定义

该病是一种以全身血管炎症为主要病理改变的急性发热性出疹性宝宝疾病。正式的病名是“皮肤黏膜淋巴结综合征”，于 1967 年由日本川崎富作博士发现，所以也称为“川崎病”。全身血管会出现炎症，并引起发热、出疹等症状，严重的可形成冠状动脉瘤，因此要特别注意。

病因

发病原因尚未完全阐明，目前认为与细菌感染、免疫功能异常等有关。

症状

持续高热、舌头红肿。不明原因的全身血管炎，以下 6 个症状中，同时出现 5 个即可诊断为川崎病：① 持续高热超过 5 天；② 两眼结膜充血；③ 口腔黏膜变化，如草莓舌或嘴唇红裂，甚至出血(见图 3-19)；④ 不同形态的皮疹，广泛分布于四肢和躯干(见图 3-20)；⑤ 颈部淋巴结肿大；⑥手、足出现红斑、浮肿或皮肤脱屑，特别是指尖周围。

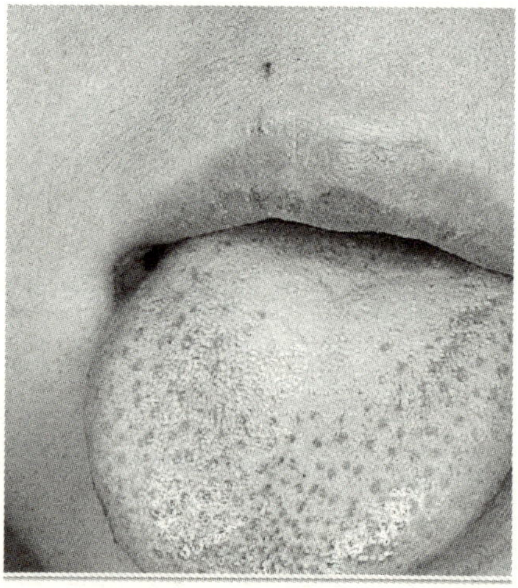

图 3-19　草莓舌

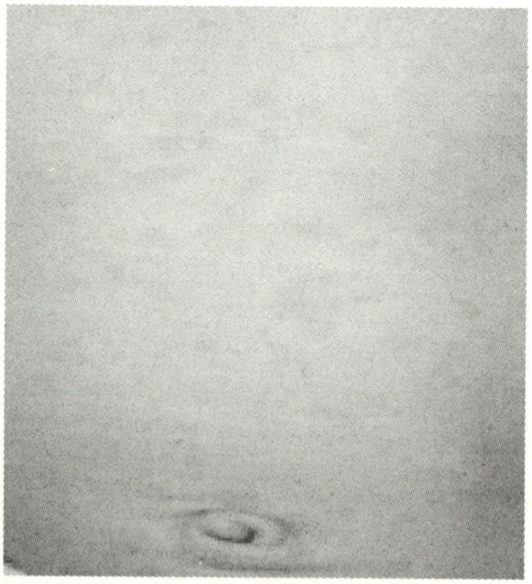

图 3-20　川崎病皮疹

如果感染到川崎病，一开始会发高热达 38℃以上，宝宝哭闹不止，但由于最初只出现发热症状，因此会被误认为是感冒。但发热却持续2～3天不退，川崎病的症状逐渐出现，继而被诊断为川崎病。有些川崎病的宝宝，在接受卡介苗预防接种后，会有发红的情况。

川崎病会造成血管并发症。冠状动脉为供给心肌氧气的重要血管，炎症会引起冠状动脉瘤。动脉瘤日后将会引起心肌缺血缺氧，导致心功能恶化。另外，血液凝结而造成血栓和栓塞。患有川崎病的宝宝中，20%左右会出现冠状动脉瘤。

好发年龄

川崎病好发于4岁以下的宝宝，但也有人认为出生4个月后至1岁也很容易被感染。另外，女宝宝感染的概率较男宝宝高。

家庭处理

出院后也要注意观察。

- 没有后遗症的话，生活方式不用改变，出院后的饮食、活动等跟平常一样即可。
- 预防接种延后。一般川崎病较容易感染的年龄与接受各种预防接种的时期接近。而注射免疫球蛋白后，会造成疫苗接种的效果差，因此预防接种需延后半年左右。
- 服用阿司匹林后，须注意不要得流行性感冒。在有冠状动脉瘤的情况下，出院后需服用阿司匹林，定期到医院做超声波检查。另外，在流行性感冒时期，服用阿司匹林，有可能会引起“瑞氏综合征”。因此，当服用阿司匹林时，若出现流行性感冒，需要暂停服药。
- 为防止再发，必须多注意观察。川崎病患者每100人中，约有3～4人会有再发的可能性。如果再发，须到医院接受检查。
- 保持健康的生活习惯。川崎病可能会出现冠状动脉瘤等血管损害，所以在日常生活上应注意饮食结构，保持健康的生活习惯。

治疗建议

预防引起冠状动脉瘤。被诊断或疑似为川崎病时，一般都会让宝宝住院治疗。医师会进行心脏超声检查，观察是否存在冠状动脉瘤。必须等到所有症状都消失，血管炎症也控制住后才能出院。住院时间一般为2～3周。

特别提醒

定期随访很重要。由于川崎病可并发心肌炎、冠状动脉瘤、心包炎、瓣膜病变以及遗留缺血性心脏病，所以，宝宝即使出院后仍应听从医生的忠告，定期去医院做有关检查，这样有助于早期发现冠状动脉病变或对已发生的病变进行严密地观察，一旦发现异常，应及时采取积极的治疗措施，可以使宝宝早日康复。

消化系统疾病

急性胃肠炎

定义

急性胃肠炎是一种十分常见的急性胃肠道疾病，因病毒和细菌而引起。特点是有明显的饮食不当史，发病突然而恢复也较快。

病因

除了代谢异常、过敏和心理因素等之外，大多数是由病毒和细菌所引起的。

病毒性急性胃肠炎由轮状病毒、腺病毒、肠道病毒等感染所致。而在这些病毒中，肠道病毒多发生在夏天，其他则多在冬春天。从感染到发病，一般需要2～5天的时间。

细菌性急性胃肠炎由空肠弯曲杆菌、葡萄球菌、沙门菌、副溶血性弧菌、肉毒杆菌、大肠杆菌、痢疾杆菌等感染所致。大多数发生在夏天，依照病原菌的不同，从感染到出现症状的时间也不同，最快的在4小时以内就会出现症状。

另外，呼吸道炎症、肾炎、中耳炎等胃肠道以外的疾病，可以由于发热和细菌毒素的吸收而使消化酶分泌减少，肠蠕动增加。不合理地喂养，宝宝吃得过多、过少；或过早、过多吃淀粉类、脂肪类食物；突然改变食物，突然断奶等，都能引起宝宝急性胃肠炎。气候变化，如过冷使肠蠕动增加，过热使胃酸及消化酶减少分泌，也可以诱发急性胃肠炎。

症状

● 病毒性急性胃肠炎。病毒性急性胃肠炎会突然引起食欲不振、呕吐及腹泻，但比细菌性的症状轻。多数是呕吐完后又再腹泻，但也有同时引起呕吐和腹泻的情况，不过呕吐的次数不多。

大便如水状或稀糊状。对于病毒性急性胃肠炎，有的也可能会出现发热、流鼻涕、咳嗽等症状。

● 细菌性急性胃肠炎。细菌性急性胃肠炎的症状，比病毒性的严重，有腹泻、恶心、呕吐、腹痛、发热等症状，且粪便中混有血丝或脓。

细菌性急性胃肠炎大部分是以急性食物中毒发病，如果多数人一起吃下同样的食物，就有可能造成集体性食物中毒。

家庭处理

● 最重要的是多补充水分。即使食欲不佳，也要多补充水分。如有呕吐，可于呕吐完2小时后，用口服补液盐或婴儿用电解质的饮料，以少量多次的方式喂食。若一次喂食太多，有可能会造成反胃，因此必须注意。

● 根据大便的情况，再决定喂食。呕吐症状消失后，请观察大便的情形，再决定喂食。婴儿喂食母乳或牛奶；已开始食用辅食的宝宝，在观察宝宝的情形后，可先以粥等流汁食物喂食，再慢慢地给予容易消化的食物。另外，也要多补充水分。

● 喂食宝宝之前，食物一定要先加热过。由于沙门菌、空门弯曲杆菌及肉毒杆菌是通过食物传染的，因此任何食物在吃之前，一定先要加热。另外，厨房的清洁也很重要。

治疗建议

食物疗法。在家经常会用食物疗法来控制，但如果宝宝症状严重，并有腹泻和呕吐时，应前往医院诊治。另外，有脱水及血便的情况时，则必须立刻前往医院接受检查。出现脱水症状时，应遵照医生的指示，给宝宝多补充水分和盐分。如果宝宝无法喝下的话，则需采用输液的方式来补充。

当无法喝下止泻和止吐药时，可暂时禁食，让胃肠休息，但还是要多补充水分。脱水严重者(体重减少5%～10%、半天左右没有排尿、皮肤干燥、意识模糊等)，就必须住院治疗。

由细菌引起者，虽会使用抗生素，但如果症状轻微，则会采用对症治疗。宝宝呕吐、腹泻失水过多，要及时补充水和电解质；发高热时，可采用物理或药物降温；有代谢性酸中毒或休克时，应及时送医院急救。

食物中毒

定义

食物中毒是由于进食被细菌及其毒素污染的食物，或摄食含有毒素的动植物如毒蕈、河豚等引起的急性中毒性疾病。变质食品、污染水源是主要传染源，不洁手、餐具和带菌苍蝇是主要传播途径。

病因

病因是进食了被细菌及其毒素污染的食物或含有毒素的毒草、河豚等动植物。

家里如果有人感染，将会通过携带者的口腔或粪便，再经由食物将细菌传染给其他人。引起的细菌有葡萄球菌、副溶血性弧菌、沙门菌、肉毒杆菌、空肠弯曲杆菌、大肠杆菌等。根据各细菌的不同，经由口腔到出现症状的时间也不同。

- 葡萄球菌。经由海鲜类、肉类加工品、便当、饭团、三明治等食物进行感染。主要的感染源为烹调者手上的化脓伤口。感染后4小时以内便会出现症状。主要发生在夏天。

- 副溶血性弧菌。副溶血性弧菌喜欢盐分，因此会经由食物、海鲜类等进行感染。从进食后10小时左右便会出现症状。夏天是最容易发生的季节。

- 沙门菌。以动物的粪便或蟑螂为媒介，再经由水、肉类、生鸡蛋等食物进行感染。食物中毒的原因以沙门菌引起的最多。感染后半天至1

天便会出现症状。主要发生在夏秋交接期间。

肉毒杆菌。肉毒杆菌最喜欢没有空气的地方，大多经由密封食品等进行感染，而火腿、热狗、蜂蜜、罐头等为主要的传染源。感染后半天至1天便会出现症状。大多发生在夏天。

空肠弯曲杆菌。以动物的粪便或蟑螂为媒介，再经由水和食物进行感染，特别是肉类。感染后3天左右便会出现症状。任何季节都有可能发生。

大肠杆菌。主要感染源为牛粪、牛肉及牛奶等乳制品、餐具等。但是也有可能经由人来传染。感染后1～8天，便会出现症状。主要发生在夏天。

症状

食物中毒的主要症状为呕吐、腹泻、发热、腹痛等，但有时也会出现头痛。根据所感染的细菌不同，有些会出现血便，如沙门菌等。而感染到肉毒杆菌时，则会引起神经麻痹，甚至会危及生命。

家庭处理

补充水分。呕吐完2小时后，可给宝宝喂食温开水或温的牛奶、米汤等，也可给宝宝喝鲜果汁等，并以少量多饮的方式喂食。但要避免使用生水。呕吐症状消失后，为防止脱水，当宝宝想要喝奶时，可以让他喝。另外，牛奶不需要稀释。

已在吃辅食的宝宝，则可以使用蔬菜汤或苹果泥喂食。

夏天身体较弱，容易造成脱水，更必须要多注意水分的补充。

准备食物时，手和餐具要清洁。食物中毒，最重要的就是预防。在准备食物时，如果手有伤口的话，细菌很容易经由伤口来传染，因此在制作辅食前，必须要洗手。伤口大的情况，必须要包扎。另外，餐具也要清洗干净。为了杀菌，辅食等食物必须要加热60℃以上。

保持清洁的习惯。当家中成员有人腹泻时，其他家人一定要勤洗手。同时尽量避免将外面吃剩的食物带回来，吃剩的婴儿食品也不可以在冰箱中保存太久。

治疗建议

症状轻微时，多补充水分、多休息，即可痊愈。但是，宝宝的免疫力比较弱，症状较容易恶化，如出现腹泻时，必须前往医院诊治。

没有出现发热和腹泻，且有精神，只是大便松软时，可观察半天。当大便的次数增加，且也越来越松软时，则需前往医院诊治。

医院除了会对水分的补充及喂食的方式做说明外，如有血便时，也会做大便细菌培养检查，之后有可能给宝宝服用抗生素和止泻药，以及补充水和电解质。但宝宝如果严重脱水时，必须住院治疗。

根据粪便的检查，会知道感染的细菌类型，再根据所感染细菌的不同，提供不同的治疗方法。所以前往医院时，最好将尿布里的粪便及呕吐物一起拿去。并将之前粪便的情况、颜色、形状告知医生。

小知识

预防食物中毒要做到以下几点：

- 不吃变质、腐烂的食品。
- 不吃被有害化学物质或放射性物质污染的食品。
- 不生吃海鲜、河鲜、肉类等。
- 生熟食品应分开放置。
- 切过生食的菜刀、菜板不能用来切熟食。
- 不食用病死的禽畜肉。
- 不吃毒蘑菇、河豚鱼、生的四季豆、发芽的土豆、霉变的甘蔗等。

食物过敏

定义

食物过敏是由于进食某种食物后造成的不良反应，有呕吐、腹泻及皮肤起疱等症状。轻度食物过敏，会慢慢好转，严重的食物过敏能引起喉头水肿而造成窒息、急性哮喘大发作、过敏性休克，如果不及时有效地抢救，就有可能死亡。所以，对食物过敏，千万不能掉以轻心。

病因

在正常的情况下，食物由胃和肠等消化系统来消化和吸收，且不会产生任何问题。但是有些食物(通常是蛋白质)进入了体内，被体内的免疫系统当成入侵的病原，发生了免疫反应，而引起人体的过敏反应，出现红疹、腹泻等各种症状，则被称为食物过敏。

造成食物过敏的食物，目前有蛋、牛奶、乔麦、大豆、米、小麦、虾等海鲜类，但任何食物都有引起食物过敏的可能性。对于宝宝，引起最多的就是蛋、牛奶、大豆。

1～2 岁开始进食辅食的宝宝，比较容易对食物产生过敏，原因可能是消化道尚未发育成熟。不过，2 岁后的宝宝，食物过敏的机会较少。但也有出生 1～2 个月后的宝宝，对蛋和牛奶出现食物过敏。

症状

食物过敏会出现各种症状，除荨麻疹、发痒、水肿等外，还有呕吐、腹泻、腹痛、头痛、鼻炎、眼睛发痒等症状，有时也会出现血便或血尿。另外，每个宝宝出现的症状不同。有些食用完几小时后就出现，有些则在 2～3 天后才会出现。

食物过敏最严重的症状是过敏性休克，食用完后立刻出现脸色变差、呕吐、呼吸困难等休克症状，有时甚至会危及生命。

家庭处理

- 进行食物限制时，最重要的是遵照医生的指示，不能自行判断。并且在找出引起食物过敏的原因时，可将食用的内容以及当天的身体状况记录下来，方便原因的查找。另外，食物过敏的情形会随着宝宝的成长而逐渐地消失。因此不需要过于担心，如有任何不了解的情况，可以询问医生或到医院诊疗。

治疗建议

根据症状，进行饮食控制。

当出现荨麻疹、呕吐、腹泻等症状时，须前往医院诊治。疑似食物过敏时，为找出发生原因的食物，诊断会先由问诊开始，接着进行血液检查、皮肤点刺试验，最后做食物去除、负荷试验，以确定是否为食物过敏。而造成过敏原因的食物可能是一种或多种。查出引起过敏原因的食物后，尽量不要食用，以防止再过敏。

但是，食物限制也不能太过严格，否则会影响到宝宝的发育，因此医生会根据症状的种类及程度，作出具体的指示。如果症状严重的话，会配合食物限制及服用抗过敏药物。

小知识

食物过敏有时也会改变。

对某些食物，如花生、贝壳、鱼、坚果、荞麦或芥菜等，有的人会立即产生过敏反应，并且一生都会保有这些过敏。但对某些食物如牛奶、蛋、豆奶、小麦等的过敏反应则一般平均于宝宝 6 个月大时产生，而于宝宝 14 个月大后可安全添加，即可随其年龄长大而消失。

当然若其起初的过敏反应程度较严重，则可安全添加过敏食物所需时间通常要延长，即食物过敏反应发作年龄越大、起初的过敏程度越严重、持续时间越长者，对该种食物的过敏反应越不容易消失。但对于花生、鱼贝、坚果、荞麦有立即重度过敏反应的人，通常一生都可能保有这些过敏。对于会过敏的食物（尤其过敏反应会随着年龄的增长而消失的食物），一般是建议每半年左右试着添加一次，由少至多量，看看过敏反应是否减轻或消失。

轮状病毒性肠炎

定义

轮状病毒性肠炎主要发生在婴幼儿，常由 A 组轮状病毒引起，发病高峰在秋季，故名“婴儿秋季腹泻”，B 组轮状病毒可引起成人腹泻。全世界每年因轮状病毒感染导致约 1.25 亿婴幼儿腹泻，其中大多数发生在发展中国家。

病因

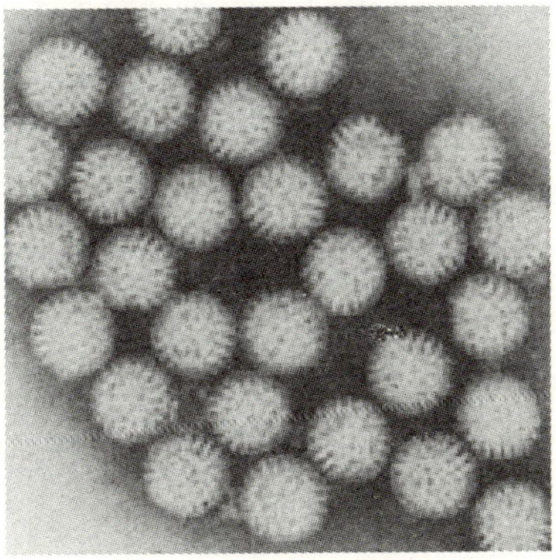

图 3-21 **轮状病毒**

病因由轮状病毒引起，见图 3-21。

病毒侵入小肠上皮，细胞绒毛变短及脱落，导致小肠功能丧失。黏膜双糖酶活性降低，肠腔双糖水解并吸收障碍，被细菌分解而产生有机酸，致使肠内渗透压增加，大量水及电解质进入肠腔，形成腹泻。

轮状病毒主要引起婴幼儿秋季腹泻，也可发生在冬季，世界各地均有发病。成人中也有暴发流行病例。除经粪-口途径传播外，证实可经呼吸道传播。新生儿及婴幼儿受来自母亲抗体保护，故较少发病。

症状

患轮状病毒性肠炎时，会突然同时出现呕吐及腹泻，或呕吐后经过半天至 1 天才腹泻，但有时只会出现腹泻和发热。

潜伏期约 2～3 天，大多症状较轻，少数宝宝有严重症状甚至致死表现。主要症状为水样泻，大便每天 10～20 次，伴呕吐。部分有发热、腹胀等症状。半数左右患儿有轻至中度脱水，或伴电解质紊乱。病程一般 5～7 天，也可在 10 天以上。免疫功能低下的患儿可发生慢性轮状病毒性肠炎，粪便长期排病毒，成为传染源。

另外，有时腹泻会突然停止，而开始出现发热、轻微呕吐等类似感冒的症状。但是多数还是会再引起腹泻。

即使症状轻微，也会呕吐 1～2 天、腹泻 1 周左右，但后遗症较少。

好发年龄

出生后 6 个月至 1 岁的宝宝最容易感染。90％的宝宝会在 2 岁前被感染。

家庭处理

● 多补充水分。为防止脱水，要经常多补充水分。这是家庭护理最重要的事。

如果宝宝胃口不佳时，也不需要勉强喂食，只要多补充水分即可。但是，如果有严重呕吐，暂时不要喂食，等反胃的情况减少，再开始喂食。可使用温开水或温的牛奶、米汤等，也可给宝宝喝鲜果汁等。如果一次喂太多，就会吐出来，因此要以少量多次的方式喂食。

- 等呕吐症状消失后，再开始进食。等呕吐症状消失后，食欲有些许恢复，再开始进食，并在观察排便情况之后，再决定喂食的东西。大便颜色渐渐由白色变为黄色时，便可放心。

- 增加喂母乳次数。在喂母乳的情况下，若腹泻依然很严重时，可缩短每次喂食的时间，并增加喂食的次数。等腹泻改善后，宝宝想要吃时，即可喂食。

- 喂牛奶要少量。在喝牛奶的情况下，若腹泻依然很严重时，请以少量多次的方式喂食，或是使用不含乳糖的牛奶。等腹泻改善后，便可按一般的量喂食。

- 观察排便的情况后，再决定辅食的喂食。如果已经开始喂食辅食的宝宝，当腹泻情况还很严重时，请改为母乳或牛奶、不含乳糖的牛奶、苹果泥、蔬菜汤等饮食。等情况改善后，需要观察排便的情况，再决定喂食清粥、豆腐等柔软易消化的食物。

- 勤换尿布。腹泻时，容易引起尿布疹。为预防尿布疹，要增加换尿布的次数或用温水冲洗，以保持干净。为了不要造成传染，尿布换完后，要记得洗手。如果腹泻或呕吐严重时，要避免泡澡。

- 记录腹泻及呕吐的次数。记录腹泻、呕吐及排便次数，是为了解饮食的水分及食物的吸收情形，以供下次就诊时参考。

治疗建议

宝宝持续呕吐和严重腹泻时，须尽早前往医院诊治。

如果宝宝出现“剧烈呕吐，水分无法顺利补充”、“哭闹不停”、“脸色难看”、“昏睡”时，一定要立刻前往医院诊治。

另外，如果出现痉挛或脱水，必须紧急送往医院。有脱水的情况时，要住院并以输液来补充水分。严重者则可能需住院 1 周左右。

轮状病毒等病毒感染引起的腹泻，只要多补充水分，可根据免疫力的好坏，等待康复。但有时也会使用止泻药。

此外，也会使用抑制胃肠蠕动的药及退热药。如果出院后，持续有呕吐现象，则必须再次前往医院诊治。

预防接种

预防轮状病毒感染有效的方法是口服轮状病毒活疫苗。口服轮状病毒活疫苗受到 WHO 的极大关注，在全球疫苗规划和腹泻病控制规划中，已将口服轮状病毒活疫苗列为重点工作目标之一，以便在发展中国家推广使用，并建议将其列入各国的计划免疫中。

小知识

轮状病毒活疫苗口服后还会感染轮状病毒吗？

轮状病毒活疫苗是动物轮状病毒，它对人无任何致病性，且是经过严格的毒株培养、传代减毒而获得的疫苗生产毒株。其和人具有群、亚群及部分血清型的共同抗原，可激发异型交叉保护，具有良好的安全性和免疫原性。故口服轮状病毒活疫苗可预防轮状病毒感染。

腹股沟疝

定义

小儿科最常见的疝有两种：脐疝与腹股沟疝。早产儿在腹腔内压高的情况下更容易出现腹股沟疝，如经常便秘等引起腹胀易致腹股沟疝。

病因

腹股沟疝是肠管等腹内容物掉落到腹股沟所引起的疾病，俗称“小肠气”（图 3-22）。大多数属于先天

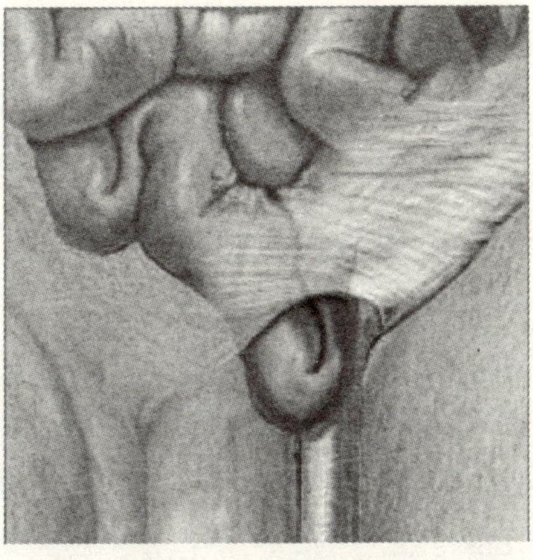

图 3-22　腹股沟疝

性疾病，它的形成与胚胎时期睾丸下降时所带下的腹膜鞘突未完全封闭有关，但也有因事故等原因所造成的。根据调查，每100个婴儿中有2～5人患有腹股沟疝，而男女比例为3∶1～10∶1，当哭闹及腹部用力时，肠管等腹内容物掉落到腹股沟部位上。腹股沟疝多见于男宝宝，但女宝宝也有患病的，肠管及卵巢会从腹股沟掉落到大阴唇。当掉落的肠管等腹内容物无法再缩回腹腔而卡在疝囊内时，称为嵌顿性疝。

症状

腹股沟处有时鼓起，像个乒乓球一样，有时又会缩回。而男宝宝也有可能出现在阴囊，但一般不会有任何疼痛，除非发生嵌顿。

腹股沟疝可发生在腹股沟单侧或双侧。有时必须用手轻轻按压，才会缩回。然而，肠管暂时缩回后，还可能会再度掉落。

疝出的肠管被卡在疝囊颈部，不能还纳回到腹腔，即嵌顿性疝，此时会出现剧烈疼痛及呕吐。

好发年龄

1岁前好发，而嵌顿性疝则在出生后3～6个月的宝宝最易发生。

家庭处理

由于腹股沟疝不会疼痛，且有时掉落的肠管又会自动缩回，有可能会被认为是自然恢复。但是，即使已恢复很长时间，也有再复发的可能性。另外，如果不治疗的话，有可能会造成嵌顿性疝。一旦发觉有异状就必须前往医院诊治。早期发现是最为重要的，注意观察腹股沟部分是否有肿胀，阴囊是否出现红肿。一般在换尿布及洗澡时可帮宝宝进行检查。

治疗建议

当发现腹股沟部位有肿胀时，要尽早前往医院（最好是小儿外科）接受检查，将掉落的肠管等推回原位。

腹股沟部分若有肿胀，即要怀疑是否为腹股沟疝。在没有肿胀的状态下，可用“Silk sign”来确认。所谓“Silk sign”，即有时在腹股沟上方摸到疝囊壁互相摩擦的感觉与丝绸相互摩擦时的触感类似，而以此取其名。如果有“Silk sign”的感觉，那么罹患腹股沟疝的可能性就很大。

腹股沟疝原则上采用手术治疗。及早治疗可以预防嵌顿性疝的发生。有些年长的宝宝由于过了婴儿期很少发生嵌顿的情况，所以父母认为即使有疝也无妨，而轻视医生的手术建议。其实疝对宝宝来说是件麻烦事，跑步时也受干扰。患阴囊疝的宝宝当众裸体时，会被别人取笑、嘲弄。宝宝如果是易害羞的，则容易产生自卑感。

手术可将鞘状突关闭，一般进行手术的时机为宝宝出生2个月以后、体质量超过5千克以上。手术半小时左右即可完成。一般需要住院2～3天。一般手术的切口不明显。如果女宝宝有卵巢异位时，须及早手术，以防止卵巢的损坏。

嵌顿疝手术则要打开疝囊，将肠管放回腹腔，若肠管坏死，则要切除坏死部分，再做肠吻合手术。

以前曾有使用“疝气带”治疗腹股沟疝的方法，但这种方法是以压迫的方式治疗，容易产生睾丸萎缩等不良影响，现已停止使用。

另外，除了腹股沟部分有肿胀外，如出现哭闹不停、脸色难看、反复呕吐、发热、腹部肿胀、阴囊红肿等症状时，可能已引起嵌顿性疝。它会造成生命危险，即使夜间也要立刻前往医院诊治。

特别提醒

当出现疝嵌顿的情况时，往往有家长根据以往的经验，会等待其自行复位，很多时候的确会自行复位，但如果时间超过2小时，则应前往医院治疗，切莫因等待时间过长，造成肠管坏死等严重后果。

小知识

1. 为什么男宝宝较容易患腹股沟疝？

一般男宝宝较容易患腹股沟疝，这是由于宝宝睾丸在妈妈怀孕3个月前是在腹腔内的，妈妈怀孕5个月左右时开始从腹部往下降，等到怀孕妈妈7个月左右，睾丸就会落在阴囊内。

睾丸下降时，所带下来的腹膜鞘状突在出生之前一般会完全关闭。但是也有未完全闭合的情形，此时腹腔内的肠管掉落到阴囊内或腹股沟便会形成腹股沟疝。而男宝宝之所以容易患有此病，主要因为和腹膜有鞘状突连接的关系。

2. 何为嵌顿性疝?

嵌顿性疝指的是腹股沟疝掉落在腹股沟的肠管无法回复原位的状况。如果不治疗的话,肠管便会嵌顿在疝囊内,引起剧烈地疼痛,有时也会出现呕吐和发热。宝宝如果有这样的情况,便会大声哭闹。

肠管嵌顿在疝囊内,会造成血液循环障碍,以致肠管坏死。因此怀疑可能是嵌顿性疝时,必须紧急前往医院接受检查和治疗。嵌顿性疝的手术是将绞结的部分切开,确认肠管的状况后,再将肠管推回原位,而已经坏死的肠管则要切除。

脐疝

定义

脐疝是肠管等从脐部凸出,造成脐部鼓出及缩回,俗称"凸肚脐"。脐疝一般不会出现疼痛,且多数会自行愈合。见图 3-23。

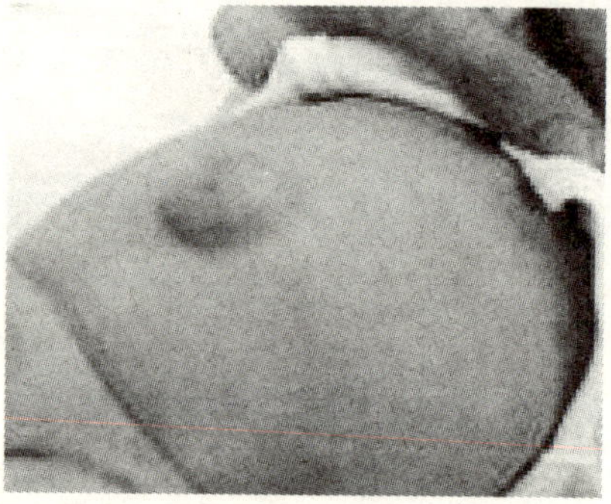

图 3-23 脐疝

病因

脐疝是脐部下的肠管等经脐环突出腹腔,约 20%的新生儿可能会出现此症。在脐带进入宝宝腹壁的地方有一个脐环,在出生前就会关闭,但有些宝宝则必须经过 1 年以上才会关闭。在腹内压力增高的情况下,网膜或肠管即经脐部薄弱处突出形成脐疝。

脐环关闭不严以早产儿多见,所以脐疝的发生率以早产儿为高。

症状

脐部可回复性肿块是最重要的临床表现,尤其在宝宝啼哭时更为明显,一般无其他症状。脐疝只要范围不是很大(直径 5 cm 以下),就能够自然回纳,多在宝宝 2~3 个月时痊愈。由于宝宝腹壁及疝环均较柔软,嵌顿甚为罕见。

家庭处理

腹压增加会导致脐疝变得明显,所以必须要消除这方面的原因。对稍不如意就哭、性格急躁的宝宝应该尽量多抱一抱。大便很硬，排便很费劲的话，就给宝宝喂一些麦芽汁或者果汁，使大便变软。晒太阳少的宝宝会缺钙，肌肉的收缩变弱，也容易引起脐疝。所以冬天出生的宝宝，过 1 个月之后应该经常接触室外的空气和阳光。新生儿及年龄较小的宝宝最好不用硬币紧压脐环的方法，若使用不当可引起脐部发炎、肿胀以致穿破。年龄较大的宝宝可用胶布固定脐部帮助愈合，如果脐周围有湿疹或对胶布过敏者则应慎用。尿布应兜在脐部敷料的下方，避免大小便污染，敷料被污染后应及时更换。每次更换胶布时，应将胶布痕迹擦去，观察皮肤有无红肿现象。

治疗建议

等宝宝逐渐长大，腹部的肌肉发育成熟，且腹腔的容积变大后，脐部凸出的肠管等便会自然地缩回。

大多数宝宝在 2 岁时，脐疝会变得比较不明显。如果 3 岁后，还是很大(直径大于 1.5 cm)，无法恢复的话，应去医院诊治，可采用手术治疗。

脐疝和腹股沟疝不同，所以一般不用担心会变成嵌顿性疝。

肠套叠

定义

肠管套入肠管内导致肠管阻塞，或肠管的一部分重叠成二层甚至三层而引起的疾病，称为肠套叠(图 3-24)。宝宝会出现腹部疼痛，且突然哭闹的现象，但数分钟后又平静无恙，此现象会反复出现。由于会有生命危险，因此必须紧急前往医院诊治。

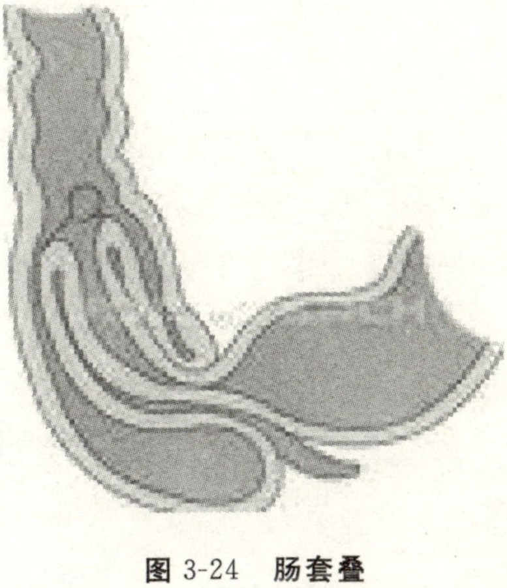

图 3-24　肠套叠

病因

肠管的任何部位都有可能会发生，但出现最多的是末端小肠(回肠末端)套入大肠内。套入的肠管被外侧的肠管捆紧，而造成食物和血液无法畅流。引起肠套叠的促发因素较多，如肠炎、腹泻、高热、饮食改变等。腺病毒也可引起肠系膜局部淋巴组织病毒性炎症，刺激自主神经而导致肠蠕动紊乱，发生肠套叠。如果患有肠息肉或肿瘤、麦克尔憩室（回肠憩室）等疾病，更容易引起肠套叠。

症状

原本精神不错的宝宝，因突如其来的腹痛而尖叫哭闹、脸色苍白，大多数还会出现呕吐。宝宝由于无法用言语表达，只好以大声哭闹的方式来表示。若用手触摸腹部，会感觉有硬块。过几分钟腹痛停止后，又平静无恙，但 10～30 分钟后，会因再度疼痛，而再次哭闹不休。如此反反复复，身体也开始精疲力尽。

呕吐物最初是淡黄色，但因反复呕吐，渐渐可能会出现黄绿色，而粪便也会混有血丝。除腹痛哭闹外，血便无疑是肠套叠的重要症状。粪便中最初会混有血丝，症状持续到后来，就出现类似果酱的粪便，多发生在发病后 8～12 小时。

好发年龄

常见于出生 4 个月后的宝宝，特别是出现在比较肥胖的宝宝身上，男宝宝比女宝宝多 2～3 倍。过 1 周岁以后发病会大大减少，超过 4 岁后，几乎就不会出现了。

家庭处理

平时注意饮食卫生，进食要定时定量，勿过食生冷、寒凉的食物。注意保暖，保护腹部勿受寒冻。

肠套叠如果治疗延迟，会危及生命，所以只要一出现，即使半夜也要紧急前往医院。家长应当密切观察病情变化。注意观察宝宝的一般情况，如阵发性哭闹、呕吐等，特别是粪便的性状（果酱样大便）。如果有血便的话，请将尿布上的粪便连同尿布一起拿去医院化验。

治疗建议

肠套叠可通过触诊和超声波检查、灌肠等来进行诊断。

当症状出现后 24～48 小时内，一般会以空气灌肠的方式，将空气由肛门灌入，利用压力将肠管推回原位。门诊观察或住院 1～2 天后，确认肠套叠没有复发，便可出院。出院后 3 天，即可恢复正常生活。

但是，如果肠套叠严重，空气灌肠无法将肠管推回原位，恐有肠破裂等危险时，就会进行手术。若发病时间超过 24 小时以上，肠套叠部分可能会引起肠坏死，因此手术的必要性也随之增加。

在手术的情况下，必须住院 1～2 周。如果为肠息肉或肿瘤、美克尔憩室（回肠憩室）、淋巴结增生等原因造成的肠套叠，会针对原因进行切除手术，并在术中将肠套叠推回原位。但如果套叠的地方发黑坏死，就必须将坏死部分切除，再做吻合手术。

特别提醒

在发病 30 分钟以内，第一目击者必须想到有肠套叠的可能性。最不幸的是，母亲和最初看病的医生都没注意到是肠套叠，等病情恶化后出现肠穿孔，引起腹膜炎后才将宝宝送到外科去手术。

贲门松弛

定义

食管与胃入口的交界处，称为贲门。贲门松弛为该部位的一圈环状肌肉松弛引起的。胃内容物逆流进入食管而造成呕吐。该病 1 岁后就会自然痊愈。

病因

该病为贲门松弛造成的。

症状

喂奶后，因宝宝体位的变动而造成吐奶，但是吐出物没有黄色胆汁。除了会吐奶外，并不会影响食欲，大便也一切正常。

家庭处理

因贲门松弛，宝宝容易吐奶，所以一次喂奶的量，不可太多，应以少量多餐的方式喂食。另外,喂奶后可轻拍宝宝背部,将胃中空气排出。不妨将宝宝抱直,或将枕头垫在宝宝上半身的下方,让宝宝能保持上半身坐立的姿态,以防止逆流。

另外,当宝宝吐完后,不可以马上又进食,需间隔2小时左右。

治疗建议

一般在出生后3个月,贲门肌肉逐渐发育成熟后,就会自然痊愈。最迟也会在1岁左右便会自然痊愈。

当体重没有增加时,必须要去医院诊治。

先天性肥厚性幽门狭窄

定义

胃和十二指肠的交界处称为幽门。因为幽门肌肉异常肥大,而造成胃内容物很难流到十二指肠,所引发的一系列症状称为先天性肥厚性幽门狭窄。

病因

由于幽门先天性肥厚增生导致幽门管腔狭窄,而引起上消化道不完全性梗阻。以先天性的较多,但目前原因不明。每2 000个婴儿中,就会有1个婴儿出现这样的疾病,其中又以男宝宝居多。

症状

宝宝的胃和成人的胃不同,如同酒壶立着的形状,胃的入口是与食管相接的贲门。在贲门肌肉未发育成熟前,吃下和喝下的东西,很容易造成逆流。如果原本就有容易呕吐的症状,且又有肥厚性幽门狭窄的话,呕吐的情况就会更严重,且吐的方式也会越来越剧烈,会表现为“喷射性呕吐”。

这也是新生儿呕吐常见的原因之一,一般生后2～4周,少数生后1周,也有延至生后3～4个月才发生呕吐的,开始是溢奶,以后逐渐加重,为喷射性呕吐,呕吐物不会混有胆汁,因此和喝下的母乳或牛奶的颜色几乎是一样的。吐后宝宝有饥饿感,想吃奶,此病在腹部可见蠕动波,在右上腹可扪及橄榄样硬块,在胃空虚时较易触及。

呕吐完后再进食，还是会再次吐出，如此反复会造成宝宝营养不良，精神状况越来越差。且体重没有增加，逐渐消瘦。另外，又因无法补充水分，而引起脱水，皮肤也变得干燥，尿量及大便量减少，全身显得精疲力尽。

家庭处理

先天性肥厚性幽门狭窄的治疗方法只有手术，手术的效果很好。呕吐时应让宝宝侧卧，以免引起吸入性肺炎。术后需加强护理，喂奶量开始不可过多，有些患儿术后还可能吐奶，家长不必担忧，不久就会好转。

治疗建议

尽早进行幽门肌肉切开手术。因为宝宝胃的构造，容易造成呕吐，但生理性的呕吐，并不会使体重减轻。如果宝宝呕吐，但体重有增加，且有活动力的话，那么呕吐的情况就不需要担心。但若为剧烈呕吐，则必须前往医院儿科诊治。

是否为肥厚性幽门狭窄，通过触诊、超声波和 X 线检查即可知道。如果是肥厚性幽门狭窄，则必须接受手术治疗。

特别提醒

诊断确定后，治疗必须先输液，改善体内的酸碱平衡，等情况稳定后，再进行手术将幽门肌肉切开。手术时间大约 1 小时，而手术后经过 12 小时，即可喂奶，但必须住院 7～10 天。

先天性巨结肠

定义

人的肠管为了将其内容物运送到出口处，总是要不停地舒张、收缩蠕动。其最终的控制部位，则存在于肠黏膜下的神经节。如果直肠的神经节先天性缺如的话，那么直肠部分就会像铅管一样，不能蠕动。这样，粪便就会停留在直肠以上结肠的，结果使结肠像气球一样扩张起来。以前因只见到结肠扩张的现象，故而命名为巨结肠症。

病因

直肠或结肠远端的肠管持续痉挛，粪便淤滞于近端结肠，使该段结肠肥厚、扩张。先天性巨结肠又称无神经节细胞症，由于发病的肠管（以直肠、乙状结肠多见）没有神经节细胞，因而处于痉挛狭窄状态，丧失正常的蠕动和排便功能，粪便、肠气蓄积于近端结肠，致使近端结肠继发性扩张、肥厚，逐渐形成了巨结肠改变。先天性巨结肠是新生儿消化道发育畸形中比较常见的一种，占消化道畸形的第二位，其发病率为 1 ∶2 000～1 ∶5 000，以男宝宝多见，有家族性发病倾向，其发病原因除与遗传因素有关外，还与胚胎发育过程中肠壁内微环境改变有关。

症状

正常新生儿几乎全部在出生后 24 小时内排出第一次胎便，2～3 天内排尽。先天性巨结肠患儿由于发病的肠管处于痉挛狭窄状态，胎便不能通过，所以 24～48 小时内没有胎便排出，或只有少量，必须用肥皂条或灌肠等方法处理才有较多胎便排出。一般在 2～6 天内即出现部分性甚至完全性低位肠梗阻症状，出现呕吐，可能次数不多、量少，但也可为频繁呕吐，呕吐物含有胆汁或粪便样液体；肚子胀大，为全腹膨胀，有的极度膨胀，肚皮发亮。辅助通便后症状即可缓解，但数日后便秘、腹胀、呕吐又出现。少数患儿经过新生儿最初几天肠梗阻期后，可有几周甚至几个月的“缓解期”，患儿可有正常或少量的间隔排便，但以后迟早会出现顽固性便秘。由于反复发作，患儿多出现体重不增。还可能会出现小肠结肠炎（有腹泻）、肠穿孔、营养不良等并发症，严重者可导致死亡。

家庭处理

帮助宝宝保持排便是重点。开塞露、肥皂条塞肛门是最常用的方法，效果不佳可采用扩肛的方法（手指或者扩肛器），注意动作应轻柔，并使用液体石蜡或其他润滑液。对于腹胀、便秘严重的宝宝，则必须定期灌肠来帮助排便，灌肠时应用大量的温生理盐水（灌洗出入量要求相等，忌用高渗、低渗盐水或肥皂水）。常规是在 1 啤酒瓶的温开水中，放入 1 勺半食盐，就会得到类似于生理盐水浓度的溶液（9 g 盐溶入 1 000 mL 蒸馏水中）。

特别提醒

用饮用水灌肠由于渗透压的关系会引起脱水，并容易引发休克。

治疗建议

一般需要手术治疗。先天性巨结肠的治疗有非手术治疗、肠造瘘术、根治性手术，一旦确诊，一般均应进行巨结肠根治术才能根治。痉挛肠段短、便秘症状轻者，可先采用综合性非手术疗法，包括定期用等渗盐水灌肠、扩肛、甘油栓、缓泻药，并可用针灸或中药治疗，避免粪便在结肠内淤积。若以上方法治疗无效，虽为短段巨结肠亦应进行手术治疗。肠造瘘术适用于并发小肠结肠炎、肠穿孔或全身营养状况较差者，是通过手术将正常肠管拖出固定于腹壁后造一瘘口，使大便由此排出，为一过渡性治疗措施，约1～2个月后再行巨结肠根治术。术后应训练患儿排便习惯，并在医生指导下定期扩肛，共3个月，以提高远期疗效。近年来巨结肠根治手术年龄已从1～2岁提前到生后6个月甚至更早，在新生儿期施行一期巨结肠根治术者越来越多，可避免小肠结肠炎、营养不良等并发症的发生，取得了很好的疗效。手术方式也由繁变简，即由经腹-会阴变为经肛门手术。目前，经肛门巨结肠根治术因其操作简便、住院时间短、术后恢复快、并发症低等优点，逐渐成为流行术式。

应早期诊断以避免严重并发症发生。假如新生宝宝有胎便排出延迟、腹胀、便秘、呕吐等表现，应及早前往医院的小儿外科，请专科医生帮助判断是否患有先天性巨结肠，早期诊断、早期干预对于避免发生严重并发症至关重要。

肝炎

定义

当肝脏因病毒、药物、毒素、酒精的破坏，而造成肝脏细胞损伤、变性、炎症，以致无法发挥肝脏的正常功能，即为肝炎。患者容易出现疲倦、食欲不振、腹胀，有的会出现皮肤和眼白发黄。根据感染的病毒种类的不同，感染途径、发病时间、治疗方式也不同。

病因

药物性肝炎是指由药物等引起的肝脏炎症，如雷米封（治疗结核病药）、消炎痛（解热镇痛消炎药）等；酒精性肝炎是由长期多量饮酒引起的；细菌性肝炎是由细菌引起的；病毒性肝炎是由病毒引起的，现在人们常说的肝炎指的就是病毒性肝炎。

肝炎多数情况是感染到肝炎病毒所引起的。约有 95％的慢性肝炎都是由病毒性肝炎所引起，目前已知的肝炎病毒有甲、乙、丙、丁、戊及庚型等。其中乙型肝炎占 80％。

- 甲型肝炎。甲型肝炎病毒主要经由消化道传播。从感染者的粪便污染的水源、食物等经由手的接触后食入体内，为最典型的“粪-口传播”。潜伏期 2～4 周。

- 乙型肝炎。主要分为垂直感染与水平感染。垂直感染：若母亲为乙型肝炎患者，会造成母子垂直感染。可为胎儿在经过产道时，接触到母亲的血液所感染到的。水平感染：接触到乙型肝炎携带者的血液或体液，再经由皮肤或黏膜的伤口侵入而感染，如输血、刺青、纹眉、穿耳洞、针灸、打针、共用牙刷、性行为等。潜伏期 28～285 天。

- 丙型肝炎。丙型肝炎病毒主要经由输血、医疗行为来传染。感染途径中虽然也有母子垂直感染，但和乙型肝炎比较起来，概率相当低。潜伏期 7～180 天。

- 非病毒性肝炎。引起的原因很多，包括酒精性、化学性物质和其他细菌病毒等所引起的。

- 婴儿肝炎综合征。1 岁以内的婴儿，如果出现了黄疸、肝脾肿大、肝功能异常等为主要表现的症状，就称为婴儿肝炎综合征。

症状

婴儿肝炎综合征的表现主要是黄疸，有的是在新生儿生理性黄疸完全消退后，又再发生黄疸；也有的是生理性黄疸一直持续不消，黄疸逐渐加重。黄疸的表现主要是眼巩膜、皮肤黄染和尿发黄，甚至染黄尿布，如是梗阻性黄疸，由于胆汁不能进入肠道，大便发白，称陶土色大便。腹部由于肝脾增大、胀气而膨胀，有时可见明显的腹壁静脉曲张。

病毒性肝炎的黄疸是继新生儿黄疸消退之后，再次出现的。除了黄疸外，若还出现呕吐、腹泻等症状就要留心了，这可能是肝脏功能损害的现象。罹患甲型肝炎，多数会痊愈并产生抗体，只有极少的人会发生暴发性肝炎。

据统计，全世界无症状病毒携带者（HBsAg 携带者）超过 2.8 亿，我国约占 9 300 万，目前我国有乙肝患者 3 000 万，可说是我们的“国病”。可怕的是初期都没有症状，但病毒却持续在体内，有不少病例是经过数十年后才出现症状，往往为时已晚，不易治疗。

特别提醒

丙型肝炎，很容易变成慢性疾病，慢慢地持续在体内进行为慢性肝炎，经过 15～25 年后，逐渐变成肝硬化或肝癌的可能性相当高。

家庭处理

持续定期接受检查。乙型肝炎和丙型肝炎，需要定期接受检查。虽然辛苦，但为了防止症状的恶化，还是要遵从医生的指示，持续定期地接受检查。

洗手和预防接种等。病毒性肝炎的首要任务为预防感染。甲型肝炎病毒，为手接触到感染者的粪便而被感染，或是被遭到污染的水源和食物来进行传播的。因此杜绝“病从口入”，最重要的就是洗手。

另外，出外旅游时，也很容易感染到甲型肝炎，因此出发前可先注射球蛋白，或接受预防接种。同时，要注意不可饮用生水。

母亲是携带者的情况下，从怀孕开始，就要向医生咨询。如果母亲是乙型肝炎或丙型肝炎的携带者，在生产前要告诉医生，并向医生咨询有关预防的方法。

治疗建议

当宝宝的黄疸一直都不消退时，就必须前往医院诊治，检查是不是肝炎。如果是的话，还要弄清楚是什么型的肝炎。等诊断确定后，须由有经验的肝脏专科医师进行治疗，且不同的肝炎治疗方法也不同。

甲型肝炎。甲型肝炎大部分都会自然痊愈，不会造成慢性携带者或引发肝癌。但仍有少部分会变成暴发性肝炎，必须要住院治疗。如果家中原本就有乙型或丙型肝炎，感染到甲型肝炎后，更要提高警觉。尤其宝宝都没有甲型肝炎的抗体，因此要尽早治疗。

乙型肝炎。乙型肝炎需定期追踪，才能早期发现早期治疗（至少6个月一次）。若为暴发性肝炎，则必须进行抗乙肝病毒药物（如拉米夫定和干扰素等）治疗。

为了有效预防乙型肝炎的母子垂直感染，刚出生的宝宝可接受一剂乙型肝炎免疫球蛋白及按时接种3剂疫苗注射。若家中有人感染乙型肝炎，宝宝需要尽早接受疫苗接种。

丙型肝炎。感染到丙型肝炎后，为了不让肝脏功能受到影响，和乙型肝炎一样，必须定期接受检查与治疗。如果确定病毒活动感染应进行干扰素等治疗。

婴儿肝炎综合征。婴儿肝炎综合征部分会自然痊愈，但也会发生症状恶化的情况，因此需要前往医院诊治。在医院会进行病毒、胆道闭锁以及遗传代谢性疾病等的相关检查，进行相关护肝对症治疗，进一步明确病因，以期从根本上解除病因。实际上，这一治疗过程也是诊断逐渐明确的过程。

神经系统疾病

热性惊厥

定义

热性惊厥是婴幼儿最常见的惊厥性疾病。其定义为发生在婴幼儿期的伴有发热的惊厥发作，并排除中枢神经系统感染及曾有无热惊厥病史者。本病应与癫痫相鉴别，后者以反复发作的无热惊厥为特征。

病因

惊厥往往发生在发热初期，是体温高达 38℃以上引起的短暂抽搐（也称为痉挛）。痉挛的发作，多数是在体温突然上升时，或发热 24 小时内。而引起痉挛的发热原因，有幼儿急疹、急性上呼吸道感染、流行性感冒等。

一般认为热性惊厥是因发热而造成脑细胞异常兴奋的现象。如果家中有人曾有热性惊厥的病史，则宝宝罹患热性惊厥的概率也会增加。但是，对于引起的原因以及容易患病的体质，目前还不清楚。

症状

当宝宝突然发生痉挛时，多数妈妈会感到惊慌。热性惊厥表现为，呼吸突然停止，脸色发青，意识不清，两眼上翻，牙关紧闭（有的甚至会把舌头或嘴唇咬破），全身发硬或四肢抽搐，抽搐持续半分钟至 2 分钟，抽动停止后患儿转入睡眠状态，醒后除体温较高外，其他情况尚好。热性惊厥复发率比较高，大约 1/3 的患儿在再次发热时会复发。

好发年龄

好发年龄多数是在出生 6 个月～3 岁。一般而言，6 岁前的宝宝，2％～4％会出现热性惊厥，而发作过一次的幼儿，约有 1/3 会再次复发。

家庭处理

当宝宝第一次出现痉挛时，不可慌张，最重要的是留意观察他的发作情形，并做适当地对症处理。

- 让宝宝侧躺，且不可将任何物品塞入宝宝口中。先让宝宝侧躺，并解开束缚物。仰卧易使呕吐物流入气管，造成窒息，因此必须要侧躺。有的家长为避免宝宝痉挛时咬到舌头，将筷子或毛巾塞入宝宝口中让宝宝咬，但实际上痉挛时是不会咬舌的，而将东西塞入口中，反而容易造成危险。也不可让宝宝喝水以及压住宝宝身体。

- 要留意观察宝宝发作的情形。仔细观察宝宝发作的情形，就诊时向医生说明。如是否有眼球上翻、四肢抽搐是否左右两侧相同、发作持续时间等。另外，发作停止后，要记得测体温。

治疗建议

发作停止后，须前往医院接受检查，确定是否为热性惊厥还是脑膜炎，或是因其他疾病所引起的。

另外，当有“痉挛停止后，又再次发作、有意识昏迷”等状况时，必须叫救护车紧急送往医院。若发热时，热性惊厥反复发作，此时可使用抗痉挛的药物来预防，但须由医生决定。

预防惊厥发作，可在患儿发热时使用安定栓剂（目前国内还未普及应用），或口服安定片，如高热不退，6 小时后再用药一次。原则上只能使用两次。上述方法对惊厥发作有较好的预防效果。但要注意，用药须在医生指导下进行。

为预防复发，也有人提出了长期用药，即不论是否发热，每天坚持服药。但热性惊厥发病率很高，而严重后遗症只是少数，一律长期服药会造成大多数患儿不必要的负担。且所使用的药物也可引起嗜睡、兴奋不安、多动等副作用。

特别提醒

- 值得注意的是，热性惊厥对于日后的发育生长很少会有影响。但是，当出现痉挛时间过长、只有身体单侧痉挛及没有发热却痉挛等情况时，则可能隐藏着其他疾病，或可能变为成癫痫，要及时去医院诊治。
- 曾有过热性惊厥的宝宝，经过一段期间后，便可接受预防接种。至于接受预防接种的时间，须由医生决定。有些预防接种注射后，有可能会引起发热，可根据容易发热的时间使用抗痉挛药物。

小知识

热性惊厥会转变为癫痫吗？

热性惊厥一般预后良好，仅有极少部分患儿可转变为癫痫，留有后遗症，其发生率为热性惊厥的 2%～3%。当热性惊厥患儿出现以下危险因素

时，预示转变为癫痫的概率增高

- 复杂性高热惊厥。发作时间长约 15 分钟；局限性发作；低于 38℃时发作；一次发热连续发作数次。
- 热性惊厥多次复发。
- 热性惊厥前有神经系统异常、发育异常、智力低下或围产期异常。
- 首次发作在 1 岁以内。
- 家人有癫痫或热性惊厥史。

屏气发作

定义

屏气发作是一种特殊类型的呼吸方面的神经官能症，是婴幼儿时期较常见的疾病，是宝宝激烈哭泣时所引起的痉挛，称为屏气发作，又称愤怒惊厥。导致屏气发作的主要原因是宝宝大脑发育不完善，对植物神经和情绪活动的调节控制能力较差。

病因

一般认为是因宝宝的脑部尚未发育成熟，对于激烈的承受力较差，才会引起屏气发作。由于没有任何的后遗症，也不会对脑的发育造成影响，因此可以不用担心。等到宝宝 5～6 岁时，自然就不会再发生。

症状

其主要表现为患儿遇到恐惧、痛哭、发怒、挫折等不良刺激之后，出现急剧情感暴发，哭叫及过度换气，接着就屏气、呼吸停止、口唇发紫及四肢强直。严重者出现意识丧失、全身强直、角弓反张、四肢肌肉阵挛性抽搐。全过程 1 分钟左右，重者持续 2～3 分钟，然后全身肌肉放松，呼吸、神志恢复。部分宝宝发作过后可有短暂发呆，亦有宝宝立即入睡。

屏气发作的次数不定，严重者一天数次。随着年龄的增长，发作次数逐渐减少，5～6 岁以后，一般不再发作。

屏气发作时需与癫痫相鉴别，屏气发作前常有明显诱因，并以突然出现的屏气和呼吸暂停为起点，继之出现紫绀、意识丧失和抽搐，经常出现角弓反张,发作时脑电图正常。而癫痫患儿先出现抽搐,然后才出现紫绀,且有特殊的脑电图改变。

治疗建议

屏气发作,不需要任何特别的治疗。如果明确知道是因哭泣而引起痉挛的话,不需要特别的检查。但如果发生原因不清楚,要检查是否为癫痫时,则要进行脑电图检查。因此,如有发作时,必须前往医院诊治。

和热性惊厥相同,都要留意观察。发作时的应对方法亦和热性惊厥相同。

特别提醒

对于曾发生过屏气发作的宝宝,不可以认为"不能让他哭泣"。其实当宝宝大声哭泣时,只要安抚宝宝的情绪,哄宝宝即可,不需要太过紧张。

癫痫

定义

癫痫是多种原因引起的脑部神经元群阵发性异常放电所致的发作性运动、感觉、意识、精神、神经功能异常的一种疾病。

病因

很多原因都可以引起癫痫,特别是大脑皮质的病变。

癫痫发作是由于脑细胞异常兴奋所致,发病率极高,甚至有"每100人就有1人患有癫痫"的说法,因此这并不是少见的疾病。但对于癫痫,到现在还是持有"精神病的一种"、"无法痊愈的疾病"等根深蒂固的错误观念,其实癫痫大部分是可以用药物来控制的,也可跟一般人一样过正常人的生活。

很多原因都可以引起癫痫,一般认为与下列四种因素有关

- 遗传因素。在一些有癫痫病史或有先天性中枢神经系统及心脏畸形的患者家族中,容易出现癫痫。

脑损害与脑损伤。在胚胎发育中，受到病毒感染、放射线照射或其他原因引起的胚胎发育不良，可以引起癫痫；胎儿生产过程中产伤也是引起癫痫的一个主要原因；颅脑外伤也可引起癫痫。

颅脑其他疾病。脑肿瘤、脑血管病、颅内感染等。

环境因素。男性患儿较女性患儿稍多，农村发病率高于城市。另外发热、精神刺激等，也是癫痫发生的诱因。

症状

癫痫有各种发作的类型，如突然丧失意识、眼球上翻、全身抽搐(即全身性大发作)和无法站立倒在地上的全身抽搐(倒地发作)等。

出生后3～10个月的宝宝，出现最多的是婴儿痉挛综合征。发作时，头突然往下点，手往内弯像是抱住东西的样子。一天内会出现多次这样的发作。婴儿痉挛综合征发生后，大部分也会逐渐出现神经发育迟缓的现象，但最近的治疗已能降低发育迟缓的现象。

家庭处理

在没有发作的情况下，可和一般人一样正常生活，不需要因过分担心而限制宝宝的生活，造成过度保护。因为在没有发作的情况下，健康状况也是没有改变的。发作时的处理包括以下方面

立即躺下，将宝宝侧卧或仅使头部侧向一边，使宝宝口腔分泌物易于从口中流出。

维持呼吸道通畅，松开过紧的衣服。

如果宝宝躺卧在床榻上，不可远离，以免跌落，发生意外。

发作时不要试图塞任何东西到宝宝口中，更不要硬把咬紧的牙齿撬开。

预防意外伤害，移开周围尖锐、硬、烫之物，以免宝宝受伤。可用枕头、棉被等软物围护在宝宝四周。

仔细观察与记录发作的形态、持续时间，可作为医生的参考。

不需做人工呼吸，尤其是口对口人工呼吸，因易将呕吐物挤入肺部，造成窒息。

发作持续超过5分钟以上仍不止时需即刻送往医院进行救治。

特别提醒

如对癫痫有任何不清楚的事宜，可询问医生，尽量让宝宝能健康生活以及配合接受治疗。

治疗建议

没有发热却出现痉挛，有可能会被怀疑是癫痫。因此，必须将发作情形详细地告诉医生。医生了解发作的情形后，会结合脑电图检查来诊断是否为癫痫。如果患有癫痫，即使没有发作，也会出现特殊的脑电图改变，可以作出确切的诊断。

另外，还可应用CT、MRI（磁共振）等影像学检查方法，以及血液、尿液检查等，分析引起癫痫的原因及种类。

癫痫的治疗主要是根据癫痫发作的种类，选择适合使用的药，最重要的是坚持每天服用。

癫痫药物需要服用2～3年，因此父母会比较辛苦，但药量会逐渐减少，甚至有可能完全停药。

脑膜炎

定义

脑膜炎是由于病毒和细菌感染脑膜所致而引起炎症的疾病。此病通常为细菌或病毒感染身体某一部位的并发症，如耳部、鼻窦或上呼吸道感染。并出现高热、呕吐、剧烈头痛等症状。脑膜炎最重要的是早期发现、早期治疗。

病因

通常由细菌或病毒引起。

柯萨奇病毒、埃可病毒、腮腺炎病毒（流行性腮腺炎）等病毒所感染的称为病毒性脑膜炎或非细菌性脑膜炎。

β族链球菌、大肠杆菌、B型流感嗜血杆菌、肺炎双球菌等细菌所感染的则称为细菌性脑膜炎或化脓性脑膜炎。

病毒性脑膜炎较细菌性脑膜炎容易治疗，而细菌性脑膜炎的症状却容易变严重，甚至还会留有后遗症。

症状

较大点的宝宝会出现持续高热、反复呕吐、剧烈头痛、头部僵硬等症状，而婴幼儿，不一定都会发热，但会出现异常哭闹、胃口变差等。

由于头部僵硬，因此触摸到头部或抱宝宝时，宝宝会感到疼痛而哭闹，有可能会引起抽搐及意识丧失等情况。

宝宝的囟门（头顶柔软部分）在正常情形下是微微凹陷的，但患了脑膜炎的宝宝的囟门却是隆起而崩紧的。

治疗建议

如果怀疑宝宝得了脑膜炎，会施行腰椎穿刺，抽取脑脊髓液来进行检查。根据脑脊髓液的检查结果，可知道是病毒性或细菌性脑膜炎。如果是细菌性脑膜炎，脑脊髓液培养后也能知道细菌的种类。

病毒性脑膜炎若症状轻微，有些不需要特殊治疗就能恢复，但是更多是很严重的情况，应到医院治疗。反之细菌性脑膜炎则必须要尽早接受抗生素治疗。抗生素治疗从住院开始，以输液的方式进行 2 周以上才行。有时怀疑是细菌性脑膜炎时，在检查结果出来前，就会进行抗生素治疗了。

另外，当宝宝食欲变差，无法喝下母乳或牛奶，造成水分及营养无法摄取时，可进行输液来补充营养和水分。为了防止脑压过高，医生还会使用脱水剂。

脑膜炎最重要的是早期发现、早期治疗，为了不要造成诊断的延误，当发现宝宝“没有精神，逗他也不笑”、“不喝奶”等与平常有异的表现时，需尽早前往医院诊治。

小知识

头顶上的前囱门。

宝宝的脑是由头骨覆盖保护着的。头骨是由 5 块骨头组合起来的，婴幼儿时期，骨和骨之间会有缝隙。

触摸宝宝的头时，会发现头顶上有个部位没有骨头，而且非常柔软，这个部位就称为前囟门。

每个宝宝的前囟门大小不一样,大概在1岁以后,就会变得不明显,到了1岁半时,便会自动关闭。当脑膜炎或脑炎时,脑组织水肿会造成前囟门隆起,宝宝的前囟门在未关闭之前,可根据前囟门的状况来有效地进行诊断。

头后方也有比前囟门缝隙小的后囟门,这个部位大概在出生3个月后就会关闭。

病毒性脑炎

定义

病毒性脑炎是因感染病毒,造成大脑实质炎症的疾病。该病轻重差别很大,既有高热不退者,也有仅为低热者。通常都有不同程度的头痛、呕吐、精神和面色差、困倦多睡。重者可有惊厥、昏迷、肢体瘫痪、呼吸节律不齐等表现。有时甚至会危及生命。

病因

病因为感染病毒所致。多数为流行性感冒、麻疹、风疹、水痘、流行性腮腺炎等所引起的并发症。

此外,病毒通过蚊子传染的流行性乙型脑炎(简称乙脑),因有效地实施了预防接种,传染的机会减少,但也无法保证完全不会被传染。由于目前尚无非常有效的治疗方法,因此必须定期接受预防接种。

另外,容易引起严重后遗症的还有感染单纯疱疹病毒的单纯疱疹病毒性脑炎。

症状

由于病变部位与病变程度轻重不同,病毒性脑炎的症状及体征多种多样。弥漫性脑炎常先有全身不适,很快出现昏迷、惊厥,同时伴有发热。脑干型脑炎常以面神经瘫痪、呛咳、吞咽困难、肢体麻木无力等表现为主,尚有动眼神经麻痹、假性球麻痹等表现。

由于病毒的种类不同,脑炎的表现也就多种多样。乙脑最易引起高热、抽搐、昏迷。发病急骤,进展迅速,致残率及病死率均较高。

单纯疱疹病毒引起的脑炎病情亦十分严重，脑部不但有炎症、水肿，而且出血、坏死等亦较多发生。

腮腺炎脑炎是流行性腮腺炎的一个并发症。患儿除腮腺肿痛外，逐渐产生头痛、呕吐等症状，提示脑部可能受到损害。有的患儿在腮腺炎好转后才出现脑炎症状。极少数患儿始终无腮腺炎的症状，一开始即表现为脑炎的症状。

治疗建议

病毒性脑炎在儿科疾病中属于急症，死亡率高达10%～30%，一般而言，存活下来的也有30%～50%会留下或多或少的神经性后遗症，所以早期诊断、早期治疗尤为重要。

脑炎虽然是发生概率很低的疾病，但如果是得了麻疹、水痘、腮腺炎等疾病且有好转的情况下，却出现嗜睡、精神差、反复呕吐的情况，便要想到得脑炎的可能，要立刻前往医院诊治。医生会进行CT、MRI(磁共振)、脑电图、脑脊髓液等检查，也会进行脑组织水肿及痉挛的治疗。如果是病毒性脑炎，会使用抗病毒的药物。

特别提醒

为了有效防止并发症，一定要接受麻疹、风疹、腮腺炎、水痘、流行性感冒等预防接种。

脑积水

定义

脑积水是脑脊液生成或循环吸收过程发生障碍而致脑脊液过多，压力增高，扩大了正常脑脊液所占有的空间，从而继发颅压增高、脑室扩大的总称。

病因

在人的大脑中有若干个腔隙，被称做脑脊液的透明液体所充盈。脑脊液不停地产生，并按一定的通道循环，最后被吸收。如果循环通道阻塞、脑脊液吸收障碍或分泌过多等，都会导致某个脑室空间的扩张，压迫脑室和颅骨之间的脑实质，使其变薄。脑积水的宝宝因颅缝尚未闭合，头颅常迅速增大。产生脑积水的常见原因包括先天性畸形、胎儿宫内感染、颅内出血、肿瘤或其他如某些遗传性代谢疾病、围产期及新生儿窒息、严重的维生素 A 缺乏等。

症状

宝宝脑积水最重要的体征是头围进行性增大。宝宝出生后数周或数月内头颅进行性增大，前囟也随之扩大和膨隆。头颅与躯干的生长比例失调，如头颅过大过重而垂落在胸前，头颅与脸面不相称，头大脸小，前额突出，下颌尖细，颅骨菲薄，同时还伴有浅静脉怒张，头皮有光泽。前囟扩大、张力增高，竖抱患儿且安静时，囟门仍呈膨隆状而不凹陷，也看不到正常搏动时则表示颅内压增高。随着脑积水的进行性发展，颅内压增高的症状逐渐出现，尽管婴儿期的颅缝具有缓冲颅内压力的作用，但仍然是有限度的。婴儿期颅内压力增高的主要表现是呕吐，由于宝宝尚不会说话，常以抓头、摇头、哭叫等表示头部的不适和疼痛，病情加重时可出现嗜睡或昏睡。当叩诊患儿头部时常有一种空洞感和低沉的音响，因此称为“破壶音”(麦克尤恩征)。脑积水进一步发展，可使第三脑室后部的松果体隐窝显著扩张，压迫中脑顶盖部或由于脑干的轴性移位，产生类似帕里诺眼肌麻痹综合征，即上凝视麻痹，使宝宝的眼球不能上视，出现所谓的“落日目”征。以上为婴儿脑积水的特有体征。其他尚有头颈控制力差、腱反射增强、痉挛性瘫、斜视(第Ⅵ颅神经麻痹所致)、视觉障碍、眼球震颤、共济失调和智能发育不全等。

家庭处理

如果能够做到早期诊断、早期手术，并不是所有的大头宝宝都会发展成脑积水。所以应经常给宝宝测量头围，若发现宝宝头围增大明显快于同龄儿，前囟饱满，应及早到医院就诊。每个宝宝在出生后数周头部都是迅速增大的。还有的是家族因素，宝宝的头明显偏大。要断定是正常还是异常，要请专科医生诊断。如果出现了头痛、喷射性呕吐、嗜睡等症状，必须立即去医院诊治。

治疗建议

如果不能及时处理脑积水，会影响宝宝的智力发育。如能早期发现、及时处理，智力尚能恢复正常。所以作为宝宝的父母，要仔细观察，如发现宝宝有上述症状，应及时前往医院做B超或CT检查帮助确诊，以争取早期治疗。还要预防颅内感染和颅内出血，如果患有颅内感染或颅内出血应及时彻底地治疗，以防脑膜粘连引起脑积水。

特别提醒

脑积水的治疗可分为保守疗法和手术治疗两种。保守治疗要经常保持头高位，限制饮水，服用利尿剂，其效果不明显。手术治疗的方法较多，目前国内使用最多的是脑室-腹腔分流术，就是通过手术将硅胶管一端放入侧脑室，另一端放入腹腔，中间埋在皮下并通过防返流泵相连，使高压的颅腔中的脑脊液流入腹腔。依靠腹膜的吸收功能吸收脑脊液，缓解脑室内压力，使脑细胞生长发育正常。如果脑脊液引流通畅，头颅变形只是暂时的，新生儿骨质柔软，易变形也易恢复，所以家长勿须为此而担忧。

泌尿生殖系统疾病

泌尿道感染

定义

泌尿道感染是指病原体直接侵入尿道，在尿液中生长繁殖，并侵犯尿道黏膜或组织而引起损伤。按病原体、侵袭的部位不同分为肾盂炎、膀胱炎和尿道炎。

病因

在正常情况下，肾脏到膀胱之间的泌尿道是无菌的，保持泌尿道无菌的机制包括尿的酸性、尿流通畅性、尿液的正常排空机制、输尿管及尿道括约肌的完整性、免疫和黏膜的屏障作用等。泌尿道感染是指肾脏、肾盂、输尿管、膀胱、尿道口之间的尿道因受细菌感染而引起的疾病。

对畸形的泌尿道，许多不同的细菌都能引起感染，但对基本正常的泌尿道，致病的细菌通常为对膀胱和输尿管的移行上皮有特异附着因子的大肠杆菌。根据统计，在泌尿道感染的宝宝中，男宝宝是2/3，女宝宝是1/3。

一般尿道为单向通行，尿在无菌的状况下被排出。但是潜藏在粪便中的大肠杆菌，有时会进入尿道，感染膀胱和肾盂，或是细菌通过血液或淋巴，进入肾盂而引起感染。当感染到肾脏和肾盂时，称为肾盂肾炎；感染到膀胱，则称为膀胱炎。宝宝一旦尿道感染，扩散的机会相当高，多数会转变为肾盂肾炎。有极少数患儿会因肾盂肾炎而造成败血症。败血症为细菌大量在血液内繁殖，严重者会造成身体各器官衰竭及休克。

若宝宝本身尿道有异常，如尿道狭窄、闭锁等会造成尿液回流到输尿管的现象，这样感染的机会会大增，不过，多数会随着年龄的增长，这些异常会消失，感染的机会会减低。

症状

当肾脏和肾盂受到感染时，不会和感冒一样，产生流鼻涕或咳嗽等明显的症状，却会突然高热达38℃以上。宝宝会出现哭闹不休、食欲不振及腹泻和呕吐。

当膀胱受到感染时，不一定会发热，而是会出现排尿疼痛、尿频等症状，由于有的宝宝还不会说话，因此有多数患儿不一定会被发现。另外，有些膀胱炎，遭受病毒感染时，也会出现血尿。

家庭处理

- 屁股和会阴部要保持清洁。由于女宝宝尿道较男宝宝短，因此细菌较容易入侵，而导致泌尿道感染。至于男宝宝，大部分则是因为包皮太紧、太长，容易藏污纳垢，更易引起泌尿道感染。但如果有粪便时，应尽早帮宝宝换尿布，以保持清洁。特别是女宝宝，应保持会阴部的清洁。

- 不要憋尿，养成提早上厕所的习惯。如果宝宝已经学会上厕所，要教导宝宝便后应由尿道口往肛门处擦拭，以避免感染。另外，由于憋尿容易造成细菌繁殖，因此要养成提早上厕所的习惯。

治疗建议

宝宝在感染初期，没有流鼻涕或咳嗽等症状，但却突然出现高热时，要尽早前往医院诊治。

在没有明显的症状，却只出现高热的情况下，除泌尿道感染外，也可能是罹患中耳炎和幼儿急疹。检查时，可能会因咽喉多少有些红肿，而被诊断为感冒。但若发现不同，可主动告诉医生，如“家中没有人感冒”等。

如果怀疑为泌尿道感染时，应先进行尿液检查。而尿液中若混有细菌及排除细菌的白细胞，就表示为泌尿道感染了。另外，也会进行血液检查，通过检测白细胞的数目等来了解炎症的程度。

尿液以贴“尿袋”来收集，对于男宝宝而言可能较简单。反之，女宝宝则可能会有漏出或粪便污染的情况。

因高热、排尿困难时，会经输液来补充水分。若为婴幼儿的话，则必须要住院治疗，经静脉输注抗生素。退热后，尿液中已经没有细菌和白细胞时，即可出院。住院时间约 1 周，出院后短时间内继续服用抗生素，便可痊愈。

另外，即使没有住院，在家服用药物治疗，以及出院后服用药物等，都必须遵守医生的指示。至于尿液检查，也必须遵守医生的指示定期接受随访。

当家长认为宝宝已恢复活力，而擅自停药，或不再进行随访时，很可能会因无法痊愈，而导致再次复发。一旦再次复发，产生肾功能恶化的机会很大，因此为了宝宝，在治疗上必须坚持到底。

在反复感染 2～3 次的情况下，就要检查尿道是否有畸形或异常等现象。一般而言，初次就诊时，若肾盂有红肿的迹象，医院就会进行检查。等宝宝退热后，医生会采用超声波和 X 线造影等方法，来检查尿道的形状是否有异常、膀胱的输尿管是否有逆流、逆流程度如何等。

不过这些异常的现象，多数会随着年龄的增长而消失。因此若发现问题时，可先观察一阵子。但是，在还没有痊愈之前，泌尿道感染会反复发生，而造成肾功能受损，因此必须要持续服用防止再发的抗生素，并且定期接受随访。

特别提醒

抗生素的服用，依照个人的情况来决定，有些人须持续服用。服用量比在医院治疗时还少，所以在副作用上无须担心。在不复发的前提下，宝宝可过着正常的生活，但要注意不可忘记服药。

尿道异常和膀胱输尿管逆流若无法自然痊愈的话，须服用预防复发的抗生素。但如果一再复发，担心输尿管和肾盂的感染会扩散，造成肾功能受损时，则必须进行手术治疗。

隐睾

定义

出生之前，宝宝的睾丸没能从腹部下降到阴囊，而是停留在下降途中的任何一处，也就是说一侧或双侧睾丸不在阴囊内，而是停留在腹股沟区或腹腔中，则称为隐睾。

病因

内分泌失调、睾丸本身及附睾发育缺陷、解剖异常是造成睾丸不能正常下降到阴囊的原因。早产儿常有这种情况，这是因为睾丸在下降前，宝宝就出生的缘故。

症状

隐睾主要症状为阴囊内摸不到睾丸。隐睾患儿约 2/3 为单侧，1/3 为双侧。单侧中右侧较左侧为多，这与右侧睾丸较左侧下降迟有一定关系。要注意的是，睾丸并不一定完全停留在腹腔内，而是停留在腹股沟和阴囊附近。一般而言，几乎都会在 1 岁前自行下降。

阴囊是容纳睾丸、副睾、输精管等的皮肤囊袋，并具有松弛及收缩的功能，以保护睾丸不受温度高低的影响，能正常地制造精子。当温度下降时，阴囊会收缩来提高温度。阴囊在温度调节中扮演了重要的角色，为睾丸提供合适的环境。

对于临床摸不到的隐睾，常常需要采用特殊的诊断方法来做隐睾的定位检查。B超检查是目前最常用的方法。

另外，睾丸除了制造精子外，也会分泌男性激素。当接近青春期时，睾丸就会慢慢变大，男性激素分泌增加，男孩开始长出胡须、变声，肌肉和骨骼也会成长，即出现所谓的“第二性征”，隐睾一般不影响激素的分泌。

家庭处理

有些隐睾，在健康检查中没有被发现。因此家长可以自己用手来触摸，加以确认，如果摸不到睾丸，就要前往医院检查。

治疗建议

隐睾虽然要等到1岁左右才会开始下降，但若一直没有下降，就需要通过手术将睾丸固定在阴囊内。阴囊以比体温低的温度来保护睾丸。如果睾丸长时间停留在腹腔内，处于较高的温度，会使睾丸制造精子的能力受到破坏，甚至导致不育。因此建议在1岁半时进行手术治疗，最迟也应在2岁前完成。有报告说，2岁前做手术的宝宝长大后87%具有生育能力，而3～4岁才做手术的，长大后只有57%具有生育能力。

手术时会剖开腹股沟，将睾丸固定在阴囊内，松解且拉长连接的输精管和血管。手术后必须要住院5～7天。而术后的生活方式要完全遵从医生的指示。

鞘膜积液

定义

鞘膜积液又称阴囊水肿，是液体积聚在睾丸周围，位于睾丸固有鞘膜两层之间。鞘膜积液可以与腹腔相通（鞘状突未闭，液体自由流动），也可以不相通（通常位于阴囊内）。见图3-25。

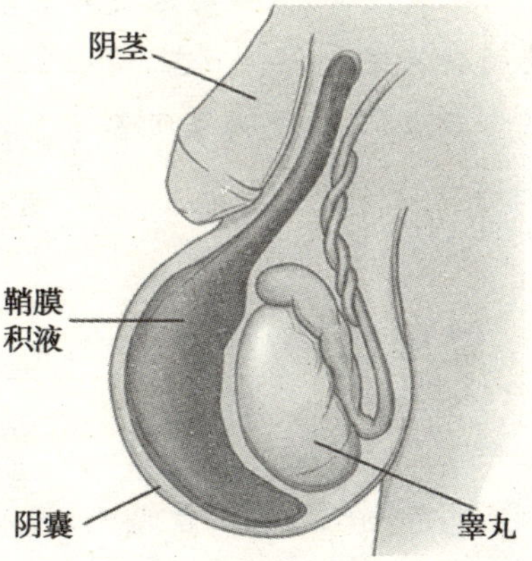

图3-25　鞘膜积液

症状

多数为单侧阴囊水肿，大小虽

然不同，但有些和鸡蛋相仿，有张力，不会造成疼痛感。每天包块大小发生改变的是交通性鞘膜积液。积聚的液体，大部分会由身体吸收掉，且在1岁时，睾丸和腹膜之间的鞘状突也会自然关闭。

家庭处理

没有特殊的护理可以改善鞘膜积液的情况，建议常带宝宝去医院检查鞘膜积液的情况。也可以在家定期测看宝宝鞘膜积液的情况，测看方法是：在暗室内，用电筒照射宝宝睾丸处，看透亮度的情况，可以了解宝宝鞘膜积液量的增多与减少。

治疗建议

若发现阴囊肿大时，必须前往医院小儿外科检查。阴囊水肿有并发腹股沟疝的可能性，因此是否有腹股沟疝，必须要进行详细地检查。如果为阴囊水肿，用手电筒照射时，可以看到阴囊有透光的现象，而腹股沟疝则不会有此透光现象。但是，一般不要自行判断，必须要接受专科医生的检查。

特别提醒

医院检查时，会使用触诊、光照射及超声波检查。若诊断为鞘膜积液，大部分会自然痊愈，不需要特别的治疗，只要定期接受检查和在家观察即可。生活起居也不需要任何改变。不过，万一肿大的情形比鸡蛋还大，也没有消退的迹象时，医生会通过手术关闭和腹膜相连的鞘状突。一般而言，建议在1岁以后进行手术，术后一般不会有任何后遗症，但是如果阴囊有再度肿大时，必须再次就诊。

肛周脓肿

定义

肛门周围出现红肿及硬块，称为肛周脓肿。

病因

肛门和直肠的交接处遭到滞留的细菌感染而引起肛门周围出现硬块。硬块会红肿及疼痛。

此病较常发生于男宝宝。肛门和直肠附近黏膜的皱褶，容易滞留细菌，细菌感染到内侧的肛门腺，造成肛门周围红肿化脓。经多次的复发后，就可能形成肛门瘘管。瘘管为肛门周围红肿的硬块破裂，由肿块到肛门周围的皮肤、肛门内、直肠内出现小管，并有脓水流出。

症状

肛门周围出现1～3个红肿的硬块，有时会化脓，并出现发热。当碰到患处时，宝宝会感到疼痛，有时会因疼痛而睡不着，甚至大声哭闹。

如果形成瘘管，则反复出现脓水，当脓水流出后，疼痛就会减缓；反之，当脓水再次蓄积时，则又会出现疼痛。宝宝瘘管出现的部位，多数比成人表浅。

家庭处理

在治疗痊愈之前，要多注意保持臀部的清洁。当大便完后，可用温水帮宝宝清洗屁股，可用PP粉（高锰酸钾）稀释液坐浴，擦干后再穿上尿布。同时也要勤换尿布。

治疗建议

当发现宝宝肛门周围出现红肿及有硬块时，要尽早前往医院小儿外科接受检查。治疗时，为清除细菌会注射或服用抗生素。若脓肿变大变软，会切开脓肿引流。

肛门瘘管和肛周脓肿的治疗方法相同，皆使用抗生素及切开脓肿引流。但是，瘘管严重时会手术清除瘘管及附近的炎症组织。另外，若无法痊愈的话，可试试不穿尿裤，有时反而会痊愈。

包皮龟头炎

定义

包皮龟头炎是阴茎、阴囊及龟头等部位因未能彻底清洁，加上包皮过长,长期藏污纳垢而引发的炎症。一般刚出生的婴儿,前端的龟头被包皮包得紧紧的,但是过了青春期,包皮会渐渐与龟头分离。

病因

阴茎内藏污纳垢,易造成细菌繁殖,而引发炎症。通常包着尿布的宝宝较容易感染。

另外,当包皮的开口太小,导致阴茎龟头翻不出来的现象,称为“包茎”。包茎有两种类型,一种是用力将包皮往后拉能露出龟头的,称为“假性包茎”,即包皮粘连;反之,则称为“真性包茎”。日常生活中发现的包茎,绝大多数属于前者,一般不需手术治疗。

症状

当发生包皮龟头炎时,宝宝阴茎前端会有红肿及疼痛,甚至流脓等症状。此外,小便时也会有疼痛感。对于包尿布的宝宝以及喜欢用手去抓弄“小鸡鸡”的宝宝,最容易感染这种疾病。

家庭处理

预防包皮龟头炎须勤给宝宝换尿布及洗澡时经常清洗宝宝的包皮龟头,平常多保持阴茎的清洁。同时,要教导宝宝不可用手去抓“小鸡鸡”。

如果宝宝有假性包茎的情况,洗澡时尽可能帮他将包皮翻开,轻轻地帮他清洗。如此一来便能有效地预防包皮龟头炎。但需注意的是,清洗完毕后,上翻的包皮应及时复位,以免发生包皮嵌顿,使龟头不能回复包皮内,且充血发紫。一旦出现包皮嵌顿,应及时送医院治疗。

治疗建议

当阴茎红肿疼痛时,要前往医院小儿外科诊治,并使用医生开给的处方药,如服用抗生素与用 PP 粉稀释液坐浴。在症状轻微的状况下,只需坐浴即可。

如果诊断为假性包茎,待炎症消退后,行门诊包皮分离治疗,分离成功后仍应经常上翻包皮及清洗包皮,即可避免再次发生粘连。分离后数日内可有包皮水肿,这时用温盐水泡洗即可消失。若再粘连可再采用同法略做处理。

真性包茎则须与专科医师详细讨论，有些真性包茎会随着年龄的增长而使龟头翻出来，因此 3 岁之前，多数是采用观察的方式，但如果 3 岁过后，情况还是没有好转时，则建议尽早手术治疗。宝宝手术需采用全身麻醉。

尿道下裂

定义

尿道下裂是发生在男宝宝中的一种常见先天性发育异常，是指尿道外口比正常位置靠后的疾病。尿道下裂发生率约为每 300 名男宝宝中有 1 例。有研究显示，自 20 世纪后期开始，尿道下裂的发病率在全球呈现不明原因的增长趋势。这可能是都市化所带来的污染对胎儿发育造成的影响。

病因

尿道下裂是一种多因素遗传性疾病，其病因可能与染色体异常、基因突变、环境因素等有关。性别的区分及尿道的形成始于正常情况下妊娠 8 周，完成于妊娠 15 周，如在此期间胎儿的睾丸酮缺乏或作用不足，尿道发育可停顿，造成尿道沟未闭合而形成不同类型的尿道下裂。尿道下裂可以分为轻度、中度和严重三种。对于严重的尿道下裂，主要是因为雄激素代谢途径中的基因缺陷(如还原酶或雄激素受体缺陷)所导致。不过，这个解释并不能解释中度和轻度尿道下裂的病因。而对于污染因素，有可能是因为污染物威胁到正常的雄激素代谢途径和正常的细胞信息传递。对于这些污染物的来源，很大可能是来自人类在日常生活中排入大自然中的雌激素样活性物质，如用于谷物生长的杀虫剂、自然植物源的雌激素、药物及塑制品的副产品。

症状

患有此症的宝宝，在出生后就被发现外生殖器与正常宝宝不同：阴茎短小并向腹侧弯曲；阴茎头小而扁平，无包皮包裹，包皮堆积在阴茎背侧；尿道开口不在阴茎头部而在阴茎腹侧，畸形严重的开口于会阴部。阴囊发育不良再加上分裂，就像女宝宝的大阴唇一样，很容易把男宝宝误认为是女宝宝或阴阳人(两性畸形)。的确,严重的尿道下裂同时伴有双侧隐睾,是很难从外观上与两性畸形相区别的,有时还需通过性染色体的鉴定才能区分。根据尿道外口位置不同,可分为下列几种类型:① 龟头型:尿道外口位于龟头近端;② 冠状沟型:尿道外口位于冠状沟腹侧;③ 阴茎型;④ 阴茎阴囊型;⑤ 会阴型。大约70%的患儿尿道开口于阴茎远端和冠状沟处。

尿道下裂将对宝宝造成严重的生理与心理紊乱,给宝宝带来很大的痛苦。例如,由于尿道开口异位和阴茎下弯,宝宝不能直立排尿,只能像女宝宝一样蹲踞,上学后这种心理损害更加严重。因为生殖器的形态异常,因而不愿意与人交往,怕被人发现,受讥笑,表现出自卑和羞涩感,严重的可导致为性格内向、精神抑郁。

家庭处理

- 每日温水坐浴,勤换内裤,保持会阴及外生殖器的清洁。
- 注意保持会阴部温暖,防止因皮瓣遇冷收缩而导致排尿困难。
- 要随时注意尿线粗细的变化,如果尿线逐渐变细,并出现排尿困难时,应及时去医院诊治。

治疗建议

尿道下裂大多需要手术治疗,否则会影响宝宝阴茎的正常发育,无法自主排尿,甚至会影响宝宝成人后的性心理、性生活及生育。最佳的手术时期是1～3岁。理想的尿道下裂矫正手术,必须完全矫正阴茎的弯曲,外观满意,使宝宝成年后能进行性生活;尿道修补或延长后,尿道口能达到龟头正中,排尿通畅。有一次或分次尿道成形术。最常见的并发症是尿瘘、尿道狭窄、切口感染等。龟头型尿道下裂无排尿困难的可以不手术。

血液系统疾病

缺铁性贫血

定义

缺铁性贫血是宝宝的常见病，主要发生在 6 个月至 3 岁的宝宝。具有小细胞低色素性、血清铁和运铁蛋白饱和度降低、铁剂治疗效果良好等特点。目前各种营养缺乏症都已明显减少，但缺铁性贫血仍是常见的威胁宝宝健康的营养缺乏症。

病因

在生长发育最旺盛的婴儿时期，如果体内储存的铁被用尽而饮食中铁的供给不足或消化道对铁的吸收不足以补充血容量和红细胞的增加需要，即可发生贫血。

母亲妊娠期间有缺铁性贫血，与婴儿贫血并无肯定的关系，因为胎盘可将血清铁含量低的母体内的铁运送到血清铁含量高的胎儿体中，无论母亲缺铁与否，或饮食的质量如何，输入用同位素标记的铁后，约有 10%的铁会进入胎儿体内。故出生时，无论母亲有无贫血，新生儿的血红蛋白、血清铁蛋白和血清铁含量并无明显差别，与母亲的血红蛋白并不成比例。即使母亲患中或重度贫血，婴儿的血清铁蛋白仍可在正常范围内。

早产儿及低出生体重儿体内的铁量与其体重成正比，出生体重越低，体内铁的总量越少，发生贫血的可能性越大。

长期少量失血，虽每天失血量不多，但铁的消耗量已超过正常，即可造成贫血。长期腹泻和呕吐、肠炎、脂肪痢等，均可影响营养的吸收。急性和慢性感染时，宝宝食欲减退，胃肠道吸收不好，也能造成缺铁性贫血。

症状

大多数贫血起病缓慢，开始多不为家长所注意，至就诊时多数患儿已为中度贫血。症状的轻重取决于贫血的程度和贫血发生、发展的速度。

可以发现宝宝烦躁不安或精神不振，不爱活动，食欲减退，皮肤黏膜变得苍白，以口唇、口腔黏膜、甲床和手掌最为明显。学龄前和学龄儿童此时可自述疲乏无力。

缺铁性贫血患儿较易发生感染。

家庭处理

- 饮食对贫血预防很重要，故首先应将婴儿喂养好。母乳中铁虽不够，但其吸收较好。如不能用母乳喂养时，应选用强化铁配方奶喂养。或尽早在食物中加铁，呼吁食品部门制造生产强化铁的婴幼儿食品，可在牛奶、谷类、面粉中加入硫酸亚铁。

- 定期体检。及时给宝宝做好健康检查工作，定期进行贫血检查，以便早期治疗轻症患儿。

- 及时治疗宝宝消化系统病变和肠道寄生虫病，积极预防和控制各种感染性疾病。对疾病恢复期宝宝，注意营养素的供给。

- 居室环境要安静，空气要流通。由于贫血宝宝抵抗力低，容易感染疾病，如消化不良、腹泻、肺炎等，因此宝宝尽量少到公共场所和人多的地方去，并注意勿与其他患者接触，以避免交叉感染，因感染后能使贫血加重。

- 在医生指导下服用铁制剂。铁制剂最好在两餐之间服用，以利于吸收，因为铁质对胃黏膜有刺激，服后易产生恶心呕吐。同时避免与牛奶、钙片同时服用，也不要用茶喂服，以免影响铁的吸收。铁制剂用量应遵医嘱，用量过大，可出现中毒现象。

治疗建议

发现有贫血要到医院就诊，医生会检查宝宝贫血的原因。

多数发病的原因是饮食不当，故必须改善饮食，合理喂养。有些轻症患儿仅凭改善饮食即可治愈。在改善饮食时，首先应根据宝宝的年龄给以合适的食物。由于宝宝消化能力较差，更换和添加辅食必须小心。一般在药物治疗开始数天后，临床症状会逐渐好转。逐渐添加辅食，以免由于增加食物过急而造成消化不良。1 岁左右的宝宝可加蛋类、菜泥、猪肝和肉末等。宝宝必须纠正偏食，给予富含铁质、维生素 C 和蛋白质的食物。

贫血较严重时，医生会根据宝宝贫血的原因，给予口服铁剂或相应治疗。

由于发病缓慢，机体代偿能力强，一般不需要输血。对于重度贫血或合并严重感染或急需外科手术者，会采取少量多次输血的方法。

血小板减少性紫癜

定义

宝宝血小板减少性紫癜以原发性血小板减少性紫癜多见，是宝宝最常见的出血性疾病。其特点是血液中血小板破坏过多，血小板计数低下而引起紫癜。本病是一种与免疫反应相关的出血性疾病。

病因

多数血小板减少性紫癜患儿的病因不明，急性患儿发病前 1 周，常有上呼吸道感染等诱发因素，如病毒、细菌感染或预防接种史。慢性患儿常起病隐匿，多数病因不清。但并发病毒或细菌感染时，血小板减少和出血症状加重。

已经证明，血小板减少性紫癜与免疫反应相关，患者血清中大多数存在抗血小板抗体，会造成血小板的破坏增加。

症状

血小板减少性紫癜的特点是皮肤黏膜广泛出血，宝宝多为散在性针头大小的皮内或皮下出血点，形成瘀点或瘀斑；四肢较多，但也可为全身性瘀斑或血肿。

有的宝宝以大量鼻衄或齿龈出血为主，常见呕血或黑便，多为口鼻出血时咽下所致，发生真正胃肠道大出血者并不多见。约 1%的患儿发生颅内出血，成为血小板减少性紫癜致死的主要原因。

家庭处理

- 急性起病的宝宝，主要于发病 1～2 周内出血较重。发病初期应减少活动，避免创伤，尤其是不要碰到头部，重度者宜卧床休息。

- 做好宝宝喂养，给予足量液体和易消化食物，避免消化道黏膜损伤，减少出血倾向。

- 衣服宜宽大、柔软，减少对皮肤的摩擦，保持皮肤清洁，经常用温水擦洗，及时更换内衣、内裤。
- 注意剪平患儿的指甲，避免搔破皮肤，防止皮肤挤压和外伤。
- 不要玩尖锐玩具，以免损伤皮肤。

治疗建议

发现有皮肤出血点要到医院就诊，医生会检查宝宝出血的原因。急性期医生会要求住院治疗。

一般会采用肾上腺皮质激素治疗，会酌情静脉输注大剂量免疫球蛋白，血小板输注或血浆置换只会应用到少数严重患儿。急性原发性血小板减少性紫癜，多有自限性，预后良好。

极少数患儿如一直未获完全缓解，医生会建议切脾或应用免疫制剂治疗。一般在缓解期均不需特殊治疗，但应避免外伤，预防感染。有时轻微呼吸道感染即可引起严重复发。

特别提醒

药物剂量调整要医生决定，如果减量过快或突然停药，会导致原病复发或加重，还可引起许多不良反应。所以要严格按医生要求按时、按量用药。

骨关节、肌肉疾病

先天性髋关节脱位

定义

宝宝的腿平常如同青蛙一样，为膝盖弯曲张开的姿态。但因为某种因素，使髋关节的股骨头脱离了骨的凹臼，而造成外张困难，这就是先天性髋关节脱位。见图 3-26。

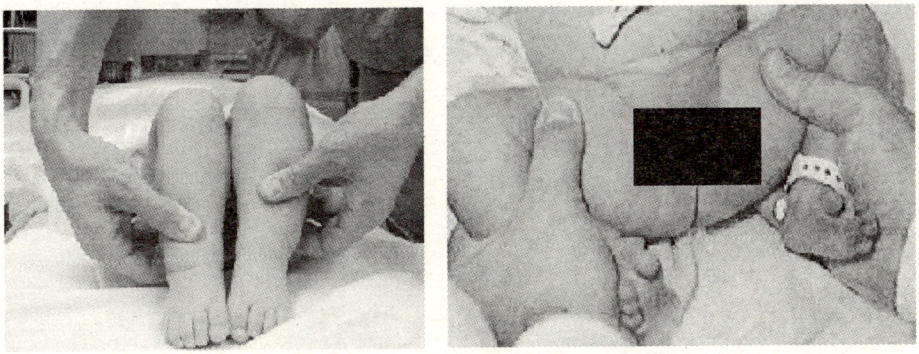

图 3-26　**先天性髋关节脱位**

病因

髋关节是指大腿股骨头和骨盆连接的关节。正常大腿股骨头的前端和骨盆连接，腿能完全向外张，但是当大腿股骨头的前端没有和骨盆连接而脱臼时则称为先天性髋关节脱位。

此病女宝宝多于男宝宝，比例约 6 ∶1。左侧多于右侧，双侧者甚少。越早治疗恢复得越好，如果在婴儿期治疗，宝宝将来走路正常，也不会对以后的生活有什么影响，但如果耽误了治疗，就有可能造成永久性跛行，或是髋关节炎。粗心的家长一般要到宝宝开始学走路的时候才会发现异常。

髋关节脱位虽然是由于髋关节异常所引起的，但多数是因为原本关节韧带松弛，伸展时引起脱臼。另外，怀孕时胎位不正，造成胎儿的腿处于伸直的状态，出生后也很容易引起先天性髋关节脱位。

症状

即使有髋关节脱位，宝宝也不会哭闹。其最大的特征为大腿外张情况不良。一般宝宝仰睡时，膝盖会自然弯曲、胯下会张开、两腿会向左右外展，并两腿对称。

单侧脱臼的情况为左右两腿胯下张开的角度以及膝盖的高度不一，主要是由于脱臼的那只脚外张不良所致。另外，当腿伸直时，大腿内侧的皮肤纹路左右两边不对称，妈妈很容易就能查觉到。

至于两腿脱臼的情况为左右两侧没有出现特别的差异，较不容易被发现。但如果用手把两腿弯曲向左右外展时，就会发出“啪嗒”声。

如果脱臼不治疗，宝宝走路就会很困难，或走路时呈现一拐一拐的样子。另外，髋关节脱臼依程度不同分为完全脱臼、半脱臼(半脱位状态)、关节不稳定及髋臼发育不良等。

好发年龄

本病常发生于出生后至 3 个月的宝宝。每 100 人中有 1 人可发生脱臼。

家庭处理

为避免影响脚的活动，尿布和衣服不能太紧。帮宝宝系尿布和穿衣服，不能影响髋关节的外张以及脚的活动。髋关节脱位术后去除石膏后，就不要用单臂抱：即左髋手术，去石膏后不要用右单臂抱；右髋手术，去石膏后不要用左单臂抱，防止再脱位。

特别提醒

使用 T 字型的胯下尿布，可让宝宝髋关节和脚自由活动。人们普遍认为，宝宝长大能直立行走时，两腿笔直，才算漂亮。给宝宝穿衣服时，如看到宝宝腿呈“O”型，向两侧叉开，可能会不自主地要把宝宝双腿并拢，硬性伸直，这种做法对宝宝发育很不利。特别要注意的是抱宝宝的姿势，应保持双髋呈蛙式姿势。宝宝稍长大，可以使宝宝呈蛙式背在背上；或呈蛙形面对面抱在大人胸前。不要用单臂使宝宝呈一髋外展而另一髋内收姿势抱在大人胸前一侧。

矫正的器具要正确地穿戴。如果需要使用 Pavlik 吊带治疗时，需要经常绑住。如果将矫正带拆下时间过长，会没有预期的效果。洗澡时，Pavlik 吊带也可以不用拆掉，因此最好能使用一整天。为了让宝宝的关节能完全复位，正确的穿戴是很重要的。

治疗建议

治疗越早，效果越好。治疗方法按患儿的年龄以及病理变化的情况而有所不同。

6 个月以下的宝宝治疗比较简单，双下肢保持高度外展位即可复位，用梯形尿枕、蛙式位夹板或 Pavlik 吊带保持 3～4 个月，多数可以治愈。

3 岁以内的患儿采用保守疗法，在麻醉下进行手法整复，用蛙式位石膏或支架固定 2～4 个月，再换用外展位支架石膏或外展支架固定 4 个月，疗效比较满意。

4～7 岁的宝宝一般需要手术切开复位。

近年来手术年龄有所扩大，但 8 岁以上患儿的疗效不理想，易致患髋僵硬，出现日后不能耐受远程走路以及腰、髋疼痛等问题。

先天性肌性斜颈

定义

先天性肌性斜颈是一侧胸锁乳突肌挛缩所致的头颈部向患侧倾斜的一种先天性畸形。患儿睡觉时脸部总是转向固定的一侧，或许他只是单纯喜欢转向一侧，同时颈部出现肌肉硬块，这时即可发生先天性肌性斜颈。见图 3-27。

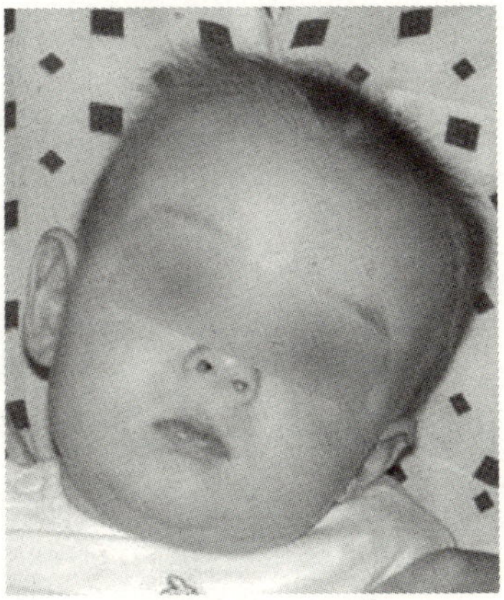

图 3-27　斜颈

病因

先天性肌性斜颈常常于出生后 6～8 周被患儿家长发现。多数家长首先注意到患儿头部经常偏向一侧，下巴转向对侧。有的家长于患儿生后2～4周，发现患侧颈部可触及硬币大小的肌肉硬块。一般于生后 4 周达到顶峰，以后逐渐变小，生后 4～6 个月可消失。这是因为患侧胸锁乳突肌纤维化引起的硬块，至于为何会有这硬块，目前存在几种假说。第一种假说认为，在生产过程中，颈部软组织受压而导致胸锁乳突肌缺血性肌挛缩；第二种假说认为是由于宫内受压所致；第三种假说认为是神经源性疾病；第四种假说认为胸锁乳突肌中持续存在间充质细胞。如未痊愈，年龄较大的宝宝颈部硬块会变为一条很紧的筋。

如果斜颈持续存在，患儿颅骨和面部将出现畸形。面部和颅骨左右不对称，患侧面部发育小，颅骨扁平。随着患儿年龄增大，眼睛和耳朵逐渐不对称，会影响面部美观问题。

症状

宝宝自出生数日后开始，一般于出生后 2 周左右出现颈部肿块，多见于右侧。于受累侧胸锁乳突肌中、下 1/3 处可触及圆形或椭圆形包块，质硬、可移动，按压时宝宝会哭闹。但肿块无红肿热痛的感觉。如果宝宝睡觉的时间长，多数都会转向同一方向，或只是单纯地喜欢转向一侧时，触摸颈部则不会有硬块。

当宝宝颈部没有特别疼痛的样子，妈妈可诱使宝宝将头部转向反侧，但转向反侧后，一下子他又会转回。由于宝宝处于生长发育的旺盛时期，各个器官都在不停地生长变化，这种偏斜的情况如果持续 3～4 周以上就可导致面部发育不平衡。具体可表现为偏斜侧的面部和颅骨均比对侧小，两侧的眼睛不在同一水平线上，即偏斜侧低，对侧高，鼻口均有不同程度的偏斜。而且随着宝宝年龄的增长，这种面部不对称情况将日益严重，终至不可挽回。

家庭处理

- 使用圈型枕头或毛巾，让宝宝的颈部和脸的方向朝正前方。为避免其头部和脸部变形，可使用枕头或将毛巾垫在没有硬块的一侧，尽可能让宝宝的脸正面朝正前方。也可以在宝宝脸朝的反方向，使用照明或窗户，或装置有音乐的玩具，以吸引宝宝转向另一侧。

- 增加脸转向的机会。妈妈喂奶时，尽量诱使宝宝的脸转向有硬块的一侧，多制造和增加脸部转向的机会。有时妈妈为了要改变宝宝脸部的方向，而大伤脑筋，造成宝宝和妈妈都有压力。为了让妈妈和宝宝都能轻松地解决这一问题可巧妙地在游玩的过程中使用铃声或发声的玩具。

- 按摩颈部有可能造成肌肉的损伤引起危险，因此不能随意帮宝宝做颈部的按摩。

治疗建议

治疗方法分为保守治疗和手术治疗。一般 1 岁以内,采用手法矫正斜颈、牵拉延长患侧胸锁乳突肌的方法进行治疗,90%的宝宝可治愈。脸部及头部的对称性是很重要的指征,越不对称表示斜颈的影响越大,越需要积极、及早地治疗。6 个月是治疗的关键时刻,因为 6 个月后头脸的不对称就不容易恢复,足以影响宝宝一辈子的美观,不可不慎!

对于大于 1 岁的患儿,而且未经过保守治疗或保守治疗失败者,须采用手术治疗。年龄小、面部和颅骨畸形轻者,术后恢复较快;反之,则畸形恢复需较长时间,甚至需要数年的时间。对熟练的小儿外科医师而言,斜颈手术是颇为简单的手术,约二三十分钟就可以完成,危险性不高。手术后并不需要特别照顾,也不必限制活动。手术后的并发症很少,较常见的是伤口感染,一般通过换药就可治愈。手术后再复发的机会在 5%以下。

桡骨小头半脱位

定义

桡骨小头半脱位是婴幼儿常见的肘部损伤之一,又称为"牵拉肘"。发病年龄 1～4 岁,其中 2～3 岁发病率最高,占 62.5%。男宝宝比女宝宝多,左侧比右侧多。当肘关节伸直、前臂旋前位时忽然受到纵向牵拉,即容易引起桡骨小头半脱位。常见的是大人领宝宝上台阶时牵拉胳膊而引起。见图 3-28。

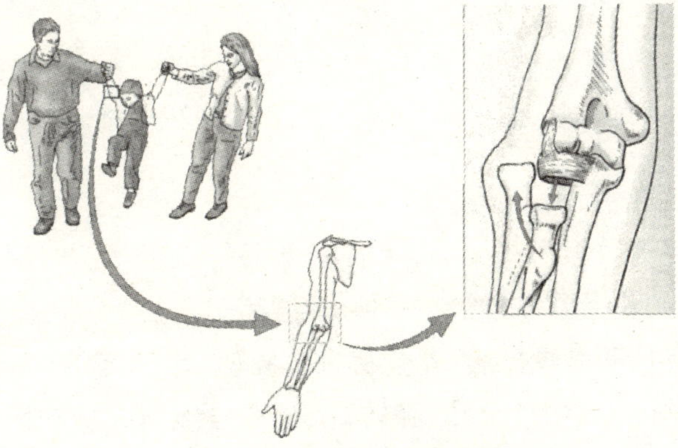

图 3-28　**桡骨小头半脱位**

病因

此病一般由于桡骨环状韧带松弛所造成的。上手臂有肱骨，而前手臂(肘关节到手腕)有桡骨和尺骨。桡骨被一条从桡骨后缘的环形韧带所围绕。但是由于宝宝桡骨的前端部分比成人细，加上具有容易自环形韧带中脱位的构造，因此当肘部突然受到强大的牵拉力或扭转时，则桡骨的前端就会脱离环形韧带，造成手肘呈无力地下垂状态，这就称为“牵拉肘”。

症状

牵拉肘是许多家长或亲属带宝宝玩耍时“好心出差错”而惹下的麻烦。当给宝宝穿衣服，或拉着手散步，上下楼梯突然跌倒，猛然牵拉宝宝的胳膊后，都会发生牵拉肘。这时宝宝会骤然间啼哭不止，或喊叫被牵拉的胳膊疼痛，同时手肘无力地下垂，且手臂也不能动。此时把他的手往上拉，会造成他更加疼痛。但是，有时宝宝只有在移动他手臂时，才会感到疼痛不舒服。宝宝的肘关节往往呈半屈位，前臂呈旋前位，不敢旋后，不能抬举与取物，不能自由活动，在肘关节的桡骨头处有压痛，局部却无明显的肿胀和畸形。由于“肘错位”后患肢疼痛致活动受限，容易被忽略或误诊为其他肘、肩部损伤而延误处理。

好发年龄

这种错位好发于4岁以下的儿童，6岁以后就少见了。这是因为4岁以下的儿童桡骨头上端发育尚未完全，肘关节囊及韧带均较松弛薄弱所致。

家庭处理

手法复位后，要注意不可用力拉扯宝宝的手臂。另外，日常生活中也不可以突然无预警强拉宝宝手臂或扭转，如此一来才能预防桡骨小头半脱位。

治疗建议

宝宝的手臂被强力牵拉后，手肘呈无力地下垂状态时，尽可能不要移动他的手臂，须将手紧靠着宝宝身体，尽早带他前往医院治疗。

当医院确认不是骨折后，就会将骨头复位。医生会将双手握住宝宝的腕、肘后，先是由小范围轻轻地旋转牵拉，慢慢地加大旋转范围，若听到关节响声即表示复位。虽然是看似简单的动作，但绝对不可以自行处理，必须由医生来进行。复位后，疼痛就会立刻消失，宝宝也会停止哭泣，手臂也能如往常一样地活动。

皮肤疾病

接触性皮炎

定义

接触性皮炎是皮肤或黏膜接触某些外源性物质后，在接触部位所发生的炎症反应性皮肤病。

病因

皮肤或黏膜接触某些物质后，出现刺激或过敏反应。根据接触的物质及反应不同，可分为两类

- 原发刺激性接触性皮炎。接触物本身对皮肤具有直接刺激，任何人接触后均可发病，如接触强酸、强碱后，接触部位均会出现皮炎。

- 变应性接触性皮炎。接触物为致敏因子，本身无刺激性，接触的人群中仅有少数具有过敏性体质的人才发病，多数人无不良反应。

引起变应性接触性皮炎的物质种类繁多，包括拉链、耳环、手表带等金属制品；肥皂、洗衣粉、塑料及橡胶、松紧带等生活用品；护肤霜、洗发水、香水、彩妆、染发剂等化妆品；汽油、油漆、染料等化工原料；以及中药伤湿膏、清凉油、风油精等外用药物，一些植物也会引起过敏。

宝宝常见的接触性皮炎有芒果皮炎，主要由芒果汁刺激所致。此外，菠萝、西红柿汁、菜汤及口水等也可刺激口周皮肤而出现皮炎。马桶垫圈上的油漆或塑料可引起马桶皮炎，表现为臀部接触马桶部位出现一圈红斑。长期接触琴键、彩笔、橡皮泥或塑料玩具可引起宝宝手部接触性皮炎，光脚穿胶鞋或塑料凉鞋可导致足部接触性皮炎。经常用舌舔口唇及口周皮肤，可出现舌舔皮炎，口周出现红斑、脱皮。

症状

皮肤或黏膜接触某些物质后，在接触部位出现瘙痒及疼痛，皮肤上出现境界清楚的红斑，其上有丘疹和丘疱疹，严重时可有肿胀、水疱、糜烂。见图 3-29。

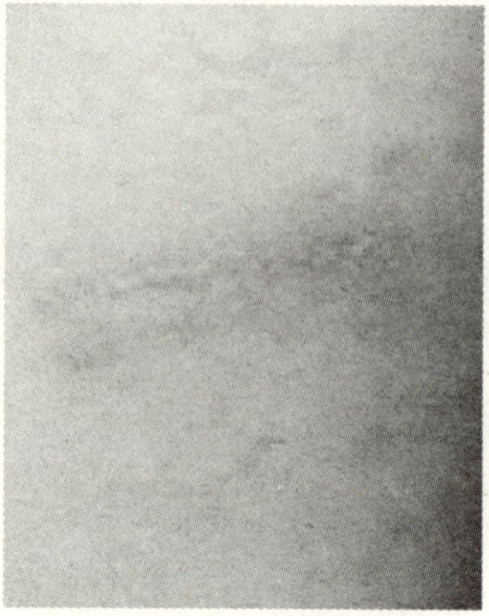

图 3-29 接触性皮炎

家庭处理

尽量不抓破皮肤。由于瘙痒明显，宝宝往往会抓破皮肤，应给他戴上手套，并将指甲剪短，勤洗手。

不要用肥皂水、热水烫洗皮肤，以免加重病情，建议用温水清洗。

清洁口腔周围皮肤。有的宝宝口水较多，或喂食时口周会沾上果汁、菜汤，所以要随时清洁宝宝的口周皮肤。

避免接触原来的致敏物质。接触性皮炎具有自愈倾向，去除病因、治疗正确，1～2 周即可痊愈。若再接触该过敏原，皮炎可再发。因此要避免接触原来的致敏物质，以防再发。

治疗建议

去除致敏物质，避免再次接触。医生会根据皮疹发生的部位及症状，来推测发病的原因，当病因不明确或同时有多种物质接触而不能确定时，可以做皮肤斑贴试验，以明确病因。若能发现原因，则要避免再次接触这类物质。

外用药物为主。根据皮疹的情况，在皮疹部位外涂消炎、止痒的药物，严重时可涂糖皮质激素类药物。如果瘙痒明显，则可口服抗组胺药物或糖皮质激素类药物。继发感染时应用抗生素。

尿布皮炎

定义

尿布皮炎俗称“红屁股”，是发生于宝宝尿布区的皮炎，在包尿布的皮肤上有红色的斑点状疹子，是一种特殊的接触性皮炎。

病因

此病为尿液和粪便刺激皮肤而引起的接触性皮炎。未及时更换尿布是致病的主要原因。宝宝皮肤长期处于潮湿状态，当尿液和粪便中的细菌结合在一起，它们会分解、形成带有刺激性的氨，刺激和损伤皮肤，引起皮炎。

症状

包裹尿布的部位出现红色的斑点状疹子，边缘清楚，与尿布包裹方式一致，严重时，可出现红肿、糜烂。见图 3-30。

宝宝常会哭闹，烦躁不安，睡不踏实，触摸或清洗屁股时会疼痛哭闹。

家庭处理

症状轻微的，只要及时更换尿布，保持局部干燥，清洁患处后，应用扑粉或植物油保护就能痊愈。注意要选用柔软吸收性好的尿布，尿布外不要用橡皮或塑料布包扎。每次换尿布时，要彻底清洗宝宝的生殖器区域，洗完后，用软毛巾搽干，千万别用劲擦。注意不要用肥皂或热水清洗，以免加重刺激。此外，腹泻时特别容易引起尿布皮炎，对有慢性腹泻的宝宝要及时治疗。

治疗建议

如果皮疹严重，要到医院就诊。治疗上为对症治疗，外用鞣酸软膏、氧化锌油或抗组胺药，如有继发细菌感染，可局部用抗生素药物。严重的会使用弱效糖皮质激素软膏，合并念珠菌感染的，可选用抗真菌的药膏，不可自行使用市面上不合适的药物，以免加重病情。

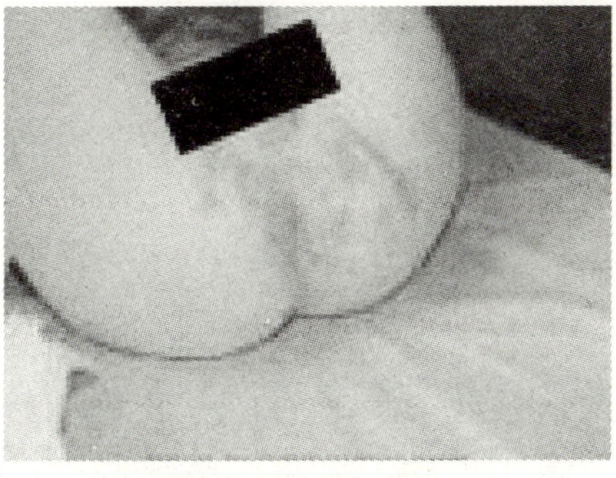

图 3-30　尿布疹

汗疹（痱子）

定义

汗疹又称痱子，是在夏季或高温潮湿环境下，汗液排泄不畅引起的丘疹和水疱性皮肤病。

病因

汗疹是汗腺阻塞，汗水排泄不通畅，积在皮肤中引起的。患者多半为肥胖的宝宝。大都发生在湿热地区，尤其在温度高、闷热的夏季，天气炎热，出汗多，使表皮浸软，加上皮肤上堆积的污垢，使汗腺口堵塞，就会刺激皮肤出现疹子。宝宝因为皮肤娇嫩，汗腺比成人的紧密，新陈代谢强，出汗多，但由于调节功能不完善，汗液不易排出和蒸发，所以容易长出痱子。

症状

汗疹多发生在头皮、前额、颈部、胸部、腋窝、大腿根等处。皮肤先出现红斑，继之出现针尖大小的疹子或水疱。会感到刺痒、疼痛，宝宝易哭闹、烦躁不安，皮肤被抓破后易发生继发感染，成为毛囊炎、疖、脓肿或化脓性汗疹(脓痱)。见图 3-31。

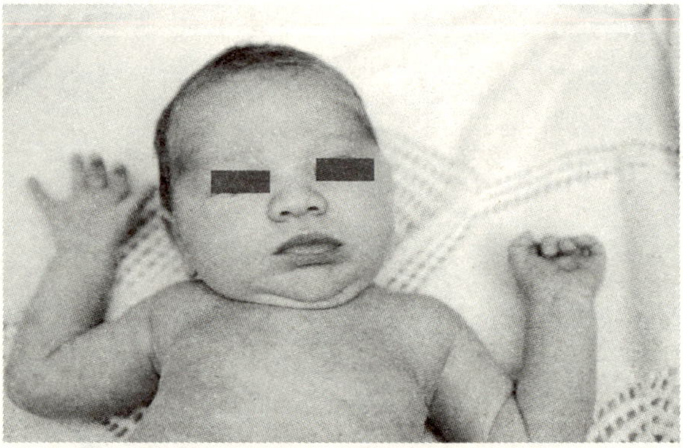

图 3-31　**汗疹**

家庭处理

- 勤洗澡，并注意室内空气流通，以使室内温度凉爽。常给宝宝洗澡，勤换衣服，保持皮肤清洁干燥。洗澡最好用温水，过热或过冷都不利于炎症恢复。不要用碱性肥皂，以减少刺激，洗澡过程中要避免用力擦有痱子的部位，防止擦破皮肤引起感染。淋浴或擦汗后，给宝宝擦痱子粉或痱子水，不过要注意皱褶部位不要扑粉，以免扑粉与汗液凝聚为块状物，刺激皮肤。抓破后有感染的地方，应涂抗生素药膏。

- 勤剪指甲，防止搔抓，避免皮肤继发感染。头发可剪得短一些。
- 穿宽大、柔软、吸水性强的棉布内衣，有利于吸汗。
- 不要让宝宝在烈日下玩耍，并经常给宝宝擦汗。

治疗建议

只要做好家庭护理，宝宝的痱子很快就会消失，若面积较大，或进一步发展成为脓肿，出现发热或淋巴结肿大时，应该到医院治疗。可外用清凉、消炎、止痒药物，继发细菌感染的应用抗生素，以防发展成败血症。

脂溢性皮炎

定义

脂溢性皮炎是因皮脂分泌过多引起的炎症性皮肤病。

病因

婴儿脂溢性皮炎几乎都发生于出生后 3 个月内，这段期间正好是婴儿皮脂腺功能活跃的阶段，特别是头皮和额头的皮脂腺旺盛，会分泌出大量油脂，这些油脂将本应脱落的死皮黏附在头皮上，使头皮和额头上油脂和死皮大量堆积，就变成油腻腻的黄色或褐色的结痂斑块。

症状

婴儿脂溢性皮炎多见于 1～3 个月的宝宝，主要症状是发病初期，可在宝宝的头皮上看到干燥的头皮屑，这些头皮屑随后变成黄色的油腻性痂皮，覆盖在头皮上，可向下蔓延至前额及眉间、鼻颊沟处及双颊部，皮肤会发红，会有黄色的油腻性鳞屑，一般无全身不适，痂下有炎症时会合并糜烂和渗

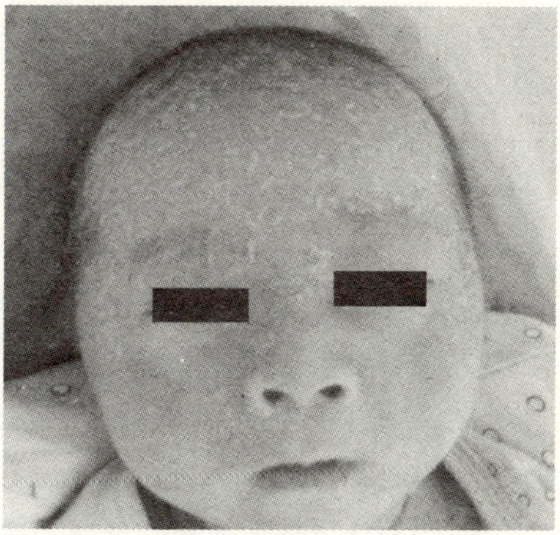

图 3-32 脂溢性皮炎

液，有不同程度的瘙痒。见图 3-32。

家庭处理

每天用甘油、植物油或婴儿油涂抹在痂皮上，待痂皮软化后，再用温和的婴儿洗发液清洗宝宝的头皮，注意不要用肥皂清洗，洗后用潮湿的软毛巾轻轻地擦宝宝的头皮，不要强行剥去痂皮，炎症明显者洗后可短期涂含抗生素或低效糖皮质激素的软膏。坚持耐心地护理，就可除去痂皮。治愈后，每次给宝宝洗澡后要彻底擦干头皮。本病会经常复发，因此要经常给宝宝的头皮擦婴儿油，再清洗干净，以保持患区的清洁并及时除去痂皮。

治疗建议

通常在家里进行耐心的护理，就能治愈。如果瘙痒明显，结痂的地方出现糜烂和渗液，就要到医院治疗，可外用抗组胺软膏和抗生素软膏，较重者可短期应用低效糖皮质激素软膏。

特应性皮炎

定义

特应性皮炎又称异位性皮炎或遗传过敏性皮炎，为一种反复发生的瘙痒性皮炎，与遗传过敏体质有关，常伴有哮喘、过敏性鼻炎。

病因

通常认为宝宝的皮肤光滑柔嫩，但实际上宝宝的皮肤比大人更容易干燥，且由于尚未发育成熟，一旦受到外来的刺激更容易引起各种皮肤问题。其中最为常见的就是特应性皮炎。

对于引起特应性皮炎的确切病因，目前仍不是十分清楚，但一般认为特应性皮炎为一种遗传性的过敏性疾病。患病的宝宝常有先天性遗传过敏体质，有哮喘、过敏性鼻炎或特应性皮炎家族史者，便容易引起特应性皮炎。

一些食物、尘螨、灰尘、动物皮毛、花粉等过敏原可刺激宝宝的免疫系统，诱发特应性皮炎。另外，除了过敏原因外，附着在皮肤表面的污垢、羊毛、化纤衣服等各种刺激，季节、温度、湿度的变化以及心理问题等，也被认为与特应性皮炎有关。

总之，特应性皮炎是遗传的容易过敏的体质，遇上各种外来刺激所造成的。

症状

特应性皮炎是一种慢性及复发性的湿疹，时好时坏。因此若红疹只出现一次的话，并不是特应性皮炎。湿疹出现的部位和症状，随着年龄的增长而不同。

1 岁以下的宝宝，典型皮疹为红色的丘疹和斑块，多有渗液和结痂，在面颊、前额、头皮、躯干及四肢对称分布，伴有瘙痒，宝宝常哭闹和睡眠不安，搔抓后会造成湿疹恶化，可有脓疱，局部淋巴结肿大，或发热。常由于口水和饮食弄脏嘴巴周围和脸颊等，而造成脸部和颈部出现湿疹。见图 3-33。

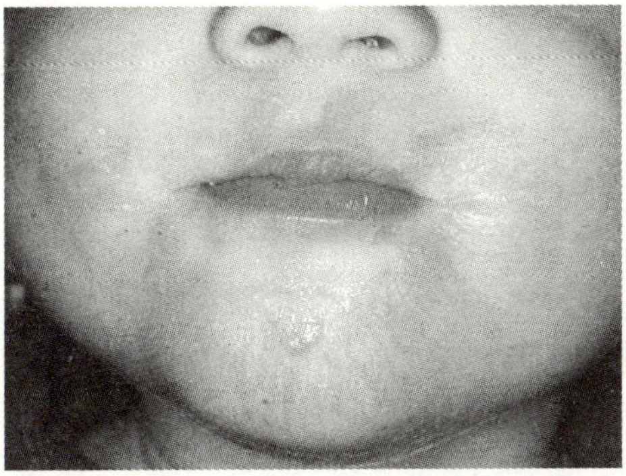

图 3-33 **特应性皮炎**

有时耳根也会出现皲裂，称为"耳根湿疹"。如果没有适当的护理，湿疹会播及全身。但是，多数宝宝患的是新生儿湿疹或脂溢性皮炎，一般都会误认为是特应性皮炎，应注意鉴别。而 1 岁过后，皮肤变得干燥，手肘和膝盖内侧、手腕和足踝等，会出现干燥的湿疹，并变成粗糙的结痂。

特别提醒

秋冬气候干燥，容易使症状加重，到了温暖潮湿的夏天症状会自行缓解，但是，如果夏天流汗多，也会使症状加重。

家庭处理

每天要做好宝宝的皮肤清洁。为了不让特应性皮炎恶化，最重要的是每天要给宝宝做好皮肤的清洁及保湿。当口水和牛奶等食物沾到嘴巴周围时，可用湿毛巾擦拭干净，不要使用干而粗糙的毛巾，以免刺激皮肤。流汗时，可用淋浴的方式帮宝宝冲洗，或用湿纸巾来擦拭。常洗澡和游泳并不会加重症状，只要注意洗后大面积使用保湿液，这样有助于皮肤清洁和保湿。

涂抹保湿液，以防止干燥。要长期使用保湿液，保证患了湿疹的宝宝的皮肤能一直保持水分的充足，一天要使用一次以上，可明显缓解皮肤干燥及减轻瘙痒，从而减少湿疹反复反作。特别是冬天，皮肤较容易干燥，因此在保湿上需要多加注意。

避免接触刺激性物质。对于直接接触皮肤的衣服、棉被等物品，要尽量选择柔软的棉质品，不要穿羊毛或者化纤质地的衣服，并且要经常清洗，以保持干净。洗涤时，一定要用清水彻底清除残留的清洁剂。另外，妈妈的衣服和头发、绒毛玩具等，也有可能会刺激宝宝的皮肤，因此也要注意避免接触。

经常清扫。要经常清扫室内，以减少尘螨和灰尘等。

治疗建议

特应性皮炎属于治疗比较困难的慢性皮肤病，如果还没有严重到损害宝宝自己和家人的生活质量的地步，就只需要注意避免让宝宝接触有刺激性的物质，抹一些止痒及抑制炎症的药膏和能湿润皮肤的护肤品就可以了。经过适当的护理，多数在青春期之前，症状就能慢慢减轻，但是有的宝宝的湿疹相当严重，已经在相当程度上扰乱了宝宝和家人的正常生活，而短时间内无法让皮肤变正常，有可能会长期受到困扰。这时在治疗上，就以不影响生活质量，又能够止痒，并让宝宝得到舒适为目的，因此家长一定要有耐心。

若被诊断为特应性皮炎，医生会依照症状使用可止痒的抗组织胺药膏、具有消炎功效的糖皮质激素药膏、防止皮肤干燥的保湿药膏等。至于药膏涂在哪个部位、如何涂抹等，需依照医生的指示来使用。严重时需口服抗组织胺药，可以减轻瘙痒。

糖皮质激素软膏作为一种外用药品，能够安全有效地控制湿疹，虽然如果使用错误可能会产生副作用，但是不要因为有副作用而拒绝使用，应在医生的指导下选用适合宝宝使用的药膏，可有效地控制症状，炎症控制后再更换成非激素类药膏。注意在使用时一定要控制好合适的剂量，宁少勿多。在使用的时候不能像往脸上抹雪花膏那样抹，而应当在疹子上均匀地抹上薄薄的一层。最佳的用药时间是在洗完澡之后，这时皮肤吸收药物的能力更强。

湿疹样的皮肤很容易受到细菌感染，一旦感染需外用抗生素药膏，但是严重的感染还是口服抗生素更有效。

若鸡蛋或牛奶等食物被确认为是引起特应性皮炎的原因，那么尽量不吃这些食物，确实能有效地改善症状。此种情况称为“食物限制”，如果是鸡蛋的话，并不单单指鸡蛋而已，而是任何含有鸡蛋成分的加工食品都不可以食用。

另外，要注意宝宝在进行“食物限制”时，要用其他的食物来代替，帮他补充营养。比如服用无敏配方的奶粉等，不然宝宝易营养不良。

皮肤念珠菌病

定义

皮肤念珠菌病是皮肤感染念珠菌引起的炎症，以宝宝尿布覆盖区域多见。

病因

该病是因念珠菌在皮肤上异常繁殖而引起的。尿布区或多汗部位因温热、潮湿，使念珠菌容易繁殖，引起皮肤炎症，多发生于宝宝尿布覆盖区域。引发的原因是宝宝的尿布因为尿液和汗液而变得过于潮湿，使念珠菌容易异常繁殖。

症状

皮疹是与尿布皮炎类似的红疹，不同的是皮肤皱褶处也会有相同的红疹。皮疹主要分布在肛周、外阴、股部内侧，部分可蔓延至下腹部及腰背部，周围的皮肤会剥脱，腹股沟部覆盖一层白色的薄膜样皮屑。见图 3-34。

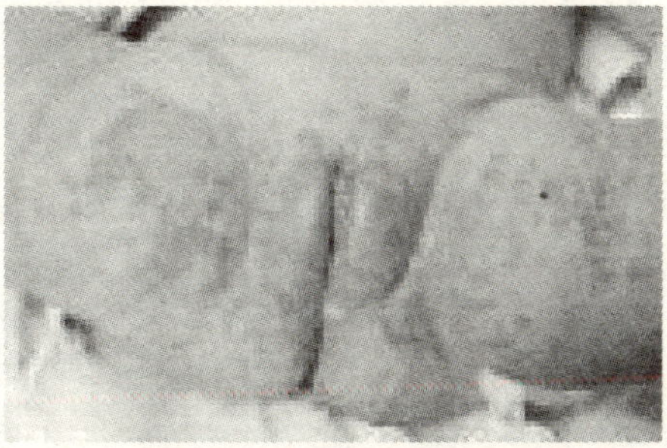

图 3-34 皮肤念珠菌病

家庭处理

当与尿布皮炎不能区分时，不要用自行购买的药物，以免病情加重。值得注意的是，对念珠菌引起的皮炎，如果用了糖皮质激素软膏会使病情恶化。所以不要自行判断，应到医院检查，以便及时治疗。

勤换尿布，每次换尿布后要用温水清洗屁股，并擦干，以保持皮肤清洁、干燥。布尿布要彻底清洗干净后用开水烫，并在日光下晾晒。

治疗建议

对尿布区的皮疹，常规治疗无效时，应到医院检查，医生可通过显微镜检查确定有无念珠菌感染。在皮疹区外用抗真菌药物，一般 2 周左右就能治愈。

荨麻疹

定义

荨麻疹俗称“风疹块”、“风疙瘩”，是皮肤对某些过敏性物质产生的反应。皮肤上会出现突起、瘙痒的疹块。食物是最常见的引起过敏的物质，最好的办法是避免接触引起荨麻疹的物质。

病因

皮肤受到某些过敏性物质刺激后，身体会释放出一种化学物质叫做组胺，组胺反过来又引起皮肤上出现突起、瘙痒的疹块。宝宝周围的很多物质都可刺激机体释放出组胺，进而引起荨麻疹。这些事物包括某些食物、药物、花粉、粉尘、螨及动物皮毛、昆虫叮咬和感染等。其常见多发的可疑病因首先是食物，其次是感染。可引起荨麻疹的最常见的食物有牛奶、鸡蛋、鱼类、蟹、虾、坚果、贝类，有些食品添加剂和防腐剂也会引起荨麻疹。宝宝抵抗力偏低，容易感染各种疾病，如化脓性扁桃体炎、肠炎、上呼吸道感染等，这些疾病均可成为荨麻疹的诱发因素，但是也有很多是找不到原因的。

症状

多数宝宝不知什么原因皮肤突然发痒，随后几分钟内就发生大小及形态不一的扁疙瘩，颜色苍白、鲜红或正常肤色，越起越多，有时成为大片，好像地图似的，时起时消，消退后不留任何痕迹，以后又不断成批出现，疹块可见于身体的任何区域，大小不一，小的如米粒大，如蚊虫叮咬，大的如同盘子或更大，多数为指甲或分币大小。单个疹块有时会连接成片，形成更大的斑块。见图 3-35。

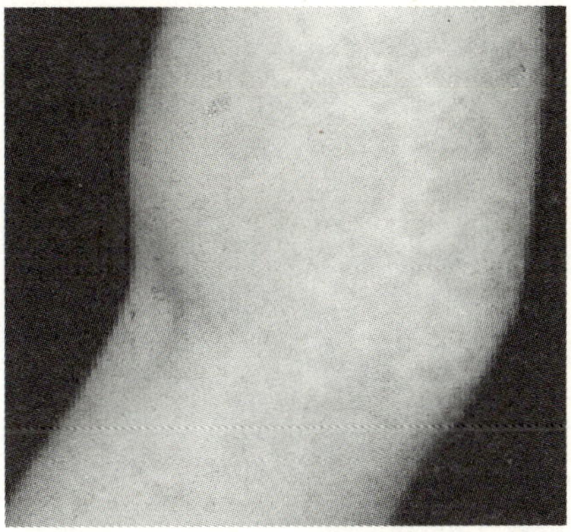

图 3-35 **荨麻疹**

在嘴唇、眼睑、耳廓、头皮或生殖器等处的荨麻疹可导致周围组织过度肿胀，这种肿胀被称做血管性水肿。

少数患儿可伴恶心、呕吐、心跳加快、头痛、关节痛、腹泻及腹痛，有时常有发热。严重者可出现呼吸困难、面色苍白、出冷汗、心跳加快、血压下降、意识模糊等过敏性休克症状，可危及生命。

家庭处理

- 尽量避免接触引起荨麻疹的物质，如果知道是哪种食物过敏，就要避免进食此类食物，如果不能确定时，应到医院就诊，通过检查找出过敏原，不要盲目忌口。
- 对皮肤瘙痒，可以用凉而潮湿的毛巾轻敷患处，不要搔抓皮肤，也不要用热水烫洗。
- 多饮水，避风寒，慎食辛辣刺激食品及海产品。

治疗建议

出现荨麻疹时，要到医院就诊。医生将对宝宝进行检查，并询问宝宝最近所接触过的事物，判断引起过敏的原因，反复发作的也可进行过敏试验（皮肤斑贴试验或血液检验），以明确过敏原。

治疗荨麻疹的最好办法是避免接触可触发荨麻疹的物质。医生将会给宝宝使用口服类的抗组胺药，严重者可短期应用糖皮质激素，如合并感染者，会给予抗感染治疗，并外用止痒药物缓解不适。

如果宝宝出现严重的过敏症状或感觉呼吸困难，应立即拨打急救电话或尽快到医院进行急救。

丘疹性荨麻疹

定义

丘疹性荨麻疹是昆虫叮咬后发生的瘙痒性过敏性皮肤病，夏秋季多见。

病因

宝宝被节肢动物如臭虫、跳蚤、蚊子等叮咬时，昆虫唾液可注入皮肤内，若宝宝具有过敏素质倾向，通过几天数次叮咬之后即可致病。也可能与环境改变、胃肠道障碍或食物过敏有关。

症状

丘疹性荨麻疹常在夏秋季节发病，多见于户外活动后发生，本病往往好发在腰背、臀部、四肢。皮损表现为群集或散在分布的坚硬、顶端有小疱的红色丘疹，多为黄豆至花生米大小，周边有纺锤形红晕，还可以出现张力性水疱(见图 3-36)。宝宝多有剧痒，以夜间尤甚，往往影响睡眠。常因搔抓而继发脓疱疮等化脓性皮肤病。病程约 1～2 周，损害消退后，可遗留暂时性色素沉着斑，可反复发作而使病程迁延。

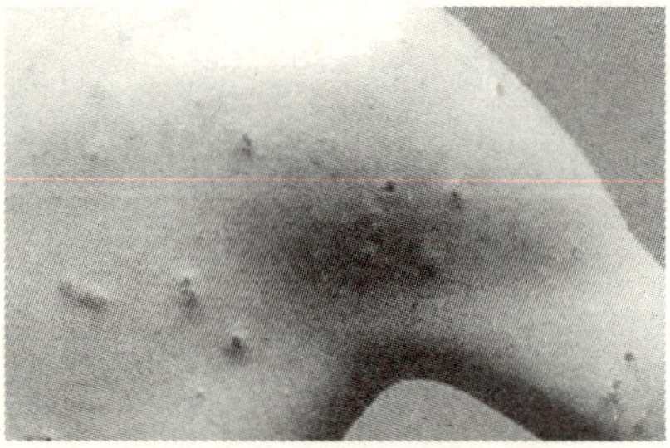

图 3-36　丘疹性荨麻疹

家庭处理

- 搞好环境、居室和个人卫生，消灭臭虫、跳蚤、蚊子等昆虫，以杜绝引起本病的昆虫滋生。
- 尽量少到草丛、树阴或潮湿、蚊虫多的地方玩耍。
- 避免进食可疑致敏食物。
- 避免搔抓，以防继发感染。

治疗建议

可口服抗组胺类药，同时外用止痒、抗过敏作用的药物，如有继发感染，则应用抗生素。有大疱者，先用注射器抽取疱液后再外涂药物。

脓疱疮

定义

脓疱疮又名脓疱病，俗称“黄水疮”，是由金黄色葡萄球菌或乙型溶血性链球菌引起的一种急性皮肤化脓性炎症。

病因

该病是由金黄色葡萄球菌或乙型溶血性链球菌所造成的传染性皮肤病。多发于温热、潮湿的夏秋季节，尤其是闷热多汗的天气，以儿童多见，可在托儿所或幼儿园流行。卫生条件差、体质弱或原有瘙痒性皮肤病的宝宝易患此病，蚊虫叮咬、皮肤外伤时，细菌从伤口进入，引起炎症。而当皮肤上有昆虫咬伤或皮疹时，宝宝往往会搔抓皮肤，结果将脓疱病传染到身体的其他部位，也可以通过接触患儿的污染物，如梳子、玩具或图书感染给其他宝宝。

症状

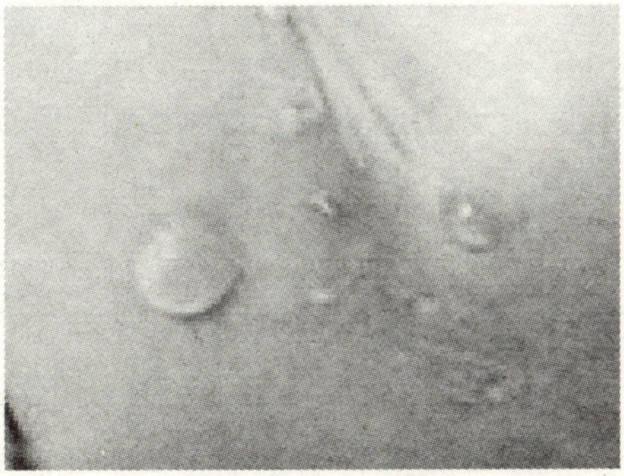

图 3-37　**脓疱疮**

脓疱疮好发于暴露部位，如颜面、四肢、臀部等处(见图 3-37)。皮肤上会出现表浅性水疱，但很快就变成脓疱，脓疱可以单个发生，也可以多发，常常群集在一起，它们可以是米粒大小，也可以像黄豆、蚕豆大小或更大，脓疱破裂干涸后，常覆盖一层厚厚的金黄色结痂，病灶常见于脸部，尤其是口周、鼻孔周围。由于病灶内液体含有致病菌，液体碰到哪里就传染到哪里，所以常于原发病灶四周或身体其他部位会有新病灶出现，鼻腔、唇、口腔黏膜也可被侵犯。常继发于痱子、蚊虫叮咬、湿疹等瘙痒性皮肤病。

患儿会感到不同程度地瘙痒，一般无全身症状，但重症者可有淋巴结肿大，伴发热、恶心、呕吐，少数患儿因抵抗力低易发生肺炎及败血症，甚至引起肾炎。

家庭处理

- 注意皮肤清洁卫生，多洗澡、勤换衣服。给宝宝准备专用的毛巾、枕巾和床褥，以防将感染传给家里其他人。注意消毒隔离，患儿使用的衣服、毛巾、枕巾等应经常用开水烫洗、晒干。等病好后再去幼儿园，以免传染给别的宝宝。
- 避免搔抓，剪短指甲，或用纱布将手指包扎，避免抓破皮肤，勤洗手。
- 按时涂抹或口服药物，大人在接触完患儿皮肤后要彻底洗手。
- 穿宽松棉质内衣，防止衣物磨擦。

治疗建议

对于无并发症的轻至中度局限性皮损，局部外用抗生素软膏治疗 5～7 天即可治愈，在局部外用药前应先清洁局部皮损，对水疱或脓疱可用消毒针穿破，以无菌棉球吸取疱液，尽量避免疱液溢到正常皮肤上。

对于皮损广泛及有发热、淋巴结肿大或体弱的宝宝，需口服或静脉应用抗生素。

同时及时治疗痱子、蚊虫叮咬、湿疹等瘙痒性皮肤病。

疖

定义

疖是细菌引起的毛囊及其周围组织的急性化脓性感染，多见于炎热季节。单个者称为疖，反复多发者称为疖病。

病因

疖主要是由金黄色葡萄球菌感染引起，多见于炎热季节。天热多汗、皮肤不清洁、搔抓、皮肤擦伤、糜烂等均有利于细菌侵入及繁殖，常继发于湿疹、痱子、丘疹性荨麻疹及其他瘙痒性皮肤病。糖尿病、贫血、营养不良、慢性肾炎、长期使用皮质类固醇激素及免疫缺陷者，都容易并发疖。

症状

以头、面、颈、腋下及臀部等常受摩擦的部位为多见，初为毛囊性炎性丘疹，渐渐增大成为红或暗红色黄豆大小硬结，局部红肿，疼痛及压痛，皮肤温度还比别处高，2～3 天后结节化脓坏死变软，形成脓疡，中央有波动，并有脓栓，中央脓头大多会自行破溃，排出脓液，疼痛顿减，炎症红肿逐渐消退，1～2 周结疤愈合(见图 3-38)。皮损附近淋巴结可肿大，严重的可伴有发热、头痛、周身不适等全身症状，甚至可引起脓毒血症或败血症。发生于面部者，尤其在鼻附近的疖挤压后易引起海绵窦血栓性静脉炎，甚至脑脓肿。

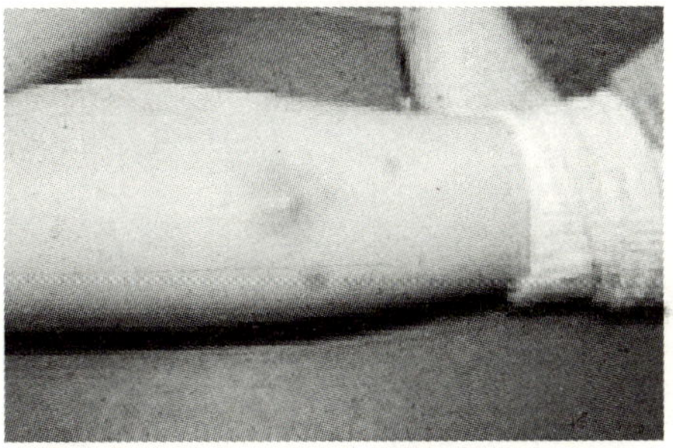

图 3-38　疖

轻者可不破溃，炎症硬结逐渐吸收消退。

家庭处理

- 注意皮肤卫生，保持皮肤清洁，避免出汗过多。
- 勤洗澡、勤换洗内衣、勤洗手，可以用乙醇清毒局部，并用热敷促进其脓液排出，千万不要随便用手挤捏。
- 避免搔抓，对痱子及其他瘙痒性皮肤病应及时治疗。

治疗建议

疖早期未化脓者可采用热敷，外敷 10%鱼石脂软膏、碘酊或莫匹罗星软膏，还可局部应用紫外线或红外线照射及超短波理疗。已化脓尤其波动明显者可切开引流，切忌挤压和早期切开，尤其是发生在鼻孔及上唇(医学上称为“危险三角区”)部位的，以免细菌感染扩散入血，导致败血症或颅内感染。

症状较重者可内用抗生素，对反复多发长期不愈的疖病，应积极寻找基础疾病或诱因，必要时应用免疫调节剂。

癣

定义

癣是真菌引起的皮肤病，按发病部位有不同的病名，如手癣、足癣、头癣、体癣和股癣等。

原因

癣由真菌引起。

症状

由于发病部位不同，症状也不相同。

- 手足癣。常发生在手指间、手掌、脚底和脚趾间，主要表现为水疱、糜烂、脱皮，局部有剧烈瘙痒，脚上气味难闻。宝宝足癣最常见在3～4趾间（见图3-39）。由于剧烈搔抓可继发细菌感染如蜂窝织炎、丹毒等。常由成人传染，由于共用拖鞋、浴盆、脚盆、毛巾、手套等引起。

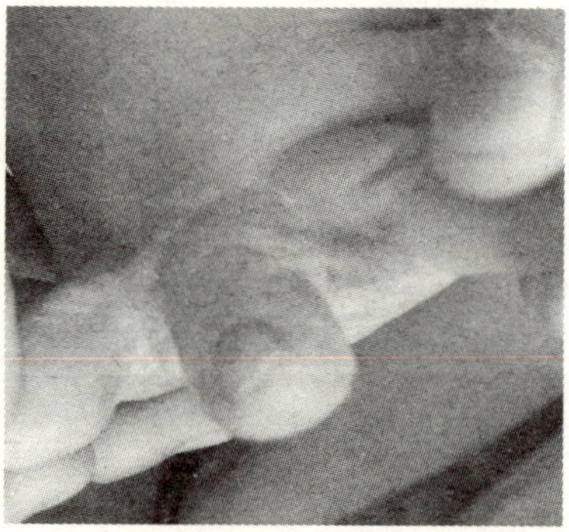

图3-39 足癣

- 头癣。有多种表现，常见的是头皮上出现圆形的斑块，有白色皮屑，会有头发脱落，有轻微瘙痒，主要通过与癣病患者或宠物密切接触而传染。
- 股癣。在腹股沟、阴部、肛周、臀部出现环形的境界清楚的红色皮疹，瘙痒程度严重。
- 体癣。常在面部、胸背等处出现圆形的境界清楚的红色皮疹，轮廓会逐渐扩大，瘙痒程度不一。

家庭处理

- 讲究个人卫生，不乱穿大人的鞋袜，不与他人合用毛巾、洗脚盆、擦脚布等日常生活用品。
- 保持局部的清洁和干燥，勤洗脚，衣服、鞋袜要勤洗、勤晒。

- 洗完手脚后，用干布擦干。穿透气性能好的鞋子。
- 尽量不接触宠物。

治疗建议

癣以外用药物为主，要有耐心，直到完全治愈。

癣可以自己辨别，并自行选用治疗癣的非处方类药物，根据包装盒上的使用说明在家治疗，但症状严重时，或用药 1 周没有好转时，要到医院就诊。医生会根据诊断结果，用抗真菌的药物，若继发细菌感染会应用抗感染的药物。即使不痒了，表面看上去也没有皮疹了，也要遵照医生的医嘱，继续用药一段时间，直到完全治愈。

疥　疮

定义

疥疮是由疥螨寄生于皮肤表层内所引起的接触性传染病。

病因

疥疮是由疥螨引起的，可直接接触传染，也可间接接触传染。

宝宝疥疮的传染源多数是家庭中的成员。通过与疥疮患者密切直接接触而传染，如不注意预防，可在家庭及幼儿集体机构中流行。

患者用过的被褥、衣物、毛巾等也可间接接触传染，哺乳的宝宝与患有疥疮的母亲乳房部接触后，疥疮可发生于宝宝的面颊部。

症状

剧烈瘙痒，尤以夜间为甚，可影响睡眠。

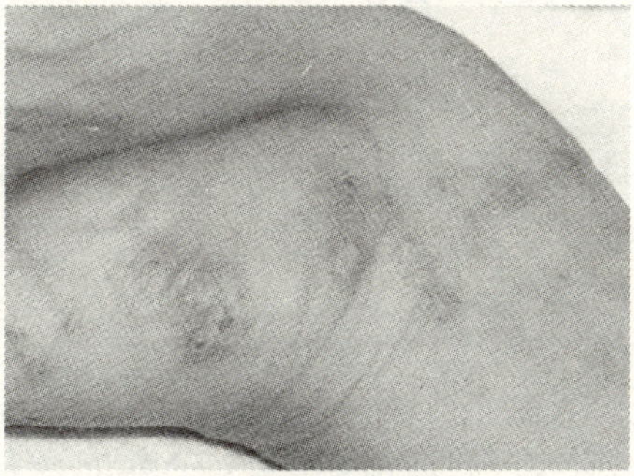

图 3-40　疥疮

疥疮好发于皮肤薄嫩处或身体皱褶部位，常累及头、面、颈、掌跖部，重者可波及全身，剧烈瘙痒为其特征，尤以夜间为甚。损害以红疹、小水疱和脓疱为主，常表现为湿疹样变或脓皮病。有时阴茎、阴囊等处可见褐红色结节，直径约 0.5～1 厘米，此即疥疮结节，可持续数周到数月，甚至更久，以后自然消退(见图 3-40)。

家庭处理

- 治疗前先将一批内衣及被褥用开水烫洗后晒干，备用。
- 治疗第一晚用温水洗澡，然后擦药，在皮肤患处涂擦药物时稍稍用力涂擦 1～2 分钟，再擦全身。每日 1～2 次，连续 3～4 天。
- 治疗期间不洗澡、不更衣，保持药效。第四天晚上再洗澡、更衣，换上事先准备好的衣服及被褥，并将换下的衣被煮沸消毒或于日光下暴晒。观察 2 周，仍有新皮疹出现，需重复一个疗程。

治疗建议

以外用药物为主。用 5%～10%硫黄软膏或硫黄洗剂外擦(婴幼儿用 5%)，也可用苯甲酸苄酯乳膏或洗剂，12 岁以下用 5%～10%的浓度，12 岁以上用 25%～50%的浓度。如果皮肤有继发感染，则加涂抗生素软膏。

特别提醒

有湿疹样皮炎或有疥疮结节的，可加用抗组胺药或糖皮质激素软膏外擦。家中其他患者应同时治疗。

传染性软疣

定义

传染性软疣俗称“水瘊子”，是传染性软疣病毒侵入皮肤后导致的一种病毒性皮肤病。

病因

传染性软疣的病原体是传染性软疣病毒，与一般的疣不同，传染性较强，宝宝可通过直接接触已感染的患者而感染本病。与感染患者同处一游泳池内或共用毛巾、衣物也会传染本病。皮肤干燥、粗糙或有特异性皮炎的儿童，容易感染。

症状

皮损为粟粒至绿豆大小的半球形丘疹，中心微凹，表面有蜡样光泽，呈珍珠色或正常肤色。此称为“软疣小体”，这是本病的特征性损害。挑破后可挤出白色乳酪样物质，好发于面部、躯干、四肢皮肤以及眼睑处，其他好发部位是外阴和肛门周围皮肤。损害有时可大至10～15 mm，此种巨大的损害多为单发，常常继发细菌感染发生炎症反应。疹子数目多少不等，散在分布不融合。有的损害经搔抓后可继发细菌感染，可出现红肿、化脓，在皮损四周出现斑片状湿疹样损害。大多数患者无自觉症状，但有少数患者可有轻微瘙痒感，长在眼睑处的可并发结膜炎及角膜炎。见图 3-41。

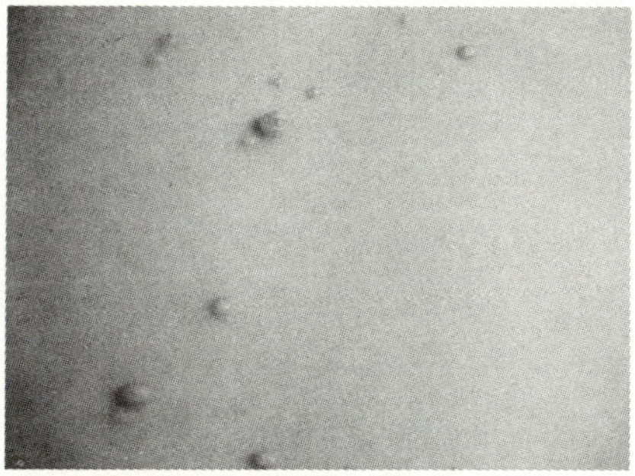

图 3-41　传染性软疣

家庭处理

- 局部治疗通常一次不能治愈，若发现新的皮疹应及时就诊，反复刮至疣体干净为止。
- 避免抓挠，洗澡勿过度洗搓，以免抓破皮疹导致感染和正常皮肤处出现新的软疣。
- 毛巾、衣服要经常烫洗、晒干。

治疗建议

及时有效地治疗对预防自身传染和相互传染是有益的，主要是局部治疗。在无菌条件下用刮匙将疣体刮除或用小镊子、弯血管钳将软疣夹破，挤出其内容物，然后外搽 2%碘酊，用棉球压破止血，疣体多者可分批摘除，其他还有电灼、冷冻等疗法，如合并细菌感染者应外用抗生素，待感染消除后再进行治疗。对于免疫功能低下或皮疹泛发者，还需使用促使免疫功能增强的药物。

如果不治疗，通常 6～9 个月即可消退，也有持续数年者。但在免疫功能低下时，疣体数目会越来越多，越来越大，播散全身，甚至传染给别的宝宝。尤其有特异性皮炎的宝宝，疣体会突然增多，所以，还是应该及时到医院接受治疗。

疣

定义

疣是由人类乳头瘤病毒感染引起的皮肤浅表的良性赘生物。

病因

本病由人类乳头瘤病毒所引起，主要通过直接接触传染，也可以通过污染的器物损伤皮肤而间接传染，也可以自身传染。与机体免疫功能低下有关，外伤对感染是一个很重要的因素，在游泳池里容易被传染。

症状

一般寻常疣多见于宝宝，而扁平疣多见于青少年。多无自觉症状，寻常疣若长在足底，会引发疼痛，若长在指甲周围或指甲下面，会引起指甲变形或疼痛。

寻常疣祖国医学称“千日疮”，俗称“刺瘊”、“瘊子”等。常发生于手指、手背、面部、指甲周围、足缘等处，数目不定。初起为针头大小的丘疹，逐渐长至豌豆大小，圆形或多角形，灰褐色或正常皮色，高出皮面，表面粗糙，遇有摩擦易出血。一般无明显自觉症状，偶有压痛。病程慢性，部分患儿可自然消退。如果寻常疣发生于足底称为跖疣，发生于甲周，则为甲周疣，发生于甲下则为甲下疣。见图 3-42。

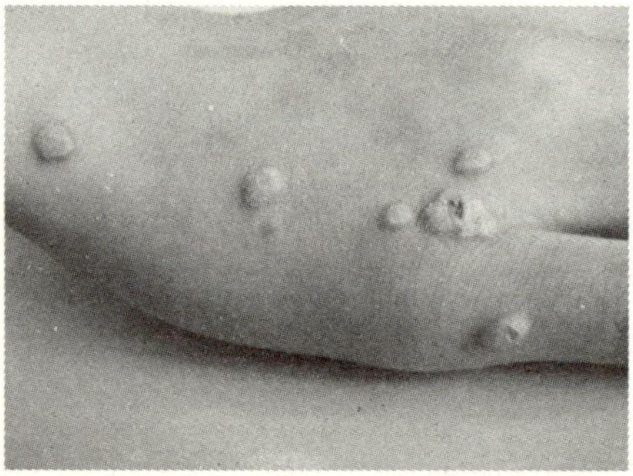

图 3-42　寻常疣

扁平疣因主要发生于青少年，故又称“青年扁平疣”。皮疹好发于面部、手背及前臂等处。表现为粟粒至绿豆大小的扁平丘疹，圆形或椭圆形，表面光滑，质硬，颜色为浅褐色或正常皮色。数目不定，通常为多发，常密集成片。一般无明显自觉症状，部分患儿有痒感，常因抓痕或外伤出现条状排列的皮疹。见图 3-43。

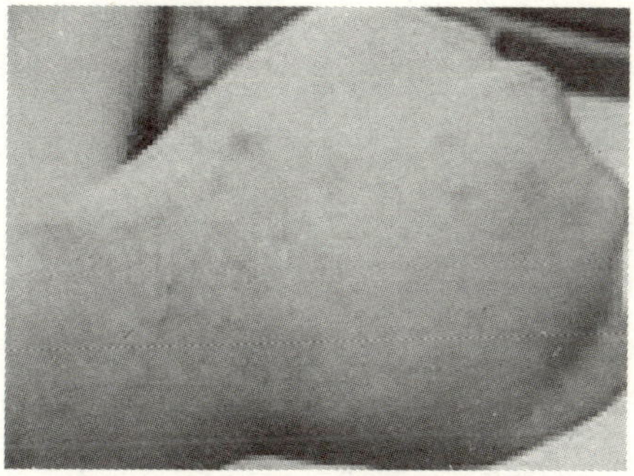

图 3-43 **扁平疣**

治疗建议

疣尽管大多不疼不痒，并有自愈的倾向，但也需要引起重视。寻常疣若长在足底，会引发疼痛，若长在指甲周围或指甲下面，会引起指甲变形或疼痛，发生于面部，则严重影响美观。因此，身上长疣，就应该去医院积极寻求正规治疗。

特别提醒

疣的治疗方法很多，对于较少的皮损，可进行冷冻、电灼或激光治疗，但面部应慎用，以防遗留瘢痕，对于较多的皮损，不宜用上述方法或久治不愈者，可外用或内用抗病毒药物，还可用免疫增强剂。

皮肤血管瘤

定义

皮肤血管瘤是一种起源于皮肤血管的良性肿瘤，是血管发育畸形或扩张所致。见图 3-44。

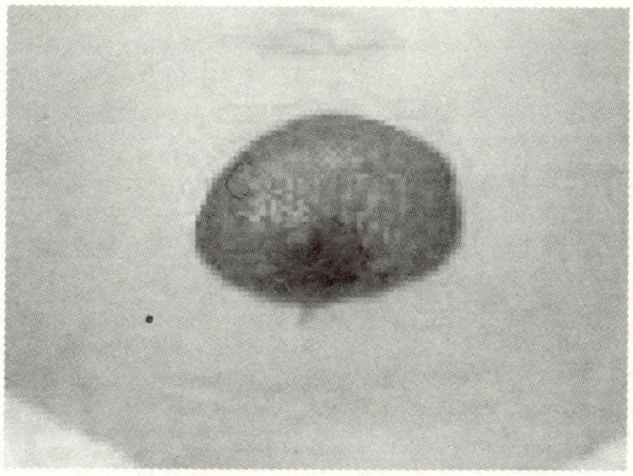

图 3-44 **血管瘤**

病因

本病由皮肤下的微血管异常增生和扩张所致，属先天性皮肤疾病，不是遗传的，也与怀孕时服药无关。

症状

血管瘤有三种类型：鲜红斑痣、草莓状血管瘤和海绵状血管瘤。

鲜红斑痣。一般在宝宝出生时即有或生后不久出现，表现为淡红、暗红或紫红色的斑片，大小不等，多为单侧，不高出皮肤，压之部分或完全褪色，常在哭闹、用力或洗澡水过热时颜色加深。好发于前额、鼻梁、颈后、后枕部头皮和两眉之间等部位，这种血管瘤有一部分可以自行消退，还有一部分终身持续存在，严重影响美观。

草莓状血管瘤。又称毛细血管瘤，在宝宝出生时即可存在，但常在出生后2～3个月内发生。随年龄增长而逐渐增大，1～2岁内生长较快。为一个或多个、呈大小不等的圆形或椭圆形鲜红或紫红色隆起的结节，边界清楚，质地柔软，压之可退色，表面有些粗糙呈许多颗粒状，因类似草莓而得名。多见于面部、头皮和颈部，躯干和四肢也不少见，多数在数年内会逐渐自行消退。

海绵状血管瘤。在宝宝出生时即有或生后不久发生，以头、面部多见，常常累及口腔或咽部黏膜处。为一个或多个、大而不规则的柔软的皮下肿块，圆形或不规则形，高出皮面，呈结节状或分叶状，多为淡紫或紫蓝色，边界不太清楚，感觉柔软，可被压缩，有弹性，状似海绵。有些会完全消失，而有的则会持续存在和不断增大。

治疗建议

有的血管瘤有自愈倾向，可以不必急于治疗，需密切观察生长情况，掌握最佳时机进行治疗。如果血管瘤生长较快或长在宝宝的面部、眼睑处或其他地方，影响了身体的正常功能或外形，必须早就诊、早治疗。根据血管瘤类型、部位等具体情况，采用不同的治疗方法，如药物注射、手术切除、冷冻治疗、同位素敷贴、浅层X线照射、脉冲激光等，也可2～3种方法同时或交替使用。

过度色素沉着

定义

过度色素沉着是皮肤出现比正常肤色深的斑块或斑点，有黑色、褐色、蓝青色等多种颜色。

病因

由色素过度沉着引起，与遗传和黑色素细胞异常有关。

症状

有黑色、褐色、蓝青色等多种颜色。

- 蒙古斑。亦称胎斑，属先天性，出生时就有。腰部、臀部及背部有蓝灰色、暗蓝色或褐色的斑片，形态不规则，界限清楚，无自觉症状，几乎都会随着宝宝渐渐地长大而自行消退，不必过于担心，不需治疗。少数可保持到成年。

- 太田痣。大多数太田痣在出生或出生后不久便有，也有部分患者是在出生后数年甚至十多年才发生。多为一侧眼眶周围和面颊部蓝黑色或灰褐色斑，也可为褐色、蓝色、黑色或紫色斑，有的球结膜也会发蓝，无自觉症状，皮损颜色可逐渐加深，终生不退，可用激光治疗。

- 色素痣。为褐色或黑色、大小和形状不一的痣，大多呈扁平状或者隆起，也有体毛长于其上的，可生长于身体任何部位，生长缓慢，一般无需治疗。如果发现宝宝身上的痣在大小、颜色或形状上突然发生变化，或出血、瘙痒、疼痛应到医院就诊。

- 咖啡牛奶斑。为淡褐色或暗褐色的斑片，大小不一，表面扁平无隆起，单独存在的咖啡牛奶斑常常只是胎记的一种，对人体健康并无不良影响，但是，如果咖啡牛奶斑数目较多而且逐渐变大时，就要警惕是否存在神经纤维瘤的可能，应到医院检查。见图 3-45。

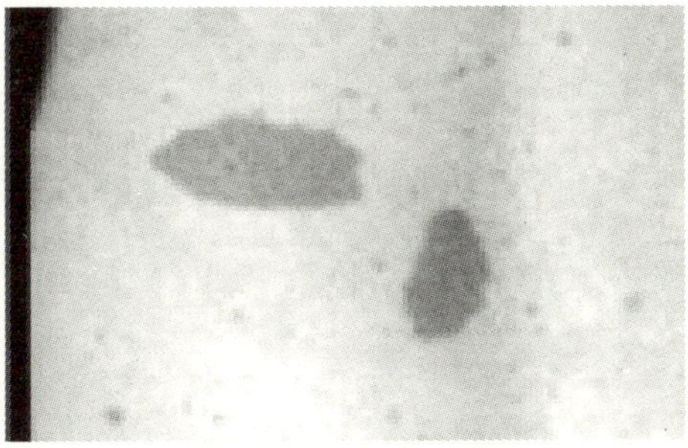

图 3-45　**咖啡牛奶斑**

治疗建议

大多数的色素斑对人体健康并无不良影响，只是影响美观。如需治疗，则应去医院，根据色素斑的种类、大小、部位采取合适的治疗方法，有激光、冷冻、手术等方法。近年来，激光治疗取得了较好的效果。

口腔疾病

鹅口疮

定义

鹅口疮又名雪口病或白色念珠菌病，是由一种叫白色念珠菌的真菌感染引起的。在舌、颊、腭或唇内黏膜上，甚至咽部黏膜表面形成白色斑膜，多见于婴幼儿。这种真菌有时也能在健康宝宝的口腔中找到，但并不致病，当宝宝营养不良或身体衰弱时可以发病。新生儿多由产道感染，或因哺乳奶头不洁或喂养者手指污染而感染。

病因

由白色念珠菌引起，通常多发生在口腔不清洁、营养不良的宝宝中。常见感染途径一般有：

- 母亲阴道感染；
- 奶瓶奶嘴消毒不彻底；
- 接触感染念珠菌的食物、衣物和玩具；
- 长期服用抗生素或不适当应用激素治疗，造成菌群失调，使白色念珠菌大量繁殖。

症状

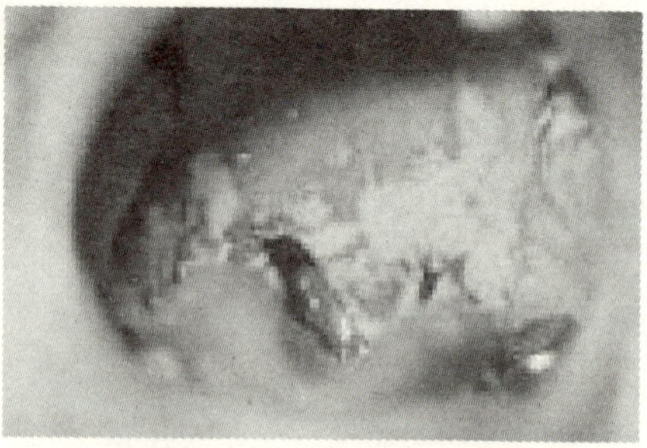
图 3-46 鹅口疮

在舌、唇和颊黏膜等处，出现散在的白色斑点，这些斑点形如小凝乳，有的状如白膜，稍微突出于黏膜表面，不能被擦拭干净。如果强行剥去白膜，创面会渗血。严重的鹅口疮患儿，口腔内犹如白色雪花层层叠叠，壅塞咽喉，影响呼吸，患儿会烦躁不安、拒食。见图 3-46。

家庭处理

新生儿鹅口疮是可以预防的，平时只要注意口腔护理，每次喂奶后再喂几口温开水，可冲去留在口腔内的奶汁，这样就可防止霉菌生长。

每次喂奶前母亲应先洗手，清洁乳头。新生儿所用食具，应经常清洗并煮沸消毒。

应选择容易消化吸收、富含优质蛋白质的食物，并适当增加维生素 B 和维生素 C 的供给。

治疗建议

本病虽然危害不大，有时还会自然痊愈，但容易复发，有的宝宝会不爱吃东西，有的在没有得到及时治疗时，白色斑点会很快蔓延至整个口腔内，形成片状。若误认为是口腔发炎使用抗生素，反使病情加重，所以应及时到医院检查治疗，不要擅自用药。

特别提醒

- 局部用药。鹅口疮比较容易治疗，可用制霉菌素与 2% 苏打水调匀，涂搽在创面上，每 4 小时用药一次，疗效显著。
- 全身用药。症状严重的宝宝也可口服一些抗真菌的药物，如制霉菌素或克霉唑等进行综合治疗。

口腔炎

定义

口腔炎是各种原因导致口腔黏膜病变的总称，可表现为口颊、舌边、上腭、齿龈等处发生溃疡、糜烂、红肿、疼痛。

病因

口腔炎多由病毒、细菌或霉菌感染所致，也可由维生素缺乏、局部刺激等因素引起。

可单独发生或继发于某些全身性疾病，如急性感染、营养不良、腹泻、维生素缺乏等。婴幼儿唾液分泌少，口腔黏膜嫩，利于微生物繁殖，用力擦拭口腔或食物过热、过硬可使局部受伤引起感染。奶具不洁、口腔不卫生等也均会引起口腔炎。

症状

口腔炎根据种类不同，症状也不相同。

单纯性口腔炎。它是最轻的一种，主要是口腔黏膜受损伤引起。用粗糙物品擦洗口腔、口腔不卫生、饮食过热、过硬或药物刺激等均可致病。常继发于维生素缺乏、胃肠道疾病或发热性疾病。口腔红肿、流延，会诉说者进食时自诉疼痛，一般无其他表现。

疱疹性口腔炎。由单纯疱疹病毒引起，终年可以发生，冬春季为流行高峰，具传染性。发热，有时可高达 39℃～40℃，水疱破裂后形成小溃疡，疼痛较剧，影响进食，流涎，烦渴，颌下淋巴结常肿大。

鹅口疮。其为白色念珠菌感染所致，口腔黏膜出现白色点状或片状物，形似奶凝块，不易擦去，若强行擦拭后局部潮红，可有溢血。口腔黏膜较干燥，不红肿，不流涎，无全身症状，但机体抵抗力低下者，病变可蔓延至喉部，并沿食管或气管向下波及消化道及呼吸道，甚至可感染全身性真菌病。

急性球菌性口腔炎。它多于急性感染、长期腹泻等抵抗力降低、口腔不洁情况下发病。可由链球菌、金黄色葡萄球菌、肺炎链球菌等引起。口腔黏膜充血、水肿、唾液增多，出现大小不等、散在的溃疡，有时亦可连成大片，上面覆盖厚厚的灰白色假膜，易于擦去，擦拭后创面可见出血，溃疡处疼痛明显。局部淋巴结经常肿大，多有发热、烦躁、食欲减退或因局部疼痛而不能进食。

家庭处理

勤喂水，保持口腔黏膜的湿润和清洁。

饮食以有足够营养的流质或半流质为宜，避免食物过热、过咸、过硬，以减少刺激，减轻疼痛，口服多种维生素。

治疗建议

症状严重时，尽早到医院就诊。

积极治疗原发疾病，去除病因。根据不同的病因采取不同的治疗方法和药物。如为细菌感染要用抗生素治疗，如为霉菌感染要禁用抗生素。

高热患儿用物理或药物降温，补充维生素。

口腔内根据不同的感染类型选用不同的涂药。

耳鼻咽喉疾病

急性化脓性中耳炎

定义

急性化脓性中耳炎是由细菌感染引起的中耳腔化脓性炎症（图 3-47），是婴幼儿常见疾病，常是由感冒引发的并发症。

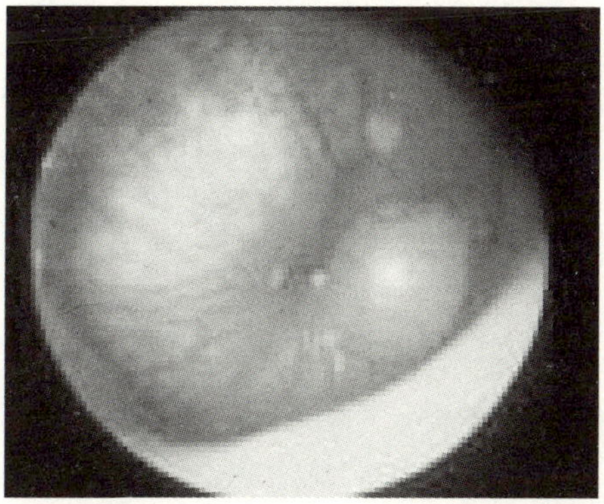

图 3-47　急性化脓性中耳炎

病因

宝宝急性化脓性中耳炎多由细菌感染经咽鼓管途径引起。在中耳腔内，有一条细管子通往鼻咽部，医学上称为咽鼓管。它将中耳与咽喉和鼻腔连成一体。婴幼儿的咽鼓管短、管腔宽、管道平、位置低，当鼻部或口咽部发生感染，细菌易通过它播散进入中耳，引起中耳炎。此外，给宝宝掏挖耳朵，不小心损伤了外耳道皮肤或鼓膜导致的感染，也有可能蔓延到中耳而发生炎症。或由于宝宝吐奶、呛咳及擤鼻涕用力过猛时，细菌也很容易从咽鼓管进入到中耳而引起中耳炎。

症状

病初，宝宝多有上呼吸道感染的表现，如流鼻涕、咳嗽等，耳部剧烈疼痛及听力下降多为突然发生，可伴有发热，还可以有恶心、呕吐、头痛、乏力、食欲减退等全身症状。年纪稍大点的宝宝还可以诉说出听不清、耳堵等不适症状。但宝宝一般只会烦躁哭闹，抓耳朵，不肯吃东西，不愿入睡；若用手指轻轻按压耳朵，宝宝哭闹加重，或会用手来自卫。随着炎症的发展，中耳腔会有渗出液流出，液体呈黄色或白色，可能还混有血液或恶臭味。分泌物流出后患儿症状会有所缓解。

中耳炎最常见于6个月至2岁的宝宝。细菌感染所致的中耳炎治疗不彻底易转为慢性，炎症会迟延不愈或复发，甚至可导致内耳炎。有些宝宝即使经过治疗后也会频繁发生中耳感染，这将导致某些并发症，如听力下降等。随着宝宝慢慢长大，耳感染的次数会越来越少，到5岁时大多会停止发作。

家庭处理

当宝宝疼痛发作时，可冷敷耳后。耳痛时，在宝宝耳边贴一块柔软的湿毛巾或退热贴，会让宝宝感觉舒服一些，但不能用冰块，这样反而会更痛。

耳朵有液体流出时，用棉棒蘸3%双氧水将外耳道内的液体清洗干净，但注意不要把棉棒捅入耳道深部。

在炎症尚未消除之前，不要让宝宝游泳，在洗澡的时候避免让宝宝的耳朵与水接触。洗澡时耳孔不慎进了水，只要用脱脂棉小心吸出就行了，但应该注意手势切莫太重。

治疗建议

当宝宝有发热、耳朵疼痛时，父母应及时带到医院就诊。

选用抗生素，彻底治疗。在医生指导下给予积极的抗感染处理，不要擅自停药。向耳道内滴抗生素药剂，服用抗生素，让患儿完成整个疗程，否则，有些细菌可能仍留在体内，会再次引起感染。如果治疗不彻底，不仅会反复复发，导致听力下降，甚至会出现严重的并发症，如周围性面神经瘫痪、乳突炎、脑膜炎等。

特别提醒

如果宝宝病情严重，鼓膜积脓红肿，可以将鼓膜切开引流，脓液流出后，疼痛会缓解，高热也会消退。每日加强中耳局部的消炎处理，切开的鼓膜待中耳停止流脓后会很快自然愈合。

分泌性中耳炎

定义

分泌性中耳炎是咽鼓管阻塞引起中耳积液，以听力下降为主要特征的中耳非化脓性炎性耳病。病情比化脓性中耳炎缓和些，以中耳积液、耳聋、耳鸣为主。多与上呼吸道感染有关。

病因

分泌性中耳炎由感染、咽鼓管阻塞与免疫反应引起，如上呼吸道感染、急性传染病（如麻疹、猩红热、百日咳等）、鼻咽部疾病均可引起。

症状

分泌性中耳炎以听觉障碍为主，无明显周身不适，体温可微有升高，主要为传音性耳聋，伴自听增强，即听外界声音低，但听自己说话声增大。在吞咽时，患耳内有回声。当头向前倾或偏向健侧时，可暂时好转。宝宝可表现为对声音反应迟钝，注意力不集中，也可出现低音耳鸣。在打呵欠、擤鼻时，可出现气过水声，耳鸣则片刻好转。病初可有轻微耳痛。多以阻塞感或闷胀感为主，压迫耳屏上述症状可暂时减轻。

家庭处理

局部热敷、耳屏按摩。

清理鼻腔分泌物，保持鼻通气。

无鼻腔分泌物情况下可捏鼻闭口做吞咽动作，帮助咽鼓管通气，解除中耳负压。

治疗建议

家人发现宝宝听力减退时应到医院检查。

改善中耳通气、排除中耳积液及病因治疗。

全身应用抗生素和皮质类固醇激素促进黏膜水肿消退,预防中耳积液机化粘连。

中耳积液 3 个月以上可在严密消毒下行鼓膜穿刺抽液。对鼓室积液黏稠者可置放通气管,通气管放置时间可达 1 年。

积极治疗鼻腔、鼻窦及鼻咽部疾病。

慢性中耳炎

定义

慢性中耳炎是一种由急性中耳炎治疗不彻底或中耳反复感染所致的耳病。

病因

慢性中耳炎是急性中耳炎无法痊愈的慢性过程,常合并鼓膜穿孔,会有液体从中耳流出。

慢性中耳炎一般可分为慢性化脓性中耳炎和慢性非化脓性中耳炎,其症状根据分类的不同而异。

症状

慢性化脓性中耳炎的主要症状就是流脓,并伴有听力减退。脓液的性质有脓性和黏脓性之分。慢性非化脓性中耳炎的主要症状就是耳闷、阻塞感、自听增强、听力减退和耳鸣。

家庭处理

尽量避免宝宝的耳朵进水。完全痊愈前,要耐心地治疗。

治疗建议

去除致病原因,有时需要手术治疗。

有感染时用抗生素治疗,过敏时进行抗过敏治疗,同时治疗鼻及鼻咽部的病变,帮助炎症吸收和减少分泌物。慢性化脓性中耳炎分单纯型、骨疡型、胆脂瘤型三种，胆脂瘤型中耳炎易引起颅内并发症，可危及生命，一旦确诊必须尽早手术治疗。慢性非化脓性中耳炎以改善中耳通气为主要目标。

扁桃体炎

定义

扁桃体炎是一种由细菌或病毒感染引起的腭扁桃体炎性疾病。

病因

扁桃体炎大多因机体抵抗力降低时由细菌或病毒感染所致，多数因感冒引起。急性扁桃体炎的病原体可通过飞沫、食物或直接接触而传染，因此有传染性。

扁桃体是位于口腔后方、咽腔两侧的两块小组织。它们的作用是过滤和对抗通过口腔和鼻孔侵入人体内的细菌和病毒。扁桃体炎也是扁桃体同细菌或病毒作斗争时发生的拼杀反应。

幼儿期正是扁桃体变大的时期，功能旺盛，所以容易发炎，急性扁桃体炎反复发作，就会变成慢性。

症状

炎症发生后，宝宝的扁桃体将变得红肿、疼痛，宝宝出现吞咽困难。婴儿患者会变得烦躁易怒，并拒绝进食。宝宝有可能会打寒战、发热、头痛、有口臭、口水多，有时还伴有咳嗽、颈部淋巴结肿大并有压痛。扁桃体发炎的宝宝在睡觉时会打鼾。扁桃体可能在感染后的几天内出现一层白色覆盖物。如果炎症严重，宝宝将会出现耳痛或呼吸困难。

家庭处理

进食易于消化、富于营养的流质或半流质，尽量多饮水。不要进食桔子汁、酸梅汤等酸性饮料，如果宝宝口痛，不愿进食，不要强迫宝宝进食或饮水。可给宝宝吃冰淇淋等冷冻甜食，这样可以缓解咽部疼痛，而且不会造成对宝宝有害的后果。

经常漱口，保持口腔清洁，勤洗手可以预防疾病。

治疗建议

医生会用抗生素治疗细菌感染，即使经过一两天的服药后已感觉好转也要坚持服药。抗生素对病毒无效，如果是病毒感染，医生认为没有服用抗生素的必要，则不必坚持要求医生开抗生素，可进行抗病毒及对症治疗。经过治疗，宝宝的病情将在两三天内好转。

如果口痛不能服药或病情重可以静脉输液治疗。

如果扁桃体炎非常严重而且频繁发作，使得宝宝的全身健康都受到影响，或是妨碍到了宝宝上学，医生会建议将扁桃体手术切除。不过，大多数医生会在别无他法可想时，才会建议实施这种手术。

特别提醒

急性扁桃体炎如不及时治疗，可引起邻近器官疾病，如扁桃体周围脓肿、鼻炎、鼻窦炎、颈淋巴结炎、咽炎、喉炎、咽鼓管炎、单纯性中耳炎、听力下降等。扁桃体过度肿大有时可影响呼吸功能。慢性扁桃体炎反复发作可引起风湿病、心肌炎、肾炎等多种疾病。

咽　炎

定义

咽炎是病毒、细菌感染或过敏物质引起的咽部红肿、炎症，可伴有发热。

病因

咽炎由各种病毒或细菌感染引起，也有因过敏发生的，也可由刺激物所引起，如空气污染、干燥、吸入灰尘、烟雾等。一些传染病如流感、麻疹和腮腺炎初期也会有咽炎。

症状

除了咽部疼痛外，患儿可能会出现口干、吞咽困难、咽喉瘙痒或红肿，颈部淋巴结可能肿大。疼痛可持续一两天。婴儿常常烦躁易怒、哭闹、拒绝进食和难以入睡。发热时体温 38℃～39℃，也有高达 40℃的。如果不治疗会引起肺炎。

家庭处理

在家休息，少量多次饮水，用白开水或淡盐水漱口，一天数次。

发热时可用物理降温。

在宝宝的房间放一台加湿器，让空气保持湿润，尤其是在冬季。

不要勉强进食，只要水分补充足够，不脱水，可一边观察症状，一边喂食。

治疗建议

治疗上与治感冒相同。

如果宝宝是细菌感染，医生会应用抗生素治疗，但抗生素对病毒感染无效，如果是病毒感染，则须进行抗病毒和对症治疗，发热时要用退热药。

鼻窦炎

定义

鼻窦炎是鼻窦内储留分泌物发生的炎症反应，通常是由感染如感冒经鼻扩散而致。

病因

鼻窦炎由各种细菌或病毒感染引起。一般为鼻窦内储留分泌物发生的炎症反应，感冒是引起宝宝鼻窦炎最主要的原因。

鼻窦是围绕鼻腔周围骨骼内左右对称的空洞，通过小小的窦口与鼻腔相通（见图 3-48）。当宝宝感冒时鼻腔黏膜发炎，若治疗不及时，鼻腔的炎症便会蔓延并侵入鼻窦而引起急性鼻窦炎，也可能是由过敏、鼻息肉、鼻中隔偏曲、鼻部损伤、牙齿脓肿

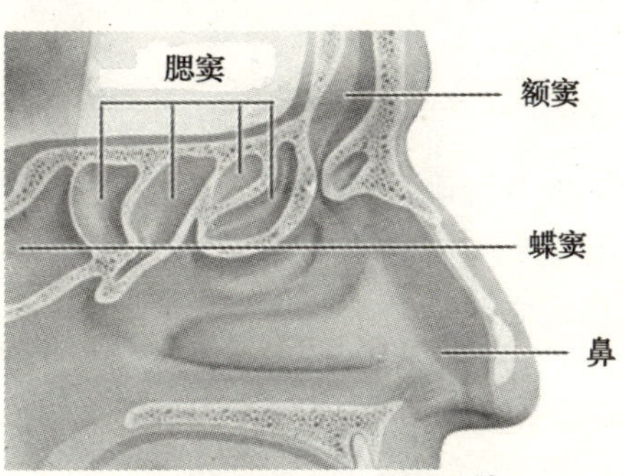

图 3-48　鼻窦炎

宝宝各科疾病的护理

以及来自干燥或污染的空气、香烟烟雾刺激所致。

鼻窦炎可分为急性和慢性两类，慢性鼻窦炎多半是由于将急性鼻窦炎误认为感冒而延误治疗造成的。另外，宝宝扁桃体及腺样体肥大、炎症后容易成为病灶，从而造成鼻窦反复发生炎症。

鼻窦炎如果没有完全治愈，会并发咽炎、气管炎、中耳炎或听力下降等疾病。

症状

鼻涕脓稠且呈黄、绿色，后鼻滴涕（鼻液沿着鼻道流向咽喉部），鼻塞，嗅觉能力丧失，张口呼吸，甚至打鼾，拒食，口臭，常同时伴有眼周围肿胀以及长期咳嗽，也可伴发急性中耳炎、鼻出血等；较大宝宝可能主诉头痛或一侧面颊疼痛。头痛为跳动性的，并在清晨加重，宝宝看起来疲惫，无精打采，晚上难以入睡。

任何年龄段的宝宝均可发病，2 岁以下宝宝发病后的病情通常较年纪较大的宝宝轻。单次或不常发作者一般会持续 1 周或 10 天左右，慢性、长期性鼻窦炎可持续 3 个月或更长。

家庭处理

随时将储留的鼻涕吸取掉。为了不让鼻涕储留，家长要教宝宝学会擤鼻涕的习惯。家长拿着准备好的手帕或纸巾置于宝宝的鼻翼上，先用一指压住一侧鼻翼，使该侧的鼻腔阻塞，让宝宝闭上嘴，用力将鼻涕擤出，后用拇指、食指从鼻孔下方的两侧往中间对齐，将鼻涕擦净，两侧交替进行。几次后，接近两岁的宝宝不仅可以学会擤鼻涕，而且还会擦去擤出的鼻涕了。

房间内要通风换气，保持适当湿度，在冬季当户内空气干燥时，在宝宝屋内放一台加湿器。

不要给宝宝使用非处方类的鼻腔喷雾剂或滴鼻液，过度使用收缩血管药会加重症状。

特别提醒

- 滴药后可用清水漱口，以清除咽部残留药液。
- 宝宝病愈后游泳时不可使鼻腔进水，以防鼻窦炎复发。
- 宝宝要吃营养丰富、容易消化的食物，还要注意补充各种维生素、微量元素，切忌挑食。
- 对慢性鼻窦炎要耐心地进行治疗。

治疗建议

宝宝患感冒1周后，感冒症状消失，但鼻涕反而增多，且多是黄、绿色脓涕，甚至还有点臭味，还不爱进食、难以入睡，就应及时到医院治疗。对急性鼻窦炎只要治疗及时，一般会逐渐痊愈。

对于细菌感染，医生会用抗生素进行治疗，同时鼻腔内滴盐水滴鼻液、糖皮质激素类鼻喷雾剂或收缩血管药，以缓解鼻塞症状。如果患儿有过敏史，医生还会应用抗组胺药。

有时医生还会采取某些理疗、穿刺冲洗、置换抽吸等措施。重要的是及时治疗可避免转为慢性鼻窦炎。

慢性鼻窦炎治疗起来比较麻烦，治愈后也常因感冒而复发。但毕竟宝宝鼻窦炎因病变时间短，病变组织比较容易恢复，只要坚持正确地治疗，还是能治愈的。

过敏性鼻炎

定义

过敏性鼻炎是过敏性疾病的一种，当吸入灰尘、尘螨、花粉等容易引起过敏反应的物质时，造成鼻腔黏膜发生过敏反应，出现打喷嚏、流鼻涕、鼻痒、鼻塞等症状。

病因

过敏性鼻炎多为吸入灰尘、尘螨、真菌、动物皮毛、花粉等而引起。

梧桐、猪草等花粉是多数大人的过敏原，只有在一定季节，症状才会出现。至于灰尘和尘螨、动物的皮毛等，则是多数宝宝的过敏原，随时都有可能导致鼻塞等症状。

另外，有支气管哮喘和异位性皮炎的宝宝，也可能会有过敏性鼻炎。

过敏性鼻炎在较大年龄宝宝身上较容易发生，但近些年来也出现在婴幼儿身上。

症状

婴幼儿过敏性鼻炎的症状主要为水状鼻涕和鼻塞、揉鼻、揉眼及经常哭闹和食欲差。而较大的宝宝，则会影响注意力，同时也会出现眼睛发痒及合并哮喘等症状。

家庭处理

避免疗法应放在首位，凡已经明确的过敏原都应尽量想办法避免再接触。

保持室内环境清洁，并使空气流通，以消灭或减少尘螨等过敏原。

地毯、窗帘、布制的沙发、绒毛玩具等容易积聚灰尘，而成为尘螨的藏身之处，所以有时要用吸尘器仔细地吸干净，并在太阳下暴晒。棉被也需暴晒后用吸尘器吸干净。尽量不要在室内饲养宠物。

已明确过敏原是植物花粉时，在花粉开放季节，应戴口罩外出和尽量避免外出。过敏性鼻炎属于比较难痊愈的疾病，但正确使用药物及保持清洁的环境，有助于控制症状和减轻发作。

已明确的过敏食物，应避免再食。

婴幼儿由于免疫功能差，所以较容易患过敏性鼻炎，但随着生长发育可能会缓解、减少或停止发作。

治疗建议

首选用局部抗组胺类及局部糖皮质激素点鼻药解除鼻部症状，婴幼儿可选用色苷酸二钠滴鼻及用生理盐水洗鼻缓解鼻部症状。鼻内局部用药不能控制症状时可加用口服抗组胺类药及抗白三烯类药。

鼻塞严重可短时间加减充血剂剂，如低浓度的盐酸羟甲唑林或低浓度的麻黄素，一般以不超过 1 周为宜。

尽可能查找过敏原，对已明确的某些过敏原，可选用已经审批合格并已注册的特异性脱敏制剂进行治疗。

另外，在市面上有销售各种过敏性鼻炎的药物，但婴幼儿必须使用医院所开出的处方药，而非成人的药物。

特别提醒

- 用于治疗过敏性鼻炎的长效糖皮质激素类药物的用药时间选择很重要，最佳喷鼻时间是早上起床时，因为宝宝体内激素分泌在凌晨4点钟左右，起床后喷药基本与体内激素分泌时间大致相同，到下半夜体内再分泌激素时，经鼻黏膜局部吸收的激素已代谢完毕，不再干扰体内正常的激素分泌，因此可大大减少鼻喷激素的副作用。
- 宝宝应用糖皮质激素类喷鼻药物以间歇性为宜，症状控制就减少喷药量，延长喷药间隔期。

急性喉炎

定义

急性喉炎是喉内黏膜发生急性炎症肿胀，以独特的咳嗽声为特点的喉内急性炎性疾病。由于宝宝喉腔狭小，喉软骨柔软，喉内黏膜组织松弛，黏膜下淋巴组织丰富，发生炎症后易肿胀致喉阻塞。宝宝咳嗽功能不强，不易排出喉部及下呼吸道的分泌物，更使呼吸困难加重。因此，宝宝急性喉炎的病情比成人严重，若不及时诊治，可危及生命。

病因

急性喉炎多为在病毒感染的基础上合并细菌感染。婴儿大多是由病毒所引起。

症状

起病常较急，患儿多有发热，常伴有咳嗽、声嘶等。炎症侵入声门下区，则呈哮吼样咳嗽，夜间症状常加重。病情重者可出现吸气期喉鸣及呼吸困难，并有胸骨上窝、锁骨上窝、肋间隙及上腹部软组织吸气时下陷（称为“三凹征”），以及烦躁不安、鼻翼扇动、出冷汗、脉搏加快等症状。

喉炎的特征为有如狗吠式的咳嗽声或“空空” 咳嗽声。咳嗽的样子，有人形容“就像狗吠的咳嗽”，或是“像海狗叫声的咳嗽”。且吸气时仔细听会有喘鸣声。一般都会发热，但也有不发热的情况。

病毒性喉炎的症状，刚开始和感冒一样，白天精神尚好且不哭闹，但一到夜间，就骤然声嘶、频咳，咳嗽声钝如狗吠式，让家人感到惊慌。

家庭处理

蒸汽吸入可使咳嗽症状减轻。

尽量使宝宝保持安静，减少哭闹，以免呼吸困难加重。

在感冒流行期间，尽量减少外出，以防传染。

在睡眠时，避免吹对流风。

禁用吗啡及阿托品类药物，以免抑制呼吸和使呼吸道痰液黏稠不易咳出。

治疗建议

一旦宝宝夜间突然出现狗吠样或空空声咳嗽，家长必须立即带宝宝到医院急诊。

治疗的要点是及早使用有效、足量的抗生素及类固醇激素以控制感染、解除喉阻塞。疑为病毒感染时可予抗病毒治疗，有呼吸困难症状时需辅以氧气吸入治疗。

重度喉阻塞或经药物治疗后喉阻塞症状未缓解者，需及时做气管插管或气管切开术。

症状突然急速恶化，又出现嘴唇发紫，一定要紧急前往医院就诊。如果严重时，就必须住院治疗。

鼾　症

定义

鼾症，俗称打呼噜，如伴有呼吸暂停和低氧血症即为阻塞性睡眠呼吸暂停低通气综合症。轻度鼾症对宝宝影响不大，一旦出现阻塞性睡眠呼吸暂停低通气综合征，就有可能影响宝宝的生长发育甚至影响智力发育。

病因

宝宝鼾症的发病原因主要是由于扁桃体和腺样体肥大或鼻阻塞等阻

碍了空气的正常通过，引起鼾声和呼吸暂停。

症状

睡眠时打鼾，张口呼吸，伴随睡眠期憋气、呼吸费力、呼吸暂停、睡眠不宁、觉醒，甚至出现睡眠惊恐、大汗淋漓。婴幼儿可表现为间歇性或持续性鼻塞，鼻腔内有大量分泌物，并伴有闭塞性鼻音，有些大龄宝宝可表现为精神萎靡、嗜睡、多动、性格行为异常、易激惹、学习注意力不集中、智力水平低下，还有的出现遗尿、厌食、头痛等症状。睡眠障碍可导致生长激素分泌障碍，影响身高。此外，由于长期用口呼吸，还可能引起宝宝面颅骨发育异常，造成面部畸形。

家庭处理

因鼻炎引起的宝宝打鼾应在耳鼻咽喉科医生的指导下，积极治疗鼻炎，尽早恢复鼻腔通气功能。

注意预防感冒，避免打鼾加重。

晚餐不宜过饱，尽量避免仰卧，适当选择侧睡，不用高枕头，减少颈部扭曲，可减轻打鼾。

患有严重阻塞性睡眠呼吸暂停综合征又不适合手术的宝宝，可选用持续性正压呼吸仪器(CPAP)。

治疗建议

宝宝睡眠时呼吸受阻，脑部缺氧，不仅会影响宝宝的身高、智力水平，严重的甚至会导致窒息，严重威胁健康。发现宝宝睡眠时有鼾声，并伴有间断的呼吸暂停、憋气，均应及时到医院进行检查，确定鼾症的程度、是否伴有血氧饱和度下降、鼾症阻塞的部位，以尽早治疗。

对于宝宝鼾症尽早考虑手术治疗，千万不要等到宝宝出现智力发育不健全或者其他严重后果时才去就医。一般来讲，鼾症患儿到了 3 周岁就可以进行手术治疗。目前的外科手术治疗都是在鼻内窥镜直视下进行，去除腺样体组织迅速准确、出血较少、手术恢复快、安全性好、治疗效果好。

听力障碍

定义

听力障碍是先天或后天的听觉出现问题，造成听力障碍，会影响到宝宝的语言能力。

病因

原因可有先天和后天的。

听力丧失是指部分或完全听不到声音。听力丧失可能是暂时性的，也可能是永久性的，可发生于单耳或双耳。双耳出现完全、永久性的听力丧失通常较为少见，多为先天性的。

听力丧失的类型主要有两种：传导性听力丧失和感觉神经性听力丧失。

- 传导性听力丧失。对于宝宝来说，最常见的原因是中耳感染，中耳黏性的液体聚集，这些液体妨碍了声波的传递过程，引起暂时性听力丧失。

- 感觉神经性听力丧失。当感觉神经性听力丧失发生在产前，则名为先天性感觉神经性听力丧失。后天性感觉神经性听力丧失可由以下原因引起：许多药物对耳朵具有强烈的毒性，长期使用或一次大量使用，或宝宝对这种药物高度敏感都可引起听觉障碍，最常见的耳毒性药物有链霉素、庆大霉素、卡那霉素等，这些药物会造成听觉细胞损害；脑膜炎会导致听神经受损；暴露于过响的音乐声、爆炸声或噪音下也会引起听力受损。

症状

听力丧失的程度轻重不一，可能是轻微的听力下降，也可能是完全的听力丧失。对于婴幼儿来说，听力丧失的首发症状可能是不会移动其头部和眼睛来对声音或其他音响作出回应；在应该开始牙牙学语时却不会发音或发出单词。听力完全丧失的宝宝很难学会说话。

患儿除了难以听到声音外还可能有耳鸣、耳痛和头晕。表现为不停地将耳朵转向有声音的方向，或常常要求人们重复他们所说的话。听力完全丧失的宝宝将不能听到任何声音。宝宝可能会感觉到有些具体物体如地板或墙壁发出的振动，也可能会听到高分贝的声音，但他无法听到正常的说话声，因此语言功能将会受到极大的影响。

家庭处理

如果发现宝宝有任何听力丧失的临床表现，应带宝宝去就诊。因为听力受损将会对宝宝的语言发展和学习能力带来严重影响。

一旦诊断为听力丧失时就要开始语言训练，体验各种声音。

给宝宝洗澡、洗头时注意别让污水灌进耳道，以预防外耳道炎及中耳炎的发生。

治疗建议

如果患儿的听力丧失情况比较严重，就有必要佩戴听力助听器。极度耳聋的宝宝半岁后就可佩戴助听器，语言发育期为2～5岁，过了这个最佳时期再学习语言困难就大了，佩戴助听器千万不能错过此期。

如果是因为耳垢堆积引起听力丧失，应由医生清除耳垢。若是因为耳感染，应选用抗生素进行治疗。若是耳内积液，则需要通过手术排出液体。因鼓膜穿孔引起的听力丧失可自行愈合。不过，如果穿孔的鼓膜没有自行愈合，必须通过手术来修复穿孔。对有些感觉神经性听力丧失严重的患儿，可以行人工耳蜗植入术。

特别提醒

婴幼儿禁用耳毒性药物。人工耳蜗植入的患儿还必须接受语音训练治疗。

眼睛疾病

先天性鼻泪管阻塞

定义

鼻泪管先天性发育异常致泪液不能正常排泄即为先天性鼻泪管阻塞。

病因

泪液是由泪腺分泌产生的，主要作用是润滑角膜和眼球，任务完成后，泪液经过泪小管和泪总管、泪囊再经鼻泪管排入鼻腔。鼻泪管的先天性发育异常，通常是鼻泪管在鼻腔的开口处被一层未退化的膜样结构所封闭，这样，泪液排出的正常渠道就被阻断了，泪液不能正常排泄，宝宝的眼睛一天到晚总是泪汪汪的。

症状

宝宝即使不哭，也有很多眼泪。

由于泪液不能正常排泄，易导致泪囊感染。

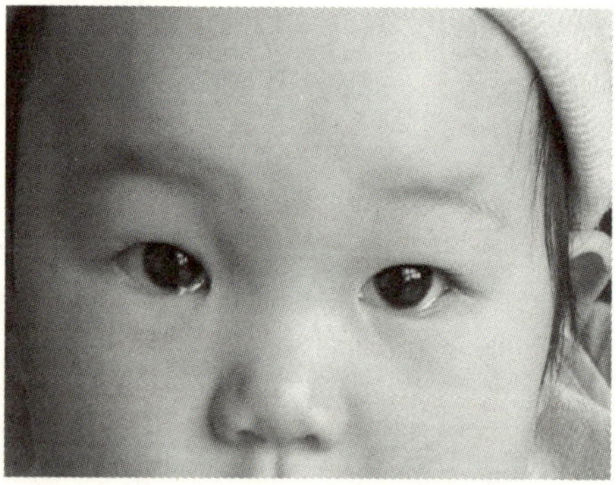

图 3-49　先天性鼻泪管阻塞

表现为宝宝的眼睛经常会是泪汪汪的，有大量的眼屎，眼睛里有许多脓性分泌物流出，会刺激眼睑皮肤，产生湿疹。发病年龄可早可晚，有的是出生以后第一天就有症状，有的可以 1 周后或者 1 个月以后出现。见图 3-49。

家庭处理

遵照医嘱，滴消炎的眼药水。滴眼药水时将宝宝面朝上平放，如果宝宝不合作的话，找个帮手压着宝宝，也可用大腿夹住宝宝头的两边，用一只手的大拇指和食指将上下眼睑轻轻分开。当你做这个动作时，宝宝会自然而然地眨眼睛，就在宝宝眨眼睛的时候，将眼药水滴入眼角内，因此当眼睛在两次眨眼之间睁开时药水就会随之进入眼睛里，注意眼药水瓶顶端不要接触到眼睛，就这样保持数秒钟，以便眼药水分散到眼睛中。

眼分泌物多时，可用干净的纱布或纸巾沾上温水后擦干净，或用湿棉签揩洗。

治疗建议

如果发现宝宝有上述情况时，应及时到医院就诊，以获得早期诊断和及时治疗。该病有一部分患儿在生后 6 个月仍有可能自愈，但需要经常滴抗生素眼药水，同时辅助泪囊区按摩，按摩每天 3～4 次，每次十几下，方向向下挤向鼻泪管方向；敏感抗生素眼药水每天滴 3～4 次。如果脓性分泌物特别多，可行泪道冲洗术，以便清理干净泪道内的脓性分泌物。

如果 6 个月以后鼻泪管仍不能自行通畅，可在局麻或全麻下行泪道探通术，即用探针疏通鼻泪管。局麻下宝宝会扭动哭闹，易形成假道和其他意外伤害，故国外几乎都用全身麻醉。有些难治性先天性鼻泪管阻塞，经多次泪道探通仍然难以治愈，可在泪道造影指导下行泪道插管术（或称泪道置管术），一般保留 3 个月后拔管，以利阻塞的部位通畅。

结膜炎

定义

结膜炎通常被称做红眼病，是结膜（眼睑的内壁）感染而发生的炎症。

病因

结膜炎多为细菌感染所致，但也可由病毒、过敏、损伤引发，或者由进入宝宝眼睛的刺激性化学物质或污染物如家用清洁剂、尘螨所引起。

常见细菌有流感嗜血杆菌、葡萄球菌、肺炎双球菌等。宝宝常有感冒或接触结膜炎患者的病史。引起本病的病毒主要为腺病毒、柯萨奇病毒，其传染性很强，可引起地区性或大范围流行。一些可激惹眼睛的刺激物或过敏原也可引起结膜炎。

症状

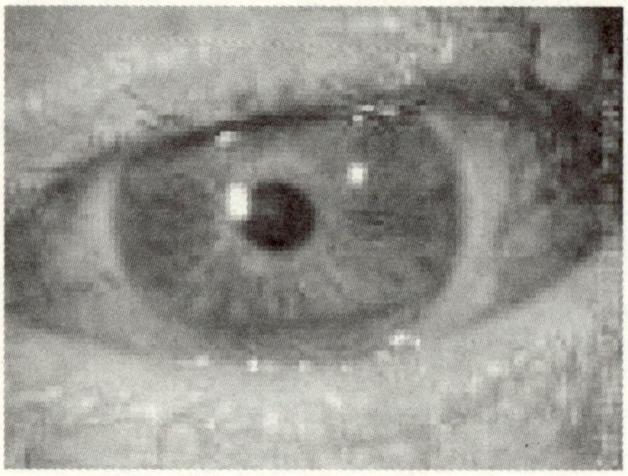

图 3-50 结膜炎

眼睛红，眼分泌物多，睁不开眼。见图 3-50。

细菌感染的结膜炎，眼睛会有灼痛感，或者感觉瘙痒；有多量黏液性或脓性分泌物，结果使眼睑粘在一起；常使患儿早晨睁不开眼，眼睑红肿、球结膜充血明显，有的可出现结膜下出血，但一般不影响视力。

由病毒引起的结膜炎会有相似的症状，但分泌物比较稀薄，患儿还有感冒样的症状，可有高热、咽痛，耳前可有淋巴结多有肿大和压痛。

如果是过敏引起的过敏性结膜炎，患儿将会感觉眼睛剧痒无比，流泪不止。眼睛很红，眼分泌物为白色，呈长条状。有时伴随有眼白部位水肿、眼皮部位有皮屑和黑眼圈等；有时则伴随有过敏性鼻炎，会流鼻涕、打喷嚏等。

家庭处理

清洗患眼，点眼药水。

眼分泌物多时，用干净的潮湿的毛巾或棉球擦拭宝宝的眼睛，每天 4～5 次，擦拭时动作要轻柔。每次在摸宝宝的脸前后都要洗手。

应进行适当隔离，不要让患儿串门，暂时不要去幼儿园。

不要让家里其他成员与患儿共用毛巾，否则会被感染。

患眼不能遮盖，否则眼分泌物不能排出，反而会加重病情。

患眼也不能用热毛巾敷，否则会加重病情。

不用脏手揉眼睛，勤剪指甲，饭前便后要洗手。

饮食清淡，多食蔬菜、新鲜水果等，保持大便通畅。

避免接触可激惹眼睛的刺激物或过敏原。

治疗建议

及时到医院诊治，滴眼药水治疗。

对于细菌引起的结膜炎，医生将给患儿应用抗生素类滴眼液。患眼一般在治疗几天后开始好转。

由病毒感染引起的结膜炎用抗生素无效，但可以给患儿使用非处方类滴眼液来舒缓眼部不适，慢慢让炎症自愈，这通常需要8～10天。

过敏引起的过敏性结膜炎，用糖皮质激素及抗过敏的眼药水，口服抗组胺药可缓解患眼的瘙痒或不适。冷敷可以缓解症状。

斜 视

定义

斜视为两眼不能同时注视同一事物，所看的方向不一致，有问题的眼不被使用，造成弱视和双眼视觉异常。

病因

斜视最常见的病因是先天性眼肌发育异常，眼肌的发育两边不对称，或难产及怀孕期间母亲感染，造成眼肌麻痹；另外有很大一部分宝宝，是由于近视或者远视造成的斜视。也有一些宝宝是不明原因的，比如弱视也可以造成斜视。斜视有一定的遗传因素，家中其他成员很可能会有同样的问题。

症状

两只眼睛不能同时注视一个目标，两只眼睛所看的方向不一致，患儿看起来眼神怪异(见图3-51)。按偏斜方向可分为内斜视、外斜视和垂直性斜视。

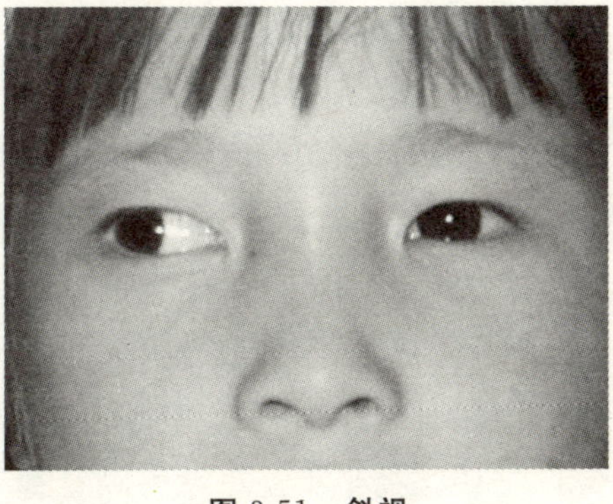

图3-51　斜视

斜视有很多症状，有的宝宝看东西重影或者看东西成两个的复像表现。有的宝宝由于斜视，在阳光底下怕光，遇到光以后，会闭住一只眼睛，有的宝宝有歪头看东西的毛病，麻痹性斜视的宝宝还有一个表现是定位不稳，下楼梯的时候感觉看见两个楼梯，这个时候他选择的楼梯可能不是真正的楼梯，而是斜视眼看见的楼梯，出现斜视以后，总是跌跌撞撞，其实就是斜视造成的定位不稳造成的。

长期斜视可影响宝宝双眼同时观看功能，人类双眼观看可以形成立体功能，精确判断空间的前后左右位置，如果在发育过程中斜视不及时得到矫正，立体功能可能会丧失。

家庭处理

斜视症状明显，容易发现，当宝宝有斜眼睛歪头、眼睛不正的时候，尽快找眼科医生做检查。

改变宝宝的用眼习惯，若已造成弱视时，须对宝宝进行遮眼训练，若宝宝特别喜欢用一只眼睛，就用眼罩或贴布遮住宝宝常用的那一只眼睛，让宝宝尝试用另一只不常用的眼睛。

斜视儿童戴镜后，必须坚持戴用，不可间断，除了睡觉外不可摘下，一般要坚持戴用3个月至半年才可显示效果，不能操之过急。要坚持定期到医院复查，一般情况1～2个月1次，观察戴镜后斜视度的变化及视力提高情况，以便医生随时了解治疗效果，根据患儿的变化情况制定下一步的治疗方案，及时调整度数。玩耍时，防止眼镜被摔破，可在镜腿上牵一根松紧带系于脑后便于固定。为防止镜片摔碎损伤眼睛，可配戴摔不破的树脂镜片，但树脂镜片不耐磨，需加以保护。

治疗建议

内斜视，俗称斗鸡眼，有真假之分。有些宝宝的颜面骨骼和肌肉发育不完全，造成两只眼睛中间鼻根部分皮肤特别宽，遮住了一部分球结膜，看上去眼球好像特别靠近，这种情况为假性内斜视。随着宝宝颜面的发育，假性内斜视就会改善，如果医生诊断为假性内斜视，不需要特别的治疗。

对于因近视、远视及散光等屈光不正引起的斜视，应散瞳验光，配镜矫正视力。戴镜一段时间后，斜视程度明显降低，这时家长应多鼓励宝宝坚持戴镜，一般坚持半年左右就可以看到斜视改善的效果。戴镜后一般每年验光一次，及时调整眼镜的度数。有弱视的要治疗弱视：可通过一系列的弱视治疗（如常规遮盖疗法等），提高因斜视而造成的弱视眼的视力，以使两眼交替注视，从而恢复双眼单视的功能。

大部分斜视宝宝还是需要手术治疗，而且越早手术效果越好。早期治疗斜视不仅仅是为了美容，关键是为了功能治愈，就是让宝宝手术以后恢复正常的双眼视功能。先天性内斜视，对双眼单视功能发育影响很大，最好是在 2 岁视功能发育初期做手术矫正。

弱 视

定义

弱视是指在视觉系统发育的关键期，由于斜视、较高度远视和散光等各种原因阻碍眼睛接受足够的视觉刺激而导致矫正视力低于同年龄人的现象，通常眼科检查没有器质性病变，而最佳矫正远视力在 0.8 或以下。早期适当治疗弱视，大多数宝宝视力可以显著改善。

病因

引起弱视的病因比较多，常见的是宝宝斜视、较高度远视、近视和散光、先天性白内障、重度眼睑下垂以及先天性视中枢及视神经发育不良等。

- 斜视性弱视：一眼为斜视时，斜视眼的黄斑功能长期被抑制，就形成了弱视。
- 屈光参差性弱视：由于两眼的屈光参差较大，屈光不正较重的眼，日久逐渐发生弱视。
- 形觉剥夺性弱视：在婴幼儿期，由于先天性白内障，或上睑下垂而遮挡瞳孔，致使视觉发育不好而造成弱视。
- 屈光不正性弱视：多为双侧性，发生在没有戴过矫正眼镜的高度屈光不正者，且多见于远视屈光不正。无需特殊治疗，配戴合适眼镜，视力自能逐渐提高。

症状

喜欢眯眼、皱眉、歪头、近距离视物，或诉说视力不佳，喜欢抬头、低头看东西，看电视的时候喜欢凑得很近，看物体的时候，宝宝的眼球会来回转动或者震颤。

现在许多妇幼保健系统到幼儿园进行“视力筛查”，准确地说应是“屈光筛查”，主要是用手持电脑屈光仪检查宝宝双眼，只要宝宝能注意片刻，就能打印出宝宝的粗略屈光度，如果高于或低于正常值很多，就说明宝宝可能患有明显的远视或散光等疾患，需要密切随访并及时到专科医院治疗。

家庭处理

发现宝宝视力减退应及时到医院就诊，一旦确诊应及时治疗。

弱视治疗过程是缓慢的，视力是逐渐提高的，因此家长不能操之过急，要有耐心、恒心。

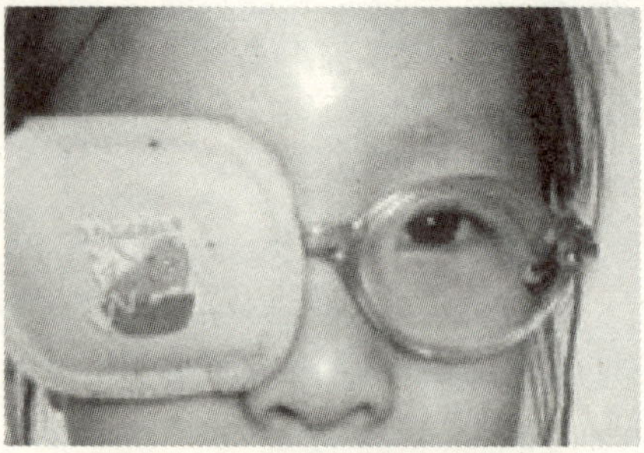

图 3-52　弱视遮盖戴镜治疗

要耐心劝导宝宝坚持戴眼镜(见图 3-52)。除洗澡、睡觉之外，一定要坚持戴眼镜，尤其是遮盖健康眼，这点很重要，镜腿要用链条连起来，防止眼镜打碎。目前最新研究表明，宝宝每天坚持遮盖健康眼 6 小时，即可达到治疗效果，打开遮盖后有助于双眼视觉的形成。

引导宝宝在看近物时，一定要戴镜，尤其是绘图、写字时，如此则可达到事半功倍的效果。

对中、重度弱视的宝宝，除戴镜外，还要坚持到医院进行弱视训练治疗，应用弱视刺激仪的家长要鼓励宝宝认真画图，尽量画得准。对于远视度数较低的宝宝，在进行精细操作训练时应该严格控制时间，否则很可能会引起后几年发生近视，已经学习书写的宝宝可以不强调精细操作训练，戴镜和定时遮盖即可。

坚持定时复诊。2～3 岁的宝宝每两周一次，更大一些的宝宝每个月一次，请医生检查眼底、视力等，每年要散瞳验光一次。总之，由于宝宝年龄小、自制力差等因素，家长耐心指导宝宝治疗，是非常重要的。

注意正确的用眼卫生，不要在光线过强或过弱的环境下看书写字，一次连续看书或写字时间不要超过半小时。

治疗建议

弱视是相当严重的宝宝健康问题，因为它不仅会导致单眼视力低下，而且戴上合适的矫正眼镜也不能使视力立即提高。而一般近视眼则通过验光戴镜，视力能够达到正常。

弱视治疗，首先一定要配眼镜。对于因近视、远视及散光等屈光不正引起的弱视应散瞳验光，配镜矫正视力。其次对需要进行眼睛遮盖的，把好的眼睛遮住，锻炼不好的眼睛，这也很有帮助，还可用辅助弱视仪器训练，如红光闪烁治疗、后像治疗、光刷治疗、综合治疗仪等进行训练。

弱视越早治疗效果越好，3～4 岁效果最好，岁数越大效果越差，国际上公认的是 12 岁以后弱视就不能治愈了。

倒 睫

定义

倒睫俗称“倒睫毛”，眼睫毛向内倒长，倒向眼球，可引起结膜炎，随着年龄的增长，大部分患儿的病情可减轻或自愈。

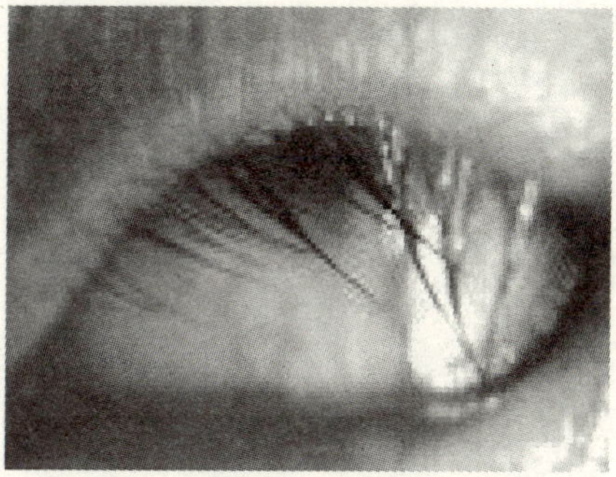

图 3-53 倒睫

病因

倒睫最常见的原因是宝宝面部较肥胖、鼻梁骨未发育好、眼睑脂肪较多、睑缘较厚，使眼睑皮肤过于紧张，将睫毛向内挤压，使睫毛向内倒卷，造成倒睫，一般多见于下睑内侧。见图 3-53。

随着宝宝年龄增大、脸型变长、鼻骨发育，绝大多数的倒睫是可以恢复正位的。

症状

宝宝不时地眨眼，因睫毛比较纤细柔软，对角膜的伤害不大，但可引起结膜炎，发生怕光、流泪、喜揉眼、眼分泌物多、异物感及结膜充血。

家庭处理

宝宝倒睫切忌自行拔除或剪去，因为拔除睫毛往往会损伤毛囊和睑缘皮肤，造成睫毛乱生倒长和睑内翻，更易损伤角膜。而经剪切的睫毛会越长越粗，即使手术矫正也没有排列整齐的睫毛和自然的眼睑美观。

如果有眼分泌物，就用湿的纱布擦去。出现流泪、喜揉眼、眼分泌物多、眼睛红时，可能引起了结膜炎，须去医院诊治。

治疗建议

宝宝倒睫一般病情较轻,即使倒睫触及角膜、结膜,除引起流泪外,不会造成角膜损伤,随年龄增长也可能逐渐自愈,故不宜急于手术治疗,应先观察。为了防止眼睛感染,可局部应用抗生素滴眼液。

如果患儿到 3 岁左右,倒睫严重,对眼球有刺激症状,就应该通过手术治疗来矫正内翻倒睫,治疗效果很好,一般会永久治愈,不留瘢痕。

麦粒肿

定义

麦粒肿俗称"偷针眼",是睫毛毛囊附近的皮脂腺或睑板腺的急性化脓性炎症,是睫毛根部的皮脂腺或毛囊以及眼睑内睑板腺的急性炎症。

病因

麦粒肿是因细菌感染引起的眼睑局部红肿、疼痛、化脓。一般在身体抵抗力弱,或经常用脏手揉眼时,细菌就会乘虚而入引起炎症。

症状

麦粒肿分为内麦粒肿和外麦粒肿两种。

外麦粒肿是睫毛根部的皮脂腺或毛囊的急性炎症。表现为初起时眼睑发痒、疼痛,并逐渐加重,局部红肿,有小硬结,压痛明显。数日后,毛囊根部出现脓头,切开排脓或自行破溃出脓后,症状很快消失痊愈。如果细菌扩散至眼睑边缘的其他部位,则可能会出现新的麦粒肿。严重的可有发热、寒战,耳前可有淋巴结肿大,并有压痛。

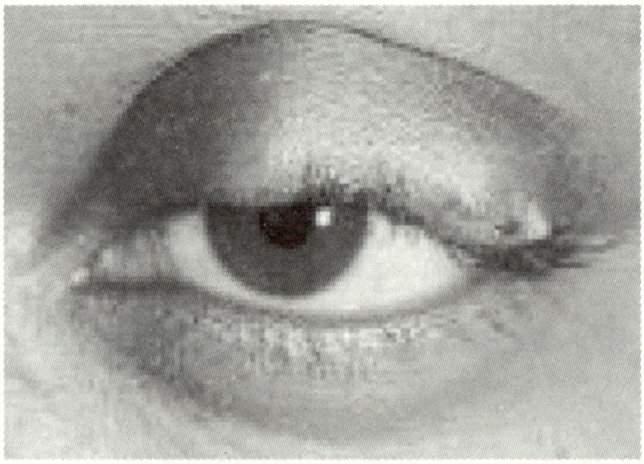

图 3-54 麦粒肿

内麦粒肿是眼睑内睑板腺的急性炎症,其症状与外麦粒肿一样,严重时整个眼睑红肿,患侧耳前可有淋巴结肿大,并有压痛(见图 3-54)。几天后,在眼皮里面出脓头,排脓后即告痊愈,症状也会随之消失。

家庭处理

不要抓红肿的地方，注意手和面部的清洁。

当脓头出现时切忌用手挤压，因为眼睑血管丰富，挤压会使炎症扩散，引起严重并发症，如眼眶蜂窝织炎、海绵窦栓塞甚至败血症，从而危及生命。

轻的炎症也可在热敷后完全消失，将一块温热潮湿的毛巾放在麦粒肿上，保持10～15分钟。潮湿的毛巾将加速脓液从麦粒肿中排出。每天用温热的毛巾热敷至少4次，直到麦粒肿消退。

治疗建议

在脓头未形成之前局部涂抗生素软膏，严重的可口服、肌注或静脉注射抗生素。注意抗生素的量一定要用足并且规范，否则效果不佳且病程可迁延。

一旦脓头出现就应及时切开排脓，不要等到自行破溃，这样可以减少宝宝的疼痛，并可缩短疗程。

宝宝用药方法

口服用药

医生根据宝宝的疾病和症状会开不同的口服药物，药物的剂型有很多种，使用较多的是糖浆、颗粒剂、果味型咀嚼片、冲剂、滴剂、口服液、混悬液以及泡腾片、口腔崩解片等。

糖浆：药的原液中加入糖浆，能掩盖某些药物的苦、咸等不适味道，开盖后冷藏最多可保存1～2周，以免变质。

颗粒剂：颗粒剂又叫干糖浆，是糖浆干燥后的颗粒剂型，味甜、粒小、易溶化，而且方便保管，不容易变质。

果味型咀嚼片：片剂中加入了糖和果味香料而香甜可口，便于嚼服，适

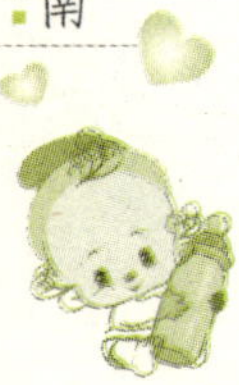

用于1周岁以上的宝宝服用。

冲剂：冲剂也是药物与适宜的辅料制成的干燥颗粒状制剂。但一般不含糖，常加入调味剂，且独立包装，便于掌握用药剂量。

滴剂：此类药物一般用量较小，适合于婴幼儿，须按说明书严格按照规定的剂量服用。可混合于食物或饮料中服用。

口服液：口服液是药物的水溶液，也是目前最常用的宝宝制剂之一。特点是分装单位较小，稳定性较好，易于贮存和使用。

混悬液：混悬液是由不溶性药物加适当的赋型剂制成的上液、下固制剂。服用时一定要摇匀再倒，否则只喝上清液起不到治疗作用。

泡腾片：泡腾片遇水可产生大量气泡，很快溶解为澄明液体，服用方便、可口，剂量准确，吸收良好。

口腔速溶片：药片放入口中遇到唾液就能在口腔内迅速溶解，不用喝水，服用方便，特别适合宝宝。

由于大多数小儿药物有甜味，家长一定要注意保管好，放到宝宝拿不到的地方，最好锁起来，避免宝宝当糖水、糖豆误食。

家庭处理

按照医嘱选择喂药时间，在喂药过程中，宝宝吐出来的药记得要及时补上。

可用滴管或塑料软管吸满药液，将管口放在宝宝口中，慢慢滴入。等宝宝下咽后，再继续喂药。也可以把药溶入温水中，倒进奶瓶里，让宝宝自己吮吸。

对大一些的宝宝也可将药粉放在冰激凌里让宝宝吃下去。

禁止在宝宝哭闹时喂药或捏鼻子灌药，因为这样做容易把药和水呛入气管，引起窒息。

如果宝宝对药物出现不良反应或对药物过敏，应立即告诉医生，而且要在家记录下引起反应的药物名称。

滴眼药水和涂眼药膏

将眼药水的瓶子握在手里，使药水稍微升温几分钟。将宝宝面朝上平放。如果宝宝不合作的话，大人可用两大腿夹住宝宝的头，或找个帮手压着宝宝，用一只手的大拇指和食指将上下眼睑轻轻分开，这时宝宝会自然而然地眨眼睛。在宝宝眨眼睛时点眼药水，药物会在两次眨眼之间睁眼时进入眼睛内眼角的位置，要是宝宝已经会说话了，你可以让他告诉你天花板是什么颜色，这样可以让他保持眼睛往上看。滴完眼药水后，让宝宝眨几下眼睛，这样通过眨眼，可以把药水覆盖到整个眼球。眼药水瓶顶端不要接触到睫毛和眼睛。

涂眼膏时，将其小心置于宝宝眼角内，或者沿着下眼睑涂抹。宝宝眨眼睛时，药物就会在整个眼睛内分散开来。涂完后，将眼膏挤掉点，再套上盖子。现在婴幼儿的眼药膏好多是凝胶剂型的，就像滴透明的胶水一样滴进结膜囊内，一般不会有眼睛发糊的感觉。

滴耳药

将滴耳液的瓶子放置在接近体温的温水中或握在手里，使药液稍微温上几分钟。让宝宝躺下或者抱着，将头侧向一边，治疗侧耳朵朝上。轻轻挤压软瓶将滴剂滴进外耳道，让药物流入耳朵内。药瓶滴口端不要接触到皮肤，否则细菌可能会传入药瓶内。必须让药液保留在耳朵内 15 分钟左右，让药物进入耳朵内部，才能使药液充分发挥作用。

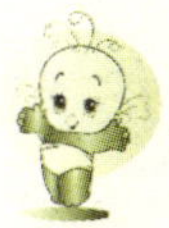

点鼻药

将滴鼻剂的瓶子握在手里，使滴剂稍微温上几分钟。将宝宝面朝上，两大腿夹住宝宝的头；大一点的宝宝可以要求他头稍稍后仰，平躺在床上。将适量药物吸入滴管中。一手扶住宝宝的头部，另一只手将滴管放在其中一个鼻孔内，滴入药液。滴管顶端不要接触到皮肤。就这样保持上仰一会儿，然后重复以上步骤给另一个鼻孔滴液。

口腔局部用药

用药棉签涂药，涂在患处，对于不能合作的宝宝，如难以看清患病部位，可将整个口腔涂上药，避免遗漏看不到的地方，将药液涂在嘴唇内侧及脸颊内侧，药液就会遍布整个口腔。

意外事故时的紧急处理

容易发生意外的情况核查

意外的发生对宝宝而言可谓是家常便饭，其实大部分的意外事故往往是因疏忽而造成的，只要家长注意，是可以预防的，因此家长可根据下面罗列的问题确认一下宝宝所处的环境是否安全，就可尽量防止意外的发生。一旦发生了意外，还应具备宝宝意外的处理常识，并熟知各种意外发生时的紧急救治方法，能于意外发生时，以最快速、最有效的方式处理，让伤害降到最低。

- 是否知道宝宝会从床上、沙发或婴儿车上摔下来？
- 是否知道不能让宝宝独自留在车中或家中？
- 是否会把开水、水瓶放在宝宝够不到的地方？
- 是否会将电锅、熨斗或加热器等物品放在宝宝碰不到的地方？
- 是否注意不让宝宝吃果冻、花生等？
- 是否注意不让宝宝拿着筷子、叉子、牙刷等玩耍？
- 是否注意不让宝宝的手插入门缝中？
- 是否知道浴缸里留着洗澡水是很危险的事？
- 是否知道热水袋不能长久接触皮肤同一个部位？
- 阳台或窗户边是否不会放置可能成为脚凳的物品？

- 是否知道宝宝的枕头边不能放置空塑料袋？
- 当宝宝乘车时，是否让他们戴上安全帽，同时抱宝宝的大人将安全带固定在身上？
- 是否注意把香烟、化妆品、药片等物品放在宝宝够不到的地方？
- 是否知道不给宝宝毛绒的或带有棱角的玩具玩？
- 是否知道家里的楼梯必须坚固，且易于抓扶？
- 是否知道家里的电器开关外加盖？
- 乘坐自行车或骑三轮车玩耍时是否为宝宝戴上安全帽？
- 是否知道家里的鱼缸、水桶要加盖？
- 是否注意不让宝宝独自跑到大街上？
- 是否知道宝宝哭泣时不要吃东西，也不要躺着吃东西？

以上问题如果回答"否"，那么家长应该警惕了，并且必须立即加以纠正，防止宝宝发生意外。

窒息

窒息最常发生在1岁以内的宝宝身上，新生儿尤其多见。

婴幼儿睡在床上时，柔软的棉被和枕头或玩具、塑料袋盖住了宝宝的口鼻，甚至把脸也盖上了，从而造成宝宝呼吸不到新鲜空气，引起窒息。所以宝宝所使用的棉被或枕头最好有些硬度，且婴儿床内不要放置任何不需要的东西。妈妈半夜给宝宝哺乳时睡着了，造成乳房压迫宝宝口鼻，或宝宝吃完奶后溢奶，若平躺时溢出的奶呛到肺内，就容易造成窒息。所以妈妈夜间哺乳时要保持坐位，并保持清醒，待宝宝吃完奶后抱起来，轻轻拍拍后背，再将宝宝侧位放下。父母和宝宝睡在一起时，大人熟睡时不小心胳膊压着宝宝的口鼻，而宝宝又无力反抗，也会造成窒息。故宝宝最好和父母分开睡，在大床边加个小床，既安全又方便照看。宝宝刚会翻身又不灵活时，趴着睡又没力气翻回来，还有患气管炎或支气管炎时，呼吸道分泌物多，均有可能造成窒息，为了安全起见最好避免趴睡，患呼吸道疾病时尽早就医，并注意观察宝宝的睡姿。当父母强行给哭闹的宝宝灌药时，药液呛到气管内也会引起窒息，要慢慢地灌喂，或使用专门的婴儿喂药器。宝宝开始添加辅食时，由于咀嚼功能不健全，坚硬的食物不宜嚼碎，尤其是进食花生、豆类及果冻时，一不小心容易整个吞下去，梗在气管入口，造成窒息，3 岁以下的婴幼儿最好不要吃上述食物。另外，平时也必须将食物切成小块，且视线不能离开正在进食的婴幼儿。宝宝玩一些塑料袋、气球时，会不小心吞入口中，一些围裙、衣服上的线或绳子绕在脖子上时也可造成窒息。

总之，环境中到处都存在造成窒息的原因，因此必须要特别注意，任何不需要的东西不要放在婴幼儿的四周。

紧急处理……

当东西卡住咽喉时

如果异物不是卡在很深的地方，可将宝宝嘴巴张开，用食指沿着脸颊内侧伸进去，将东西挖出来。

如果婴幼儿发生咳嗽、脸色发青、呼吸困难时，就必须尽快把梗在咽喉内的东西取出来。立即拨打急救电话，并在救护人员到来之前采取如下急救操作：

如果发生在婴儿身上，将宝宝放在前臂上，脸朝下，手指托住下巴，在两肩胛骨之间的背部用力拍打。拍打后，检查口腔，并用手清除口腔内的奶汁或异物。必须注意的是，看到异物后才能用食指去取，否者可能会将异物推得更深。

如果宝宝被异物卡住，可从背后抱起，用双手掌心按住心窝的地方，慢慢往上推，使宝宝将东西吐出来。

烫 伤

暖水瓶、热水壶、热水杯、汤锅、粥锅、火锅、熨斗或热饮料等是家中宝宝烫伤的主要原因。

宝宝好奇心强，自我保护意识弱，很容易发生烫伤意外。宝宝不小心碰翻暖水瓶、热水杯，就容易发生烫伤，家长要注意不要将暖水瓶等有热度的物品放在地上，不要让宝宝独自进入厨房。有的大人给宝宝洗澡前，先放入热水，在取冷水时，宝宝自己已坐入盆中或碰翻了热水盆，也容易发生烫伤，所以父母要注意放水顺序，先放冷水再放热水。给宝宝喂饭时，宝宝坐在桌边的椅子上，烧好的热汤放在桌子上，宝宝用手去拿，结果导致热汤翻下引起烫伤，所以热汤要等到不烫了，再端到饭桌上。桌子上不要铺桌布或垫子一类的东西，以免宝宝将上面的物品一同拉下来砸在自己身上而引起烫伤。电熨斗用完后未放到安全处，宝宝会用手去摸，结果也会造成烫伤。长时间接触热水袋也会产生低温烫伤，虽然看似轻徽小伤，但也有可能深入皮肤，伤及内部的组织细胞。

婴幼儿的皮肤很薄，一旦受到烫伤，要比成人严重得多，轻者可留下疤痕，重者有可能在数小时后陷入休克，危及生命，因此千万不能小看婴幼儿的烫伤意外。

紧急处理……

当宝宝不小心发生烫伤意外时

如果宝宝不小心烫伤时，要立即以冷水降温，不要在忙乱中撕扯宝宝衣服，这样可避免烫伤继续侵犯深层的皮肤，注意水不要过冷。

如果手、脚被烫伤，立即将宝宝的手脚放在水龙头下冲洗，或直接放到盛冷水的容器中浸泡。烫伤时，不能强行将衣服脱下，以免加重对皮肤的损害，可以直接在衣服上冲水，在冲水后，就必须脱掉烫伤部位的衣物，如果不易脱去，可在水中进行脱除的动作；若发生大面积烫伤，可用湿的浴巾包裹宝宝身体来降温，也可将伤处衣裤剪开，避免皮肤烫伤加重；头面部的烫伤，则不要用冷水冲，以防自来水呛了宝宝，可改用冷湿毛巾湿敷并不时地更换毛巾。千万不要在伤口上涂黄油、油脂、凡士林油或其他油性物质，因为它们会将热量局限于皮肤上，使得烫伤更严重，也不要涂牙膏、酱油，它们会引起继发感染；注意不要弄破任何水疱，如果宝宝的皮肤表皮出现轻微烫伤并且没有水疱出现，疼痛也缓解了，那么就可以在家观察，如果有水疱出现、皮肤发白，或者红肿疼痛持续数小时以上，或是低温烫伤就要带宝宝去医院诊治。

溺 水

宝宝的溺水意外绝大多数都是在家中的浴室里发生的。只要容器里的水高度达5厘米，就可能对宝宝构成威胁，包括浴盆、浴缸、马桶等。也有可能是在给宝宝洗澡时，大人未注意看顾，离开去接电话等，或是宝宝玩耍时不慎落入水中所致，所以洗澡时大人的视线尽量不要离开宝宝，有时会走路的宝宝独自一人进入浴室，也会掉入浴缸里，所以浴缸里不要放残留的洗澡水；也有掉进洗衣机里发生溺水意外的例子，要注意在洗衣机旁不要放置可能成为脚凳的物品，另外装水的容器要加盖，马桶盖也要盖上，会走路的宝宝不要让他们单独到湖边等有水的地方玩耍。

紧急处理……

当宝宝不小心发生溺水时

溺水意外会危及生命，应冷静作出判断，立即拉出被困的宝宝非常重要。

如果将宝宝从水中拉出来后宝宝立即大哭，说明溺水不严重，不用太担心，安抚下宝宝即可。倘若出现呛咳、呼吸困难、嘴唇发紫、口吐白沫的话，要解开衣服，保持呼吸通畅，并按压胸部，保持头低脚高位将水排出，同时立即叫救护车。如果呼唤或拍打足底没有反应，应检查宝宝的呼吸和脉搏。如果心跳、呼吸停止，应立即行口对口人工呼吸、胸外心脏按压复苏，尤其在心跳停止后4分钟内实施最为关键。具体方法是：溺水者仰卧在平实的地面上，救护者的右手掌放在溺水者两乳头与胸骨连线的正中，另一手掌重叠放于手背上，肘关节伸直，垂直向下平稳而有规律地按压，深度为4～5厘米，按压至最低点时应稍有停顿，按压频率为100次/分。婴幼儿可用食、中两指或两拇指重叠下压，大点的宝宝可用一手掌根按压，深度为胸腔的1/3～1/2，频率为100次/分。下压时用力要恰当，以防骨折，以能摸到大动脉的搏动为有效。人工呼吸的具体方法是左手把患儿的鼻孔捏住，避免吹进去的气从鼻孔流走，一口气吹完后，救护者的嘴稍稍离开，同时放松捏鼻的手，让体内的废气排出来，这就是一次人工呼吸。按此动作，有节律地进行，一般每分钟12～15次。单人心肺复苏时，心脏按压15次，口对口人工呼吸2次(15 ∶2)；双人心肺复苏时，心脏按压5次，口对口人工呼吸1次(5 ∶1)。

同时请人帮忙拨打120立即叫救护车。在宝宝开始咳嗽或恢复呼吸前或者救护人员到来前，不要停止做人工呼吸或心肺复苏术。如果宝宝咳嗽或有呼吸，应密切监控，直到确定宝宝的呼吸恢复正常，除去宝宝身上的湿衣物，用毯子裹住宝宝，或给宝宝换上干燥的衣物，立即到医院寻求下一步处理。

骨折

宝宝的骨骼既柔软又比较脆弱，有可能会因为跌倒而发生骨折的意外，手臂和腿是最可能发生骨折的地方。骨折时，宝宝会号啕大哭，而骨折的部位出现肿胀，稍微一动或轻轻一碰就会疼痛万分，如果出现这样的情况，家长就要考虑宝宝可能骨折了。这时家长所能做的最重要的一件事就是固定破碎的骨头，因为任何移动都会引起骨及周围组织的剧痛和进一步的损伤，要立即将宝宝送往最近的医院进行治疗。

紧急处理……

当宝宝不小心发生骨折时

用夹板小心地将患肢加以固定，以防止患肢移动。夹板的长度必须要超过骨折部位的上下两个关节，若是手指骨折，可用筷子或铅笔等代替，若是手臂或腿、脚骨折，可用木板、树枝、杂志、雨伞等固定，对手臂骨折，先放好夹板，再用三角巾挂在脖子上加以固定。固定时不要用力过度，以免加重骨折，如果骨折部位的骨头呈弯曲状态，伸直会感到疼痛，不要试图将其拉直，就直接按弯曲的形式固定。如果骨折处出血，应取一块干净的棉布包扎，压在出血的地方，帮助止血，但不要用力过度，在到达医院前可小心地用冰块冷敷患区，以减轻疼痛和肿胀。

误吞异物

宝宝经常会把手指放入嘴中吸吮，这时候，若宝宝手里接触到药片、钥匙、钱币等物品，常常会发生误吞意外。另外，肥皂片、香烟、瓶盖、纽扣、化妆品、清洗剂、去污剂等也是容易被宝宝误吞的东西。所以凡是能够吞入宝宝口中的东西，都必须安放在宝宝碰不到的地方。例如，药瓶要盖紧盖子，放到不易被宝宝接触到的地方；扔掉已过期和已变色、变质的药物；及时把烟灰、烟头等倒掉；不要用装饮料或食物的瓶、罐装有毒的物质，以免被宝宝误食；将家用清洗剂、去污剂、杀虫剂等放到柜子里，或宝宝不易接触到的地方。

若不小心吞入异物时，首先要弄清宝宝误服了什么，根据吞入的异物，采取不同的处理方法。

紧急处理……

当宝宝不小心吞入异物时

如果吞入的是肥皂片、化妆品、蚊香片、墨水、刮脸膏、牙膏等危险性较低的物品时，如果只误食少量，基本上不用担心，可直接用手指将残留在口中的东西挖出来，但如果过后哭闹厉害，身体晃晃悠悠，应立即送医院诊治。

如果是钱币、瓶盖、纽扣等不能消化的固体物，会随着粪便排出，所以要留意粪便的情况，若无法随粪便排出时，请立即到医院就诊。

如果是染发剂、香水、香烟、烟灰，有一定的危险，要进行催吐，并到医院就诊。催吐方法是将手指伸入咽喉深处，向下摁压舌根。误食了药物，如果药刚刚吃下不久则要进行催吐，然后抓紧时间送宝宝去医院观察和抢救。

如果是腐蚀性、毒性物质，包括强酸、强碱，如硫酸、硝酸、盐酸、氢氧化钠、氢氧化钾等，还有日常生活中的去污剂、清洁剂、擦亮剂等酸性腐蚀剂，以及来苏水、高浓度的高锰酸钾溶液等较强的碱性腐蚀剂，就不能催吐，以免再次损伤口腔和食管，应带上宝宝及盛有宝宝误服腐蚀剂的容器，立即送医院抢救。

还有，如果宝宝吞入钉子一类的尖锐物品或出现痉挛、意识不清等情况时，也应立即送医院治疗。

脱臼

宝宝脱臼并不常见，有的宝宝可能从来都不会出现，而多数情况下，一个宝宝在整个婴幼儿期间可能也就出现一两次。正因为小儿脱臼不是常见病，所以一旦出现，家长可能想不到或判断失误，从而耽误病情。发生在婴幼儿或儿童身上最常见的是肘关节脱臼，也有少部分是肩关节脱臼，一般发生在上下楼梯时家长用力或过猛地牵拉宝宝的胳膊时。肩关节脱臼的宝宝往往会叫“痛”，被拉的胳膊垂挂着，完全不能动弹，一碰就痛。肘关节脱臼时，宝宝会大声哭闹，不让人触摸他的肘部，不能抬起手臂，给他玩具或食物也不能拿，遇到这样的情况要立即送往医院治疗。曾经有过脱臼的宝宝，以后就很容易再次脱臼，因此，平时就必须注意避免用力拽宝宝的手臂，也不能拎着宝宝的手臂将他提起来玩。

紧急处理……

当宝宝不小心脱臼时

一旦怀疑或确定宝宝脱臼后，应立即安慰宝宝勿哭闹，同时用绷带或三角巾将脱位的上臂吊挂在脖子上，给予适当固定，以减少疼痛，并迅速送往医院进行复位。有的宝宝在去医院的路上，关节就有可能会自然地移回原位，不需要复位治疗。

异物进入眼、耳、鼻、喉

宝宝常常喜欢将豆豆、玩具上的小零件、药片、小石头等小物件塞进鼻子或耳朵里，灰尘、铁屑或小虫等也会跑入眼睛、耳朵或鼻子中。另外，花生米、瓜籽、豆类、小玩物等物品也易被宝宝误吸入喉部气管内。眼内的异物可能会损伤角膜；进入耳鼻中的一些光滑的东西很难用家庭工具取出，如果摁住不听话的宝宝，勉强取出，难免会引起损伤，还可能将异物推得更深；误吸入喉部气管内的异物会引起宝宝剧烈呛咳、呼吸急促、面色发紫、甚至窒息而危及宝宝生命，应立即带宝宝到眼科或耳鼻喉科就诊。

紧急处理……

当异物进入宝宝眼内时

灰尘、小虫等进入眼内，会立即引起不适感，这时不可揉眼，以免异物嵌入角膜，可用催泪的方法让眼泪冲洗眼睛，只要按住眼睛内侧的下方，眼泪就很容易流出，如果泪水不能将其自动冲出，可立即滴眼药水，将异物冲出；或翻开眼皮用冷开水冲洗，不要用棉花棒硬揩，以免损伤角膜。如果溅入眼内的是强酸、强碱或腐蚀性强的物质，切记应该争分夺秒地就地取干净水冲洗眼部，然后再送医院治疗，不要直接赶赴医院而耽误宝贵的第一抢救时间。如果眼内落入的是铁屑、玻璃渣及一些能损伤角膜的异物，这时可用干净手帕捂住伤眼，立刻送医院治疗，切记不要用劲揉眼及压迫眼球。

当异物进入宝宝耳朵时

如果是小虫飞入耳内，可向耳内滴几滴食用油，使昆虫窒息而死，然后头转向一侧，油及昆虫可一起流出。也可用手电照外耳，诱其自动爬出。如果没见小虫出来，应带宝宝到耳鼻喉科就诊。一些圆形光滑的异物如小球、小豆以及其他不易取出的异物，不要勉强夹取，以防将异物推向深处，应带宝宝到耳鼻喉科就诊。

当异物进入宝宝鼻子时

塞入鼻内的异物多为小纽扣、纸卷、小玩具、小珠子、果核和豆类等，如果异物在鼻孔附近，可用棉花或纸屑撩拨鼻孔，设法打喷嚏将异物喷出来，或压住无异物的鼻孔，让宝宝闭住嘴巴，用力呼气，将异物喷出来，如无效，应到耳鼻喉科检查并取出。不要自行试图用小夹子将圆型异物取出，因为这有可能将异物推得更深。宝宝鼻子内有臭味大多是鼻内有异物。

当异物进入宝宝气管时

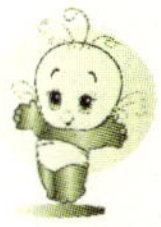

宝宝误吸花生米、瓜籽、豆类、小玩物等时，可采用下列两种方法作紧急处理，力争排除进入气道的异物：

- 倒立拍背法。家长可立即倒提宝宝两腿，使其头向下垂，轻拍其背部。这样可通过异物的自身重力和宝宝呛咳时胸腔内气体的冲力，迫使异物向外咳出。

- 推压腹部法。第一种方法失败，应立即再换下一种方法：让宝宝取坐位或站位，家长站在其身后，用两手臂抱住宝宝，手握成拳形，大拇指向内放在宝宝的肚脐与剑突之间，用另一只手掌压住拳头，有节奏地向上向内推压，以促使宝宝横膈抬起，压迫肺底，让宝宝肺内产生一股强大的气流，使异物从气管内向外冲出，并随气流到达口腔。

如果上述方法无效，家长应及时带宝宝到医院急诊。

虫咬和蜂蜇伤

宝宝被虫叮咬后会产生无法忍耐的痒，皮肤上会出现红色包块、水泡等现象，可以通过涂抹花露水、炉甘石洗剂来止痒，尽量避免去搔抓，以防化脓。避免虫咬的最佳方法就是给宝宝穿上长衣长裤，戴上帽子，以及使用防虫剂。

多数蜂螯伤都是无害的，只会引起轻微的不适，患处出现红肿、胀痛，但严重者会出现过敏性休克，需要急救。因此必须特别小心。被蜂螯伤通常在拔出毒针后用自来水清洗干净，再盖上冷湿布或一小块冰冷敷来缓解疼痛和消肿。

紧急处理……

当宝宝被蜜蜂螯伤时

如果宝宝被蜜蜂蜇了，看看隆起的红肿部位中心处有没有刺；若有，就用手指甲或小镊子快速将刺拔出来，或是用透明胶带的粘贴面粘在患处再撕掉，然后用力掐住被蜇伤的部位，用嘴反复吸吮，以吸出毒素。再用自来水冲洗，用冷水或冰块冷敷伤口，涂上抗组织胺软膏或肾上腺皮质激素软膏。如果身边暂时没有药物，可用肥皂水充分清洗患处，然后再涂些食醋或柠檬汁。如果出现呼吸困难、胸闷、头痛、恶心、呕吐、腹痛、荨麻疹、眼睛、嘴唇或生殖器周围肿胀、虚弱无力等现象，要立即到医院急救。如果发生休克，在拨打120电话后或去医院的途中，要注意保持呼吸畅通，并进行人工呼吸、心脏按压等急救处理。

摔倒、跌落

宝宝的活动量大，且平衡感尚未发育成熟，所以容易从床上、椅子或楼梯等高处跌落，或是被物品绊倒摔伤等。宝宝的脑袋较大，摔倒时经常会摔到头。无论家长再怎么小心，还是有可能在其面前跌倒。因此事先要采取预防措施，如可在床沿加护栏，床下铺设软垫或棉被，以减轻不慎摔下的重力，桌椅摆设勿靠窗太近，要预防宝宝攀爬，家中若有楼梯应在入口处设置栏杆，地板上铺设安全软垫，不要只铺一部分的地毯或垫子，居家环境清洁、干净、简单，不要摆设易绊倒摔伤的物品。

紧急处理

当宝宝不小心撞到头时

从床上或椅子上坠落，一般没有必要看医生，但如果宝宝是从楼梯上跌落下来的话，就要慎重些。若宝宝出现呕吐、迷迷糊糊、嗜睡、瘫痪、抽搐或耳鼻流出血性或水样的液体等现象，应带宝宝尽快就医，切莫迟疑。呕吐时，让宝宝脸朝侧面躺，避免呕吐物堵塞气管。

即使摔倒时碰出很大声音，磕出包块或青一块紫一块，但是立刻不哭了，哄哄又笑了，脸色还不错，情绪也很好，而且食欲以及玩耍的样子跟平时没什么异常就基本不必担心，不过也有过后才发生意识障碍的情况，所以要密切观察 2～3 天。当天不要洗澡，也要避免外出及户外玩耍。晚上最好能睡在宝宝的旁边，以便能观察其呼吸及睡眠情况，如果有任何异样，则将他叫醒以确知是否有昏迷的情况发生。头皮有伤口或出血时，如果只是一些小伤口，可用干净的纱布来止血，如果是大伤口，要用干净毛巾按住伤口，送医院处理。磕出的肿块可用拧干的湿毛巾冷敷一段时间。如果过后宝宝常常发呆，头痛程度越来越严重，脸色渐渐不好，走路和动作姿势很奇怪，全身无力伴呕吐，不如以前机敏或者变得容易激动，须马上到医院脑外科就诊。

当宝宝不小心撞到腹部时

跌倒、碰撞而撞到腹部时，即使腹部无外伤也应注意腹部情况。如果出现血尿、腹部胀大、一碰腹部就哭、呕吐、脉搏加速、脸色发青等情况，要警惕出现闭合性腹外伤，应立即到医院急诊处理，以防发生严重后果。如果腹部有伤口，则用干净的毛巾盖住腹部再送医院处理。

如果没有出血或伤口，哭了一会后，又和平时没有异样，可以不用担心，让宝宝暂时保持安静，并观察他的状况。

四肢夹伤

在日常生活中，宝宝常常会被门窗、抽屉、冰箱或者汽车门等夹伤手指，另外，宝宝的脚被卷入自行车车轮里的意外事故也不在少数。夹伤后轻者手指可出血肿胀，重者可引起手指溃烂、指甲脱落或关节出血、骨折等，因此，一定要多加小心。如在自行车车轮旁加防护罩。

紧急处理

当宝宝不小心夹到手指时

如果手指被夹到时，宝宝会立即号啕大哭，但不久就停止哭泣，手指也没有肿大，仍可弯曲活动的话，就不用担心。可在被夹的部位用冷水或冰块冷敷。

如果出现瘀血或肿胀时，有可能是手指部的骨骼发生了骨折，应及时去医院进行诊治。若指甲脱落或是看起来快脱落时须立即到医院治疗。怀疑手指骨折时可用比手指稍长的铅笔或筷子、厚纸板等物件作为支撑的夹板支撑起手臂，然后用绷带或布条扎好，再将手臂用三角巾或布固定挂在脖子上，送医院治疗。指甲脱落时，无论怎样疼痛，也要忍痛将伤口清洗干净，包上纱布，去医院治疗。

割伤和擦伤

几乎每个宝宝都会发生擦伤肘部、摔伤膝盖或意外割破手指之类的事情，大多数伤口都属于浅表损伤，都能在家处理，只需要清洁、止血，再安慰一下宝宝就可以了。但是如果出血较多，伤口较大或较深，除了采取紧急止血措施外，还应该立即到医院治疗。特别是泥土里的玻璃片、铁皮等造成的损伤，即使很小，也要仔细消毒干净，到医院治疗，以免引起破伤风。

紧急处理……

当宝宝受伤流血时

如果是表浅的伤口，用纱布之类的物品按压 3 分钟左右，通常就能止血，再用肥皂和干净水清洗伤口，然后涂上抗生素软膏，再贴上创可贴。如果伤口难以清洁，在几小时或几天后越来越痛或红肿，或者开始流脓，就要到医院就诊。

如果伤口较长或较深，出血量大，用一块干净纱布或布料压在伤口上，用手指或掌心用力压迫止血，持续压 5 分钟，出血停止后到医院处理。止血时注意切勿为了观察伤口的情况将手松开。如果 5 分钟后再次开始流血，请速到医院就诊，同时还要继续压迫伤口。

被动物咬伤

现在不少家庭中养有犬、猫等宠物，因此难免会出现一些意外，如被宠物咬伤。特别是宝宝，常因嬉戏逗弄过度而被宠物伤害，会带来发生破伤风或狂犬病的风险，这两种都是有生命危险的疾病。所以家长要看管好宝宝,不要挑逗狗,最好不要和狗接触。因为即便是没有发疯、看似健康的狗和小动物,都有携带狂犬病毒的可能。

紧急处理……

当宝宝被动物咬伤时

被犬、猫等宿主动物咬、抓伤后,伤口的正确处理是防止发病的关键,越早越好。如果宝宝因动物咬伤而出血,对出血部位牢牢压迫5分钟,或直到出血停止。然后用充足的服皂水冲洗伤口,并快速就医。如果伤口面积非常大,或者你不能止血,则应持续压迫出血部位并迅速看医生。并注射疫苗来预防狂犬病或破伤风,应本着“早注射比迟注射好,迟注射比不注射好”的原则使用狂犬疫苗。动物之间由于互相打斗嬉咬,可相互传染狂犬病病毒,因此,为保险起见,凡被犬咬伤或其他动物咬伤,都要及时到医院注射狂犬疫苗。

预防接种的基本知识

预防接种的含义

宝宝生长时期，由于身体发育很不完善，防御功能也较脆弱，易受细菌、病毒等微生物的侵袭，引起各种传染病。为了预防传染病的发生，用人工方法将细菌、病毒减低毒性，制成菌苗、疫苗及类毒素等生物制品，通过注射、口服等方法接种到人体，使之相应产生抵抗某种传染病的能力，以控制和消灭某种传染病达到免疫的目的，这就是通常所说的预防接种。

预防接种的必要性

婴儿出生以后，随着一天天长大，从母体携带的免疫力（即抵抗疾病的能力）就逐渐减弱或消失，很容易感染疾病。接种疫苗，可以保护宝宝免受很多危险又极具传染性的感染，如骨髓灰白质炎、百日咳和白喉等。曾经有许多宝宝死于这些疾病，还留下了许多可能致命或致残的并发症。在今天，由于宝宝常规接受预防接种，这些疾病已经极少见了。但是如果某种疾病只是变得稀有，但尚未完全消灭，就存在不定期暴发的可能，会对大量没有接受免疫接种的宝宝造成危害。因此按时带宝宝进行疫苗接种，是保护宝宝健康的最重要的方法之一。

中华人民共和国《传染病防治法》第十二条中规定：国家实行有计划的

预防接种制度，国家对儿童实行预防接种证制度。预防接种证是儿童预防接种的记录凭证，每个儿童都应当按照国家规定建证并接受预防接种。儿童家长或者监护人应当及时向医疗保健机构申请办理预防接种证，托幼机构、学校在办理入托、入学手续时应当查验预防接种证，未按规定接种的儿童应当及时安排补种。儿童家长或监护人要妥善保管好接种证并按规定的免疫程序、时间到指定的接种点接受疫苗接种。如儿童未完成规定的预防接种，因故迁移、外出、寄居外地，可凭接种证在迁移后的新居或寄居所在地预防接种门诊（点）继续完成规定的疫苗接种。当儿童的基础免疫与加强免疫全部完成后，家长应保管好接种证，以备孩子入托、入学、入伍或将来出入境的查验。

因此，必须适时地给儿童进行预防接种，以增强儿童防病能力，维护儿童健康成长。

常规疫苗的种类

定期接种（务必接种）：计划内疫苗（一类疫苗）是国家规定纳入计划免疫的疫苗，属于免费疫苗，是政府免费向公民提供，公民应当依照政府规定接受免疫的疫苗。儿童必须普遍接种。

选择性接种（建议最好接种）：计划外疫苗（二类疫苗）是自费疫苗，是指包括群众自愿选择、自费接种的疫苗。由地方卫生防疫机构根据疾病发生和流行的特点、规律，确定针对某一重点保护人群接种，或是向公众推荐，由人们自己选择接种或不接种，费用一般是自己承担。只有当某一地区出现疫情或发生大的自然灾害，为避免某些传染病暴发流行，才会有针对性地要求人群普遍接种某种的疫苗。

卡介苗（BCG）

预防的疾病。可预防发生儿童结核病，特别是能防止那些严重类型的结核病，如结核性脑膜炎。

接种时间。出生后24小时内，被称为“出生第一针”，所以在医院出生的婴儿一出生就应该接种。如果出生时没能及时接种，在1岁以内一定要到当地结核病防治所卡介苗门诊或者卫生防疫站计划免疫门诊去补种。

接种方式与注意事项。上臂三角肌外侧皮下注射，凡有发热、湿疹或皮肤病，以及免疫不全等情况，则暂时不宜接受接种。

副作用。接种2周左右出现局部红肿、浸润、化脓，并形成小溃疡，有时同侧颈部、腋下、锁骨上下等淋巴结肿大，严重者到要医院就诊。

乙型肝炎疫苗

预防的疾病。可用于预防乙型肝炎。

接种时间。如果新生儿的父母均没有乙型肝炎，该新生儿在出生后应尽快接种乙型肝炎疫苗1支，1个月后再接种1支，6个月后再接种1支，一共3针，此方案称为0、1、6方案。母亲感染有乙型肝炎的婴儿出生时除了要接种乙型肝炎疫苗以外，还必须接受乙型肝炎免疫球蛋白(抗乙型肝炎抗体)注射。

接种方式。肌肉注射，注射部位为上臂三角肌外侧。

副作用。乙型肝炎疫苗很少引起副作用。

脊髓灰质炎疫苗

预防的疾病。能够预防小儿麻痹症。小儿麻痹症医学上称脊髓灰质炎，是导致肌肉酸痛和瘫痪的严重疾病。

接种时间。满2个月、满3个月、满4个月、满1岁、满4岁各服1次，共5次。

接种方式与注意事项。目前我国用来预防小儿麻痹症的疫苗为口服疫苗，使用方便，预防效果良好且持久。

口服疫苗使用前后半小时暂时不吃任何东西。

脊髓灰质炎疫苗是糖丸或液体的剂型，怕热，遇热会失效，因此不要用热水服药。服用时先用汤勺或筷子将糖丸研碎，或用汤勺将糖丸溶于冷开水(不得用热开水)中服用。较大儿童可直接吞服。

如果在服用时出现呕吐应重服。

发热、免疫能力受损者、正使用肾上腺皮质素或抗癌药物治疗者暂不可服用。

患胃肠病时，最好延缓服用。

副作用。服用后一般无不良反应，仅少数有轻微胃肠道症状。

麻疹疫苗

预防的疾病。可用于预防麻疹。在未应用麻疹疫苗之前，麻疹发病率及病死率占儿童传染病首位，每隔几年流行一次，流行的关键是易感儿的积累。安全有效的麻疹减毒活疫苗应用后，提高了人群特异性免疫水平，是预防麻疹的主要措施。

接种时间。分别在宝宝 8 个月大、18 个月大和 7 岁左右接种。

接种方式。上臂三角肌外侧皮下注射。

副作用。最常见的副作用为注射部位出现短时间的烧灼感及刺痛，个别宝宝可在接种疫苗 5～12 天出现发热(38.3℃或以上)或皮疹，可持续数天。宝宝出现这些副作用时不会传播麻疹。

百白破三联疫苗

预防的疾病。百日咳、白喉、破伤风混合疫苗简称百白破疫苗，它是由百日咳疫苗、精制白喉和破伤风类毒素按适量比例配制而成，用于预防百日咳、白喉、破伤风三种疾病。目前使用的有吸附百日咳疫苗、白喉和破伤风类毒素混合疫苗(吸附百白破)和吸附无细胞百日咳疫苗、白喉和破伤风类毒类混合疫苗(吸附无细胞百白破)。

接种时间。我国现行的免疫程序规定，新生儿出生后 3 足月就应开始接种百白破疫苗第一针，连续接种 3 针，每针间隔时间最短不得少于 28 天，在 1 岁半至 2 周岁时再用百白破疫苗加强免疫 1 针，7 周岁时用精制白喉疫苗或精制白破二联疫苗加强免疫 1 针。

接种方式。肌肉注射，接种部位在上臂三角肌外侧或臀部。

副作用。有的局部可有红肿、硬结或无菌性脓肿、疼痛、发痒，个别宝宝注射后注射侧腋下淋巴结肿大;偶见皮疹及血管神经性水肿。全身反应主要是出现微热,但接种后 48 小时可恢复正常。在发热的同时还可伴有倦怠、嗜睡、烦躁不安等短暂症状。

麻疹风疹腮腺炎三联疫苗

预防的疾病。它是麻疹、腮腺炎和风疹的联合疫苗。用于预防麻疹、流行性腮腺炎和风疹三种传染病。

接种时间。儿童常年接种,学校秋季接种。

1 岁半替代麻疹疫苗复种和风疹、流行性腮腺炎初种,小学一年级、初中一年级、高中三年级(包括技校、中专、职业中学毕业班)和大学一年级外地学生各加强 1 针。

接种方式。上臂三角肌上附着处皮下注射。

副作用。最常见的副作用为注射部位出现短时间的烧灼感及刺痛,偶见发热,接种后 5～12 天出现皮疹。

乙型脑炎疫苗

预防的疾病。可用于预防流行性乙型脑炎。

接种时间。流行区 6 个月以上、10 岁以下的儿童。在流行前 1 个月开始,首次皮下注射,间隔 7～10 天复种 1 次,以后每年加强注射 1 次。

接种方式。上臂外侧三角肌附着处皮下注射。

副作用。大多数宝宝接种无反应,仅个别宝宝注射后局部出现红肿、疼痛,1～2 天内消退。少有发热,一般均在 38℃以下。

流脑疫苗

流脑疫苗可分 A 群流脑疫苗、A+C 群流脑疫苗。

预防的疾病。用于预防流行性脑脊髓膜炎。

接种时间

6 月龄:A 群流脑疫苗(第一次);

9 月龄:A 群流脑疫苗(第二次);

3 岁:A 群流脑疫苗(第三次);

6 岁:A 群流脑疫苗(第四次);

2 周岁、5 周岁各加强一针 A+C 群流脑疫苗。

接种方式。上臂外侧三角肌附着处皮下注射。

副作用。接种流脑疫苗后,部分宝宝会出现一些轻微反应,如注射部位红肿、疼痛,短暂性发热,极少数出现腋窝淋巴结肿胀。

水痘疫苗

预防的疾病。用于预防水痘。

接种时间。适用于对 12 月龄以上的健康儿童、青少年及成人、高危人群及其密切接触者进行水痘预防的主动免疫。

接种方式。上臂外侧三角肌附着处皮下注射。

副作用。偶见低热和轻微皮疹,但不良反应通常是轻微的且可自行消失。

甲肝疫苗

预防的疾病。甲肝疫苗可用于预防甲型肝炎。

接种时间。凡未患过甲型肝炎但与甲型肝炎患者有密切接触的,年龄在 1 周岁以上的宝宝均应接种。

接种方式。上臂外侧三角肌附着处皮下注射。

副作用。少数宝宝可能出现局部疼痛、红肿,一般在 72 小时内会自行缓解。极少有皮疹出现,不需特殊处理,必要时可咨询医生或对症治疗。

另外还有肺炎疫苗、流感疫苗等。

预防接种后常出现的反应

免疫制剂在人体接种以后,除了少数没有反应外,大多数会产生不同

程度的反应，一般均属正常现象。预防接种后常出现的反应有

局部反应。局部的红肿、疼痛或接种的附近淋巴结有肿大现象，一般不需要处理。

全身反应。发冷、发热、全身不适、头痛等，出现这种情况时要适当休息，多饮水，反应会逐渐消失。如果体温过高，可进行对症处理，最好用物理降温法。

过敏反应。预防接种引起过敏反应者极少，如果发生面色苍白、心跳加快、脉搏摸不到或很细弱、手足发凉、口唇发紫、抽搐、昏迷等症状，应尽快救治。

为了安全起见，患有结核病及心、肝、肾疾病者，一般不要进行预防接种；有过敏性疾病也都不宜接种。在患急性传染病及其恢复期、感冒、发热、急性扁桃体炎等过程中暂不要接种。

预防接种前后的注意事项

接种疫苗前1周要精心照顾宝宝，减少感冒等不适的症状；接种前，家长可给宝宝洗一次澡，保持接种部位皮肤清洁，换上宽松柔软的内衣，跟医生如实回答宝宝的情况，经医生检查认为没有接种禁忌证方可接种。

服脊髓灰质炎糖丸前后，半小时内不宜进食热食及哺乳。

接种完毕，应在接种场所观察15～30分钟，无反应再离开医院。宝宝打过防疫针以后要避免剧烈活动，对宝宝要细心照料，注意观察，如宝宝有轻微发热反应，一般在1～2天就会好的。给宝宝多喝白开水，预防发热。

注射疫苗后当天不要洗澡。

接种疫苗后，少数宝宝接种局部会出现红肿、疼痛、发痒或有低热，一般不需特殊处理，如反应加重，应立即请医生诊治。有些疫苗接种后还会出现轻度硬结，可用热毛巾进行热敷。

接种卡介苗后3～4星期，接种处会出现红肿，逐渐形成一个小脓疱，并自行溃破，流出一些分泌物，以后溃破处结成痂皮后自行脱落，留有一小疤痕，这是接种卡介苗后的正常反应，不必惊慌。

宝宝健康检查的基本知识

宝宝健康检查的目的

宝宝健康检查是确保宝宝健康成长和提高宝宝保健覆盖率的重要措施。婴幼儿时期身心发育较快，家长较难察觉一些身心发展问题，通过定期健康检查，可初步评估身心发育情况，为宝宝的健康把关，并能及早发现异常，安排转诊与治疗，达到早期发现、早期治疗的目的。同时医生也可为家长提供婴幼儿喂养方面的良好建议。

宝宝健康检查的好处

通过健康检查，长期监测宝宝的发育状况，除可提早发现异常情形之外，还可通过生长曲线的警示，使宝宝身体发育维持正常指标，使其能够正常发育。

家长可利用带宝宝去做儿童健康检查的机会，向医生询问平时育儿时感到的疑惑与担忧，因为此时医生拥有较多的时间和精力回答家长的问题。

医生可提早提醒家长，宝宝的下一个生长阶段所要面临的情况与问题。家长从医生处得到的知识对于宝宝未来的发展非常重要，因为不适当的处理方式可能会对宝宝造成永久性伤害。

医生可查看宝宝的预防接种时程是否准时，也可以回答家长任何有关预防接种或其他健康方面的问题。

宝宝健康检查的时间

出生后42天、3个月、6个月、9个月、1岁、1岁半、2岁、2岁半、3岁,3岁后每年检查一次。

宝宝健康检查的内容

- 问诊。询问个人、家庭史。包括出生史、喂养史、发病情况、生活情况、预防接种和家庭有关情况等。
- 体格测量和评价。测量体重、身高、头围,有条件或必要时测量胸围、坐高、臂围、皮下脂肪等,并对其体格发育和营养状况作出评价分析。
- 全身系统检查。按照体检表格中内容对宝宝全身进行系统的检查:是否有皮肤、呼吸系统疾病;检查头的支撑情况;是否有贫血;检查髋关节是否脱臼;发育和营养状况;是否有心脏等内脏畸形和代谢异常。
- 提供必要的保健指导。

表6-1列出了儿童身高体重对照表,表6-2列出了儿童智力发育对照表(0～2岁)。

表6-1　儿童身高体重对照表(世界卫生组织标准)

年龄组	男		女	
	体质量(千克)	身高(厘米)	体质量(千克)	身高(厘米)
初生	2.9～3.8	48.2～52.8	2.7～3.6	47.4～52.0
1月	3.6～5.0	52.1～57.0	3.4～4.5	51.2～55.8
2月	4.3～6.0	55.5～60.7	4.0～5.4	54.4～59.2

续表

年龄组	男		女	
	体质量(千克)	身高(厘米)	体质量(千克)	身高(厘米)
3 月	5.0～6.9	58.5～63.7	4.7～6.2	57.1～59.2
4 月	5.7～7.6	61.0～66.4	5.3～6.9	59.4～64.5
5 月	6.3～8.2	63.2～68.6	5.8～7.5	61.5～66.7
6 月	6.9～8.8	65.1～70.5	6.3～8.1	63.3～68.6
8 月	7.8～9.8	68.3～73.6	7.2～9.1	66.4～71.8
10 月	8.6～10.6	71.0～76.3	7.9～9.9	69.0～74.5
12 月	9.1～11.3	73.4～78.8	8.5～10.6	71.5～77.1
15 月	9.8～12.0	76.6～82.3	9.1～11.3	74.8～80.7
18 月	10.3～12.7	79.4～85.4	9.7～12.0	77.9～84.0
21 月	10.8～13.3	81.9～88.4	10.2～12.6	80.6～87.0
2.0 岁	11.2～14.0	84.3～91.0	10.6～13.2	83.3～89.8
2.5 岁	12.1～15.3	88.9～95.8	11.7～14.7	87.9～94.7
3.0 岁	13.0～16.4	91.1～98.7	12.6～16.1	90.2～98.1
3.5 岁	13.9～17.6	95.0～103.1	13.5～17.2	94.0～101.8
4.0 岁	14.8～18.7	98.7～107.2	14.3～18.3	97.6～105.7
4.5 岁	15.7～19.9	102.1～111.0	15.0～19.4	100.9～109.3
5.0 岁	16.6～21.1	105.3～114.5	15.7～20.4	104.0～112.8
5.5 岁	17.4～22.3	108.4～117.8	16.5～21.6	106.9～116.2
6.0 岁	18.4～23.6	111.2～121.0	17.3～22.9	109.7～119.6
7.0 岁	20.2～26.5	116.6～126.8	19.1～26.0	115.1～126.2
8.0 岁	22.2～30.0	121.6～132.2	21.4～30.2	120.4～132.4
9.0 岁	24.3～34.0	126.5～137.8	24.1～35.3	125.7～138.7
10.0 岁	26.8～38.7	131.4～143.6	27.2～40.9	131.5～145.1

表 6-2　儿童智力发育对照表(0～2 岁)

年龄	智力发育
初生	俯卧抬头,对声音有反应
1 月	俯卧抬头 45 度,能注意父母面部
2 月	俯卧抬头 90 度,笑出声、尖声叫、应答性发声。
3 月	俯卧抬头,两臂撑起,抱坐时头稳定,视功能跟随 180 度,能手握手
4 月	能翻身,握住摇荡鼓
5 月	拉坐,头不下垂
6 月	坐不需支持,听声转头,自喂饼干,握住玩具不被拿走,怕羞,认出陌生人,方木能递交
8 月	扶东西站,会爬,无意识叫爸爸、妈妈,咿呀学语,躲猫猫,听得懂自己的名字,会摇手表示再见
10 月	能自己坐,扶住行走,自己熟练协调地爬,理解一些简单的命令,如“到这儿来”,自己哼小调,说一个字
12 月	独立行走,有意识叫爸爸、妈妈,用杯喝水,能辨别家人的称谓和家庭环境中熟悉的物体
15 月	走得稳,能说 3 个字的短句,模仿做家务,能叠两块积木,能体验与成人一起玩的愉快心情
18 月	能走梯,理解并指出身体部位,能脱外套,自己能吃饭,能识一种颜色
21 月	能踢球,举手过肩抛物,能叠四块积木,喜欢听故事,会用语言表示大小便
2 岁	两脚并跳,穿不系带的鞋,区别大小,能识别两种颜色,能识别简单形状

宝宝健康检查的常见问题

生长发育。发展迟缓、自闭症等。

视力。6个月以内的宝宝最容易发生内斜视的情形，俗称“斗鸡眼”。

牙齿。长牙的顺序，乳牙发育情况，龋齿、牙龈炎、牙周炎等。

心杂音。因为宝宝发育尚不成熟，所以心脏可能有杂音，这属于功能性问题，只要成长健全，杂音自然会减少；但若是病理性的问题则须转诊治疗。

阴囊水肿。液体或水分流入阴囊。

腹股沟疝。肠管掉入腹股沟或阴囊等腹内容物内。

隐睾。在阴囊内摸不到睾丸。

步态。走路的姿态稳不稳固，是否有内八字和脊柱后突、侧弯的情形。

脸色苍白。贫血。

皮肤。发现有无湿疹、血管瘤等疾病。